POURQUOI TOMBONS-NOUS MALADES ?

JEAN-PIERRE MUYARD

Pourquoi tombons-nous malades ?

Pour une médecine de la personne

FAYARD

ISBN : 978-2-253-13163-2 – 1re publication LGF

À Guylaine.
À Mathilde, Frank, Élénor.

Macbeth

Comment va votre malade, docteur ?

Le médecin

Elle est moins malade, seigneur, que d'incessantes visions l'empêchent de se reposer.

Macbeth

Guérissez ! Ne pouvez-vous traiter un esprit malade, arracher à la mémoire un chagrin enraciné, effacer les soucis inscrits dans le cerveau, et grâce à quelque antidote de doux oubli, soulager la poitrine oppressée du poids périlleux qui pèse sur le cœur ?

Le médecin

Il faut ici que le malade soit son propre médecin.

William Shakespeare, *Macbeth*.

SOMMAIRE

Introduction

Il y a quelques années, au cabaret *L'Écluse*, le clown Baptiste surgissait au milieu du public avec un masque, qu'il enlevait lentement. Apparaissait alors un autre masque, différent, qui en cachait un troisième, puis un quatrième, et ainsi de suite jusqu'au dernier masque, son visage blanc de Pierrot lunaire qui susurrait timidement : « Je me cherche ! »

Un masque peut en cacher un autre. Et derrière le masque, il y a une personne, puisque *persona*, en latin, signifiait originellement « masque » avant de prendre le sens de « personnage », puis de « personnalité ».

« Je me cherche. » C'est bien la question cachée que j'entends chaque jour depuis plusieurs décennies dans mon « cabinet », ce lieu de rencontre de deux personnes à des places différenciées mais qui, au-delà de la demande de soins, partagent une intimité scellée par le secret médical. Quelle que soit l'objectivité à rechercher pour l'élaboration d'un diagnostic, la première visite est aussi l'occasion d'un échange entre deux êtres qui vont se trouver liés dans une aventure commune : dévoiler l'énigme d'un destin suspendu par une maladie qui arrête le flux ordinaire de la vie quotidienne.

La médecine s'empresse d'apporter des réponses, c'est normal et rassurant. Mais ces réponses occultent parfois les questions que pourrait faire émerger l'apparition d'une maladie grave. Il ne suffit pas de vouloir relever celui qui est tombé malade, en s'attaquant énergiquement aux symptômes de la maladie. Derrière la maladie, il y a un sujet malade, une personne qui se trouve brusquement, et souvent sans ménagement, confrontée à la nécessité de chercher un sens à ce qui lui arrive, sens qui la renvoie à celui de sa vie tout entière, au-delà du seul organe malade et du diagnostic médical.

La maladie fait partie de notre vie quotidienne, directement ou indirectement, à travers un ami, un parent, un personnage médiatique ou encore les images impitoyables d'épidémies catastrophiques dans certaines parties du monde.

Combien d'artistes, de philosophes, de savants, de « sages » témoignent que leur vie a changé radicalement après une maladie grave qui les a conduits au bord de la mort ! Les récits de malades sortis d'un coma profond impressionnent les médecins les plus rationalistes.

La maladie est-elle l'ombre de la vie, une compagne cachée, prête à surgir au coin du bois ? Ou bien peut-elle être vécue comme un *événement* émergeant d'un espace inconnu et qu'il faut accueillir, déchiffrer, canaliser, afin de ne pas être envahi par lui ? Cet événement qui suspend le temps et menace ma vie relève-t-il du non-sens, du « fatum », ou aurait-il un *sens* ?

*

* *

C'est cette question que mon parcours personnel, incontestablement atypique, m'a poussé à me poser sans répit, et j'ai décidé de faire partager à mes patients et aux lecteurs de cet ouvrage le cheminement de mes interrogations et de mes explorations au long cours, dans toutes les ressources ou impasses de ce que représentent l'intervention médicale et l'accueil de la maladie et du malade dans notre société.

En effet, après mes études de médecine et de psychiatrie à Lyon, j'ai choisi d'entrer comme interne à l'hôpital psychiatrique de Dole-Saint-Ylie, ce qui m'a conduit à participer à la Mutuelle nationale des étudiants de France (MNEF) et à la création des Bureaux d'aide psychologique universitaires (les BAPU). C'est ainsi que j'ai rejoint l'équipe de la clinique de La Borde, entre les pattes stimulantes du chat Félix Guattari, et c'est là que Jean Oury m'a introduit –– avec quelle finesse et quelle clairvoyance ! – dans le monde de la psychose, que je fréquente toujours grâce à lui. Après une psychanalyse, j'ai décidé de travailler dans le grenier-laboratoire du neurobiologiste Henri Laborit, où j'ai découvert l'autre face du fonctionnement du psychisme humain. C'était l'époque médiatique de Laborit, avec la sortie du film d'Alain Resnais *Mon oncle d'Amérique* et ses ouvrages politico-scientifiques, *Éloge de la fuite* et *La Colombe assassinée*.

Parallèlement, je pratiquais toujours la médecine dans un cabinet parisien, à travers le filtre de la psychiatrie et de la psychothérapie analytique. Mais je m'intéressais aussi – et je m'y initiais – à d'autres médecines complémentaires : médecine traditionnelle chinoise, phytothérapie, homéopathie et ostéopathie, exercées en équipe avec des confrères formés à ces disciplines.

Le cadre limité d'un cabinet ne me permettait pas d'offrir à mes patients confrontés à de graves crises existentielles ou à des maladies à risque un temps et un espace de sécurité suffisants. C'est pourquoi j'ai été amené à créer dans les Cévennes un lieu d'accueil qui donnait à ces patients l'occasion d'une rupture dans leur vie quotidienne, de procéder à un diagnostic approfondi des lésions physiques ou des souffrances psychiques, mais aussi de faire le point sur leur vie. Ce lieu est devenu, pour des raisons administratives, une « clinique du sommeil », qui a pu fonctionner pendant plusieurs années pour la plus grande satisfaction des patients. Mais son caractère expérimental et sa marginalité n'ont pu résister aux réductions drastiques du nombre de lits d'hospitalisation dans la région Languedoc-Roussillon lors du premier plan de réduction du coût des soins, en 1984.

Les résultats positifs obtenus concernant le sevrage des somnifères et le devenir des malades soignés dans ce lieu ont incité le ministère de la Santé à me demander de créer la Fondation de recherches sur les thérapeutiques alternatives, en 1985, en collaboration avec Pierre Cornillot, doyen de la faculté de Bobigny. Cette fondation a disparu avec le changement de gouvernement en 1986.

Ce que je ne pouvais pas faire en France, je l'ai donc réalisé au Québec, où j'ai créé une clinique pluridisciplinaire accueillant différentes pratiques médicales, socle d'un enseignement et d'une recherche sur les interactions entre les facteurs psychologiques et immunobiologiques dans l'émergence des maladies et dans les stratégies thérapeutiques.

Et c'est dans le même esprit que, depuis mon retour en France, je poursuis une recherche sur l'autisme dans le champ pédopsychiatrique.

*

* *

Ce livre est donc le résultat d'une expérience quotidienne de décodage des signes et des symptômes, à travers différentes grilles de lecture. Celles-ci font émerger de nombreuses questions sur la rationalité mal connue de toutes ces approches, qui ont chacune une logique, une cohérence et une efficacité. Un bilan biologique et radiologique donne une image du fonctionnement des métabolismes et des organes. Des investigations plus approfondies permettent de mieux connaître les lésions cachées cellulaires, tumorales ou génétiques, mais pour le moment elles n'apportent que peu d'éclairage sur les maladies mentales. La prise des pouls en acupuncture permet de déceler des déséquilibres de la circulation de l'énergie dans les méridiens et doit être confrontée à la lecture proposée par la grille psychosomatique ou par le diagnostic ostéopathique. Et le système complexe de classement des signes en homéopathie peut lui aussi être intégré, selon les cas, dans une stratégie thérapeutique plus globale.

C'est le même corps du malade qui produit signes et symptômes. Existe-t-il un sens différentiel ou plusieurs interprétations possibles de ces signes ? Les lectures sont-elles complémentaires ou exclusives ? Faut-il considérer que c'est l'efficacité du traitement qui décidera de la meilleure « analyse » ? Quel est le critère de cette efficacité ? Quelle est la part de subjectivité et d'objectivité dans l'évaluation ? Et que dire de l'effet placebo là-dedans ?

Du point de vue du patient, est-il important qu'il puisse dire que c'est la psychanalyse qui l'a guéri, que c'est l'acupuncture qui a réglé son problème d'asthme ou sa sciatique, que c'est l'homéopathie qui l'a débarrassé de ses allergies, que c'est la phytothérapie qui lui a permis de retrouver le sommeil ? L'essentiel lui paraît le plus souvent d'être enfin soulagé, transformé, voire guéri.

Mais pourquoi ne pas aller au-delà ? Pourquoi ne pas éclairer le patient sur les processus qui ont été mobilisés en lui et grâce auxquels il a pu mettre en œuvre les fonctions naturelles d'autorégulation, qu'Hippocrate appelait « forces d'autoguérison » ?

Pour le médecin que je suis, se contenter d'une rémission des symptômes, trop vite appelée guérison, reste très insuffisant. Ne faut-il pas évaluer les « raisons » de la maladie et savoir au juste *de quoi la personne souffrante doit guérir* ?

Pour que la médecine retrouve sa place ancestrale de lieu d'accueil de la souffrance humaine, lieu d'interrogation des mystères de la vie, lieu de recherche de solutions adaptées à chaque sujet, il est nécessaire de prendre en compte toutes les expériences médicales, anciennes, traditionnelles ou modernes, qui apportent une connaissance sur le corps. Non seulement le corps-machine, mais aussi le corps-vécu, le corps symbolique, le corps global singulier que chacun d'entre nous habite.

Ce livre est donc une invitation faite au lecteur à trouver des pistes sur les sources de la maladie. Une invitation à mieux se connaître et à découvrir des horizons encore inconnus, à l'aide de son astrolabe personnel qui lui permettra de ne pas perdre le nord et de faire le point à chaque étape. Ouvrir d'autres horizons, intérieurs comme extérieurs, implique de ne pas se contenter d'une explication ou d'une interprétation unique, d'explorer d'autres voies thérapeutiques et d'autres expériences de vie. Que chaque lecteur puisse trouver une sécurité en confiant son « grand corps malade » à des médecins compétents et profiter de cet événement pour partir à la recherche de lui-même : *pourquoi suis-je là* et où puis-je aller maintenant ?

PREMIÈRE PARTIE

L'irruption de la maladie

1

Je tombe malade

Au plus fort de l'orage, il y a toujours un oiseau pour nous rassurer. C'est l'oiseau inconnu. Il chante avant de s'envoler.

René CHAR

Je « tombe » malade. Je dois me coucher. Sensation de chute brutale. Impression de plonger dans un trou noir. Je suis angoissé. Vais-je mourir ? Une simple grippe peut susciter cette peur irrationnelle de mourir, bien sûr... Mais l'annonce soudaine d'un cancer, d'une séropositivité, la douleur rétrosternale aiguë de l'infarctus en pleine nuit, la violence d'une crise de lithiase, la paralysie subite d'un membre, tout cela laisse le corps terrassé, suspendu dans un espace entre deux, entre la vie et la mort. Est-ce la fin ? Mais la fin de quoi ? La fin de la vie, d'une vie, de ma vie ?

La maladie surgit brutalement, comme un événement inattendu qui suspend le temps. Elle émerge d'un espace inconnu de mon corps, ce corps-machine qui « marche » habituellement tout seul, sans que j'aie besoin de m'en occuper. Pendant que j'écoute le médecin décrypter les résultats d'examens qui signent la gravité de la situation et me plongent dans un brouillard opaque, mon estomac poursuit sa digestion, mon cœur continue de battre, mes reins d'éliminer, mes poumons de respirer... En fait, tout continue de bien fonctionner dans cette machine. Paradoxalement, il a fallu l'annonce d'une maladie à haut risque pour que je prenne conscience que des millions d'événements sont à l'œuvre en moi à chaque instant, que, sous ma peau, des milliards de cellules sont effectivement programmées et organisées, depuis la nuit des temps, pour fonctionner harmonieusement en autorégulation, tout comme les mouvements des planètes autour du soleil sont programmés par la mécanique céleste.

Ce corps qui était calme, muet, quasiment inexistant, puisque en mouvement permanent et en pilotage automatique, s'éveille subitement et se manifeste par une production d'énergie considérable. Il y a de la force dans ces douleurs, de la violence dans cette angoisse qui m'envahit, de l'intensité dans la fièvre, dans la transpiration, dans les flux d'élimination.

« J'ai de la température, donc je suis en danger » : j'ai entendu cela tout petit ! Or on explique rarement que la fièvre exprime en fait le travail excessif de cette usine de production de chaleur qu'est le corps. Une vraie chaudière, puisqu'il est constitué de 73 pour cent d'eau, maintenue à 37 °C par toutes les réactions chimiques internes : les métabolismes. Chacune des milliards de cellules de notre corps est une petite usine très spécialisée dont la structure garantit l'autonomie. Ces cellules procèdent aux transformations des protéines en acides aminés, des glucides en sucres, des lipides en acides gras, et assurent la synthèse d'enzymes, d'hormones, de neuromédiateurs qui participeront activement à la mobilisation de toutes les fonctions corporelles programmées pour le retour à l'équilibre. C'est ce qu'on appelle les mécanismes d'autorégulation, qui permettent à notre corps de s'ajuster et de réagir « naturellement » à toute fluctuation de notre environnement interne ou externe.

Or, quand l'organisme n'arrive pas à maintenir l'équilibre de cette machinerie, réglée comme une horloge vivante à roues multiples, il déclenche certaines fonctions réactives. Cela peut être la *fièvre*, qui arrête la reproduction des bactéries incapables de survivre à 39 ou 40 °C, ou encore la *douleur*, signe d'une inflammation qui, en créant une vasodilatation, accélère la circulation dans les muqueuses, dans les articulations ou dans un organe, permettant d'éliminer les déchets toxiques en activant les catabolismes. De même, une *augmentation de la tension artérielle* est souvent le signe d'une inflammation des artères, due à un dépôt de cholestérol sur les tuniques vasculaires.

Ces symptômes inquiétants que l'on a envie de faire disparaître au plus vite pour ne plus souffrir, pour faire tomber la fièvre ou l'hypertension, sont pourtant autant d'*indicateurs* qui pourraient nous conduire à nous demander *pourquoi* une machinerie aussi ingénieuse et aussi complexe se dérègle, et à tenter de comprendre les raisons de cette mobilisation active d'un système dit de « défense ».

La question est d'autant plus vitale que les symptômes qui émergent dans une maladie grave sont explosifs ou invalidants : douleurs violentes ou lancinantes, abcès, tumeurs, épuisement énergétique, vertiges, insomnies, angoisses, panique... autant de signes qui me donnent la sensation d'être en péril[1].

Les « invasions barbares » ?

Le plus souvent, je vis cette maladie, à travers le discours médical dominant, comme l'irruption brutale d'une *invasion.* Et les « barbares » peuvent être aussi bien des bactéries ou des bacilles qui détruisent mes muqueuses que des cellules cancéreuses qui se développent sans foi ni loi, un virus HIV qui annule toutes mes fonctions de défense immunitaire, mes propres globules blancs qui attaquent mes cartilages ou ma peau, du cholestérol qui bloque la circulation sanguine dans mes artères, ou encore des substances toxiques contenues dans ma nourriture, des allergènes qui mettent en péril mes capacités respiratoires...

Cette représentation de la maladie comme invasion est particulièrement vive dans les milieux de la cancérologie. Lors d'une interview donnée à la télévision, un oncologue exposait doctement que la cellule cancéreuse se comporte comme un « voleur » qui s'introduit sournoisement en nous, invisible et silencieux, pour dérober notre bien le plus précieux, la vie. Et, quand on le débusque, il est souvent tard ou trop tard. Face à un voleur, on réagit en appelant la police. Que fait-on face aux cellules cancé-

1. Henri Laborit interprétait ces signes comme « les réactions organiques à l'agression », en ouvrant un champ de recherche original dès les années 1950 : l'« agressologie ». Celle-ci visait à démontrer que les maladies étaient la résultante des perturbations des interactions entre notre niche environnementale et notre Corps-machine et Sujet. Laborit a été l'initiateur d'une médecine « systémique ».

reuses ? De fait, on les poursuit pour les « tuer », jusqu'à la dernière, dans une « lutte à mort » organisée par tous les intervenants de l'institution médicale.

Il n'est donc pas étonnant que le surgissement de l'événement-maladie puisse, dans la logique de ce postulat, déclencher une véritable déclaration de guerre. Le corps est envahi, il faut réagir vite et fort pour arrêter l'avancée de l'ennemi. C'est ce que Susan Sontag évoque de manière bouleversante dans son ouvrage *La Maladie comme métaphore* après être entrée, selon ses termes, au « royaume des malades » :

> Les métaphores qui s'imposent dès que l'on parle de cancer sont tirées non du vocabulaire de l'économie mais de celui de la guerre. [...] C'est ainsi que les cellules cancéreuses ne se contentent pas de proliférer : elles envahissent [...] à partir de la tumeur originelle [...] et « colonisent » les zones éloignées [...] par des micrométastases, [...] des cellules criminelles – ces soldats perdus – qui finiront par se regrouper pour monter à l'assaut de l'organisme[1].

Les « armes » thérapeutiques utilisées sont d'autant plus violentes que la menace sur la vie est grande. Ce qui peut expliquer les discours qui minimisent les effets secondaires des chimiothérapies (lesquelles ont recours à un arsenal chimique issu de substances toxiques, voire de poisons) et des radiothérapies (où l'on « bombarde » les patients).

Le fantasme de l'invasion est encore beaucoup plus fort dans les infections virales ou bactériennes. Le HIV devient l'« ennemi numéro 1 » de nombreuses popula-

1. Susan Sontag, *La Maladie comme métaphore*, Christian Bourgois, 1993.

tions vivant le plus souvent dans la précarité, tout comme l'était il y a un siècle le bacille de Koch (BK), vecteur de la tuberculose, première cause de mortalité jusqu'à la découverte de la streptomycine, qui a arrêté la propagation de cette épidémie dans les années 1950. Mais comment se fait-il aujourd'hui que, malgré tous les « progrès » de la médecine, nous soyons de nouveau confrontés à une invasion conjointe du HIV et du BK (devenu souvent résistant aux trois antibiotiques majeurs) qui décime les populations des pays pauvres ou celles des exclus de la société occidentale ?

L'invasion peut venir aussi de l'extérieur, de l'environnement. Ne considère-t-on pas actuellement le stress, les pesticides, la pollution atmosphérique urbaine, l'amiante, les irradiations de diverses natures, les portables, etc., comme la source de toutes sortes de calamités ?

La guerre est déclarée

Est-il donc vrai que je *tombe* malade parce que je suis victime d'*envahisseurs* aux formes multiples ou spécifiques ?

Comment se fait-il que, à peine remis de ma « chute » après l'annonce d'un diagnostic funeste, je me trouve immédiatement propulsé sur un véritable « champ de bataille », celui d'une guerre contre des ennemis présentés comme redoutables, puisqu'ils n'ont qu'un objectif : ma mort ? Des ennemis, paraît-il, d'autant plus dangereux qu'ils sont « infiniment petits ». Ces virus, ces bactéries, ces lymphocytes devenus fous, ces cellules cancéreuses devront être poursuivis, traqués, afin d'être tués !

Comment ne pas être saisi et terrorisé par ce flux de violence qui fait de mon corps un champ de bataille ? Je revois en m'endormant, le soir, les tableaux de mes livres d'histoire représentant Waterloo ou Verdun, et aussi tous ces cadavres exposés plus récemment, lors des attentats en Irak ou en Israël.

Si l'on me dit : « Vous avez 50 pour cent de chances de guérir », j'entends : « J'ai 50 pour cent de chances de mourir. » Dans une guerre, il faut avoir aussi de la chance et une bonne étoile qui accompagne l'espoir de s'en sortir.

En tout cas, je n'ai pas grand-chose à faire, car pour répondre à la violence de l'assaut des ennemis identifiés, on me propose l'usage d'armes violentes destinées à éradiquer chaque population d'envahisseurs.

On me dit aussi que, pour guérir, il faut *que j'y croie*, que je croie aux traitements et que je me soumette aux injonctions de ceux qui me demandent de me *battre*[1], de me battre à mort... Ai-je bien entendu ? Me battre contre la mort ? Mais là je risque de perdre, car personne, que je sache, n'a jamais vaincu la mort !

Et me reviennent en tête les formules des rubriques

1. Fabienne Rubert, dans un récit fort et émouvant de son « voyage » en pays de cancer – *La vie est là, simplement* (Albin Michel, 2006) –, se rebelle contre ces discours convenus : « J'ai besoin de dire mon agacement devant les discours dans les salles de consultation médicale : il faut être fort, il faut se battre, il faut s'armer de courage, il faut être moralement solide pour espérer vaincre la maladie... J'en ai plus qu'assez de ces diktats qui nous conduisent à avoir honte quand on n'est pas capable de s'habiller ou de se maquiller. [...] On n'a plus le droit d'être fatiguée, d'être mal. [...] Il faut travailler, il faut se faire belle, il faut contrôler son poids, il faut faire du sport, c'est la nouvelle façon de se battre aux côtés des médecins ! »

nécrologiques des journaux : « Il s'est battu jusqu'à la dernière minute contre la maladie terrible qui l'a terrassé », ou : « Il a lutté avec courage *contre* la mort... » Certains médecins me disent, avec le sérieux des gens qui « ont la vocation », que leur travail quotidien est de se battre contre la mort. Bonne chance !

De la colère à l'angoisse

Au fond, je suis révolté par ce qui m'arrive. Pourquoi cela tombe-t-il sur moi ? Ce n'est pas juste. Qu'ai-je fait au Bon Dieu ? Pourquoi ai-je tiré le mauvais billet à la loterie de la vie ?

Tout cela, c'est la faute à mon patron, à mon rythme infernal de travail, au stress qui m'oblige à fumer pour me détendre et à prendre un whisky, le soir, pour me calmer et être cool avec mes enfants !

Ou encore : c'est la faute à la pollution. C'est la faute à Mai 68 – ah oui ?...

Avons-nous oublié cette petite chansonnette de la Révolution française : « C'est la faute à Rousseau, c'est la faute à Voltaire » ?

Mais, le premier mouvement de colère passé, après avoir cherché des coupables, je me retrouve face à des angoisses incontrôlables.

J'ai la sensation par moments d'être dans un « trou noir ». Impossible de voir ou d'écouter quoi que ce soit. À d'autres moments j'ai l'impression d'être aspiré, de faire une chute en vrille dans un puits, à l'image de ces âmes damnées précipitées dans l'enfer des tableaux de Jérôme Bosch. Je suis même incapable de dire de quoi j'ai peur ! C'est une vraie panique.

Cette sensation est tellement insupportable que tout en moi *me pousse* à en sortir. Elle m'oblige tantôt à m'agiter, à courir d'un médecin à l'autre, à parler, tantôt à m'enfermer dans ma chambre, où je suis envahi par des images apocalyptiques ou des pensées morbides. Peut-être vaudrait-il mieux en finir ? Mais j'ai encore tant de choses à faire, ce n'est vraiment pas le moment de partir !

Face à ce verdict fatal, je me sens perdu et impuissant, comme un enfant qui ne peut se débrouiller tout seul quand il a faim et que personne n'est là pour le nourrir. Alors il crie, il pleure, il s'agite. Autant de manifestations « énergétiques » qui signifient que la vie est menacée en lui et qu'il appelle pulsionnellement « au secours ». Cette angoisse que j'éprouve est, en fait, de même nature. C'est un signal d'appel de la vie en danger, mais c'est aussi une source d'énergie considérable, même si elle est chaotique.

Comment canaliser cette énergie qui émerge en explosant ? Car, cette fois, l'annonce est grave. Il y a péril en la demeure. Cet événement me confronte brutalement au risque de perdre ma vie. Perdre ? Au fait, je ne peux perdre que ce que je possède. Est-ce que je *possède* cette vie qui vibre dans mon corps ? Est-ce que je suis « propriétaire » de ce corps ? Ou bien suis-je seulement dépositaire d'une énergie qui est à l'œuvre en moi mais aussi, sous une autre forme, dans *tous* les êtres vivants ?

Que se passe-t-il donc quand la vie dont je suis dépositaire est menacée par une maladie ? Ce flux de vie tente de renverser les obstacles rencontrés dans mes organes, quitte à faire mal, très mal, ou très peur. Les symptômes sont différents selon la nature de l'obstacle et le degré de souffrance. Mais ils sont l'extériorisation d'une mobilisation active et « créatrice » de tous les mécanismes de défense et d'autorégulation, voire d'autoguérison.

La maladie m'incite donc à sortir de mes habitudes, de mes croyances, de mes conditionnements, de ce qui marchait tout seul en moi sans que j'en aie la moindre conscience, puisque tout fonctionnait en silence, si l'on excepte les petits maux de tête, les douleurs digestives passagères, les soucis sentimentaux ou professionnels. Les raisons en étaient facilement identifiées et le contrôle des humeurs ou des états d'âme reprenait le dessus. D'ailleurs, j'ai été dressé à ne pas m'écouter, à ne pas tomber dans le pathos émotionnel !

De la solitude à l'intime

Quand je me retrouve le soir, dans mon lit, confronté à toutes ces questions, après avoir essayé de me résigner, de me convaincre que le traitement allait marcher, d'écouter toutes les paroles de réassurance, d'affection, de solidarité, d'amour de mes proches, je découvre aussi ma solitude, qui peut être à la fois ce besoin animal de se réfugier dans une niche et celui de revivre ma première expérience de solitude, enfant, « seul en présence de ma mère », selon l'expression de Winnicott[1]. Cette solitude est vécue plus ou moins douloureusement en fonction de la qualité de notre expérience antérieure avec notre mère, pendant les premiers mois de la vie : « savoir être seul sans se sentir abandonné[2] ».

1. Donald W. Winnicott, *Processus de maturation chez l'enfant* (1965), Payot, 1970.

2. Marie de Solemne, *La Grâce de solitude. Dialogues avec Christian Bobin, Jean-Michel Besnier, Jean-Yves Leloup et Théodore Monod*, Dervy, 1998.

Cette intimité initiée par l'expérience de la maladie nous ouvre sur notre « monde intérieur », ce monde de l'infiniment petit de notre corps, aussi riche, complexe et insondable que l'espace du ciel que je vois chaque jour et que je sais habité de multiples galaxies.

Ce « monde intérieur » n'est pas seulement accessible à ceux qui s'embarqueraient dans l'aventure proposée par les bouddhistes tibétains, une retraite solitaire dans une cellule de monastère durant trois ans, trois mois et trois jours. Il l'est également à chacun d'entre nous, à condition de percevoir notre corps autrement que comme un « Lego » d'organes.

C'est ce corps qui nous suit partout, animé par un mouvement permanent et habité par des populations cellulaires en communication constante, qui coopèrent à chaque seconde pour assurer les multiples fonctions qui maintiennent un équilibre apparent, le « silence des organes ». C'est ce corps qui permet, grâce à une machinerie génétique, biologique, physiologique complexe, à l'Esprit, notre esprit, de s'incarner et de se manifester par des pensées, des émotions, des désirs...

En nous faisant affronter le risque que ce corps soit amputé, détérioré ou disparaisse, la maladie nous oblige à affronter l'unicité de notre corps, la singularité de notre destin : j'étais seul(e) dans mon berceau, je serai seul(e) dans mon cercueil !

Mais la maladie m'oblige aussi à être attentif à la force des manifestations de la vie en moi. Cela, personne ne me l'a jamais appris, même à l'école. Je n'ai souvent que quelques expériences intimes, solitaires et exceptionnelles de la présence d'une énergie universelle en moi : c'est ce que je peux éprouver au cœur d'une nuit d'été, face à la voûte céleste étoilée, ou en entrant dans un monastère roman au moment des vêpres chantées en grégorien par un chœur de moines, ou encore devant un coucher de soleil, ébloui par la magie des couleurs[1].

Ces états particuliers de « conscience » qui me relient à l'Univers et à la Nature sont exceptionnels, et j'ai beaucoup de mal à en parler, ou à les partager avec quelqu'un, comme l'écrit Jean-Michel Besnier :

> Je me souviens de ma première expérience de solitude. Je devais avoir trois ou quatre ans. J'ai découvert la solitude en découvrant que *je pouvais parler à ma tête* et j'ai été effrayé [...] en imaginant que j'avais un privilège que les autres ne pouvaient connaître, et ce privilège était justement cette possibilité de raisonner, de réfléchir, de voir les choses à distance [...] et je ne pouvais le dire à personne. [...] J'étais affecté d'un douloureux privilège et il allait me falloir continuer à vivre seul [...] avec ce « privilège » qui construisait sans doute les poètes et les hommes d'esprit[2].

Et si la maladie pouvait être ce « privilège » ? L'occasion de transformer le désarroi éprouvant de la solitude, vécu dans les premiers moments d'une maladie, en une exploration d'une intimité avec moi-même, avec mon

1. Pierre Hadot, professeur au Collège de France, auteur de *La Philosophie comme manière de vivre* (Albin Michel, 2001) et de *N'oublie pas de vivre* (Albin Michel, 2008), évoque dans une interview récente sa première expérience métaphysique du sentiment de l'existence : « Avant cette expérience je n'avais pas conscience de moi-même. Et puis là, face au ciel étoilé, à deux reprises j'ai vraiment éprouvé le sentiment brut de mon existence. [...] J'avais l'impression de ressentir mon immersion dans le Tout du monde depuis le plus petit brin d'herbe jusqu'aux étoiles » (*Philosophie magazine*, n° 21, juillet-août 2008).

2. Jean-Michel Besnier, philosophe et membre du CREA, répond aux questions de Marie de Solemne dans *La Grâce de solitude*, *op. cit.*

corps, avec mes mémoires, avec mon histoire, avec mes expériences sensorielles et imaginaires, exploration qui pourrait me conduire à une autre vision du monde, à découvrir la face cachée du miroir et, *pourquoi pas*, à inventer une « autre vie » ?

2

Que se passe-t-il dans mon corps quand je suis malade ?

Avons-nous un corps ou sommes-nous un corps?

Nicolas Go

Que se passe-t-il dans mon corps quand la vie est menacée par une maladie grave ?

Ces symptômes qui m'accablent, m'anéantissent et me donnent la sensation d'être envahi par un tsunami expriment — nous l'ignorons le plus souvent — la mobilisation générale de l'ensemble des cellules, des fonctions organiques et psycho-émotionnelles de notre corps ; car la vie doit poursuivre son chemin, et le réceptacle qui l'accueille doit s'organiser pour lui permettre de rester le plus longtemps possible, avec toutefois une limite « naturelle » qui est fixée génétiquement[1]. Tant que le programme de vie

1. La durée de vie, programmée génétiquement, est différente pour chaque espèce. Elle est d'environ quatre-vingt-dix ans pour les êtres humains.

n'est pas terminé, l'organisme va réagir pour maintenir la vie en nous.

Paul, qui était cardiaque et voulait devenir médecin

Dans les années 1960, un de mes amis, Paul, apprend, au cours de sa deuxième année d'études de médecine, qu'il est atteint d'un rhumatisme articulaire aigu à la suite d'une angine à streptocoques. Malgré le traitement antibiotique, une inflammation de la valvule mitrale est diagnostiquée. Le cardiologue lui explique que le risque d'insuffisance cardiaque qu'il encourt devrait le faire réfléchir et qu'il vaudrait mieux pour lui qu'il abandonne ses études actuelles, vu la dureté du métier de médecin. On lui suggère de choisir une profession plus sédentaire, de vivre au rez-de-chaussée et de marcher le moins possible.

Paul voulait être médecin. Il savait qu'il pouvait mourir à tout moment des conséquences de cette insuffisance cardiaque. Il s'est montré vigilant et prudent, il s'est adapté à son handicap. Il vit toujours et a pratiqué la médecine toute sa vie. Il est essoufflé quand il marche trop, il prend des médicaments pour aider son muscle cardiaque. Il a vécu avec sa maladie jusqu'à sa retraite et a réussi à mener sa vie selon son Désir.

Cette histoire illustre bien le fait qu'il est prioritaire d'organiser sa vie non en fonction des risques supposés que nous fait courir une maladie, mais en fonction de l'énergie désirante qui nous anime. C'est à cette condition que le corps pourra s'organiser afin de trouver, en mobilisant des ressources dont on ne soupçonne même pas l'existence, les moyens d'établir un autre équilibre.

Donner le pouvoir à la maladie, c'est méconnaître les capacités d'invention du corps.

Georges Canguilhem, qui a consacré son existence de philosophe-médecin à la compréhension de l'acte médical, définit la maladie comme « une altération dans un tissu correspondant à une difficulté de l'organisme individuel à s'adapter de façon créative et transformatrice à de nouvelles situations environnementales[1] ».

Il y a deux mille quatre cents ans, Hippocrate postulait que « la Nature est le médecin des maladies : elle trouve elle-même les voies et les moyens, sans instruction et sans savoir, elle fait ce qu'il convient[2] ». Hippocrate invite donc le médecin à se mettre au service de la Nature. Il y aurait dans notre corps un potentiel de recherche d'équilibre déclenché dès que la vie serait menacée. La maladie exprime une désorganisation intérieure qui oblige l'organisme à trouver une « autre voie », nécessaire à la poursuite du flux de la vie. Tout système vivant tend à se conserver dans son intégrité structurale à travers différentes opérations d'adaptation, de réorganisation, de mutation, visant à maintenir la spécificité de l'espèce et le *processus vital,* que l'on appelle aussi l'*énergie vitale*[3]. Grâce à ce potentiel inné

---

1. Georges Canguilhem, *La Connaissance de la vie*, Vrin, 1965.

2. Hippocrate, *Épidémies*, livre VI, section 5, in *Œuvres complètes*, vol. IV, 3e partie, Les Belles Lettres, 2003.

3. Ce concept conduit à réinterpréter les concepts de *finalisme* et de *vitalisme* qui ont été rejetés dans les démarches analytiques et *réductionnistes* de la science naissante du XIXe siècle. Le vitalisme, assimilé au « spiritualisme », s'opposait au matérialisme, qui postulait que la vie émergeait de l'atome et non d'un principe divin. Aujourd'hui, ce débat prend une autre dimension philosophique. René Thom, mathématicien, médaille Fields en 1958, se positionne de manière très claire : « Contrairement à l'opinion courante, le point

de remaniement des équilibres internes, chacun d'entre nous, en cas de maladie, qu'elle soit banale, épidémique ou grave, peut mobiliser les mécanismes réactionnels d'*autorégulation*[1] qui permettent au corps de chercher un autre équilibre – ce qu'Hippocrate appelait l'*autoguérison*.

L'exemple le plus anodin qui soit, celui de la fièvre, témoigne d'une réaction naturelle d'autoguérison. L'augmentation de la température corporelle est susceptible d'inhiber la reproduction des bactéries pathogènes. Encore faut-il la respecter, surveiller son évolution et ne pas éliminer trop hâtivement le symptôme par des outils radicaux comme les antibiotiques (étymologiquement, antibiotique signifie « qui s'oppose à la vie »).

Certes, les antibiotiques suppriment la fièvre et les symptômes inflammatoires, le plus souvent en bloquant la synthèse des protéines des bactéries, qui ne peuvent se reproduire et meurent. Mais, du même coup, ils ralentissent, voire inhibent, la synthèse de nombreuses protéines produites par toutes les cellules de l'organisme. Ce qui explique les multiples effets secondaires répertoriés : fatigue, troubles hépatiques ou digestifs, mais aussi déficit immunitaire et enzymatique.

---

de vue réductionniste est métaphysique, car il postule une réduction des faits vitaux à la pure physico-chimie, qui n'a jamais été établie expérimentalement. Au contraire, le vitalisme s'appuie sur l'ensemble impressionnant des faits de régulation [...] qui couvrent la presque totalité des activités vitales. [...] Notre méthode qui vise à attribuer à l'être vivant une structure géométrique formelle en assurant la stabilité peut être caractérisée comme une sorte de *vitalisme géométrique* » (in *Stabilité structurelle et morphogenèse*, InterÉditions, 1977).

1. Francisco Varela, *Autonomie et connaissance*, Seuil, 1989.

Résistance aux antibiotiques ou résistance de la vie

Le non-respect d'un mécanisme naturel que manifeste le recours quasi systématique, depuis des décennies, aux antibiotiques dès l'apparition d'une fièvre ou d'une infection banale a contribué à faire diminuer globalement les fonctions naturelles de défense immunitaire au sein de la population occidentale. Certains épidémiologistes y voient une explication de l'augmentation du nombre de sujets allergiques : en quarante ans, leur proportion dans la population totale est passée de 2 à 17-20 pour cent dans les pays européens et nord-américains ! C'est ainsi que de plus en plus d'enfants souffrant d'infections ORL à répétition se voient administrer des antibiotiques plusieurs semaines de suite. Certains pédiatres canadiens sont même allés jusqu'à préconiser, dans les années 1990, de commencer les traitements antibiotiques dès l'apparition des premiers grands froids, à titre préventif, pour les enfants qui avaient fait des otites à répétition l'hiver précédent ! Pourtant, les bactériologistes avaient déjà lancé des cris d'alarme, comme en témoigne un numéro spécial de *La Recherche*, paru en novembre 1998, sur « La résistance des bactéries aux antibiotiques ». Depuis, le nombre de souches résistantes a encore augmenté, à tel point que certains malades meurent aujourd'hui d'infections rétives à tout traitement.

À la fin des années 1990 et plus récemment en France, des recommandations ont enfin été édictées par certains ministères de la Santé en Europe, incitant les médecins à n'avoir recours aux antibiotiques que lorsque l'infection met en péril l'équilibre général de l'organisme. Recommandations pertinentes, mais tardives, car la résistance aux antibiotiques est telle que chaque nouvel antibiotique mis sur le marché a une durée d'efficacité très limitée.

Que signifie cette résistance ? Elle nous ramène à ces fameuses lois de la vie dans la Nature : la vie résiste à toute menace de destruction, de manière farouche, par les voies les plus inattendues.

La vie des bactéries résiste, elle aussi : le programme génétique des bactéries[1] s'organise pour fabriquer des protéines qui résisteront aux « prédateurs » que sont les antibiotiques...

L'immunologie sort enfin de la logique de guerre

Parler de « résistance » n'est pas neutre. Cela signifie qu'il y a un danger dont il faut se protéger. L'usage de métaphores militaires est courant dans le domaine de l'immunologie. L'antigène serait l'« ennemi », donc un agresseur qui déclencherait l'apparition d'anticorps, ces fantassins chargés de détruire l'étranger menaçant. En fait, les antigènes n'« attaquent » pas l'organisme vivant : ce sont des molécules (amiante, arsenic, colorants, hydrocarbures), des cellules (comme les lymphocytes) ou des êtres vivants (bactéries, virus, parasites...) qui se présentent à notre porte et sont susceptibles de compromettre l'intégrité de notre organisme.

1. Des expériences de laboratoire montrent que des souches d'*Escherichia coli* résistantes aux antibiotiques cultivées pendant deux cent quatre-vingts générations sans antibiotiques non seulement conservent leur résistance mais acquièrent d'autres mutations. Pis, pour la streptomycine, après dix mille générations la résistance est toujours là !

Alors, que fait le système immunitaire pour accueillir ces intrus ? Organisé dans un réseau formé par la complémentarité de ses différents composants, il essaie, avant d'agir, de reconnaître toutes les formes moléculaires connues ou inconnues de lui. Cette reconnaissance s'accompagne d'un enregistrement des formes nouvelles et étrangères, suivi d'une mémorisation des multiples interactions entre les composants du système (les anticorps) et les molécules à reconnaître (les antigènes). « Le même anticorps est capable de reconnaître un grand nombre d'antigènes différents et un même antigène est reconnu par de multiples anticorps[1]. » Les anticorps ne sont donc pas les gardes du corps envoyés au combat pour éliminer l'ennemi. Au contraire, ils s'organisent pour « accueillir l'étranger » et trouver des modalités d'ajustement afin que ce dernier s'intègre et ne désorganise pas les équilibres du « milieu intérieur ».

Alors que l'institution médicale, relayée par les médias, continue à présenter les allergènes (pollens, acariens, arachide, poils du petit chat, etc.) comme la « cause » de la maladie allergique, donc comme le « mal à abattre »[2], il est rassurant de voir l'immunologie témoigner, depuis deux décennies, qu'une vision globale – « holistique » – du corps est requise pour comprendre les mécanismes d'autoorganisation et d'autorégulation à l'œuvre dans tous les systèmes vivants et leur permettant de s'adapter aux fluctuations du milieu.

---

1. Mark R. Anpach et Francisco Varela, « Le système immunitaire : un "soi" cognitif autonome », *in* Daniel Andler (dir.), *Introduction aux sciences cognitives*, Gallimard, « Folio Essais », 1992.

2. L'usage abusif du langage guerrier par le corps médical est pointé dans un article d'Ilana Löwy (directeur de l'U158 de l'INSERM), « Les métaphores de l'immunologie : guerre et paix », *Manguinhos*, 3-6 juin 1996.

Le système immunitaire est donc à l'image du système nerveux central : un *réseau cognitif autonome* dont le rôle majeur est de *distinguer le Soi du non-Soi* et de maintenir l'intégrité du Soi, non de réagir pour éliminer l'« autre » supposé dangereux. Le premier réflexe de surprise, qui alerte l'organisme sur la présence d'un étranger ou d'une situation nouvelle, peut être comparé à la réaction du Moi quand je me sens agressé par un inconnu. Mais si je mets en mouvement mon « Soi », c'est-à-dire mes capacités personnelles, je trouve une réponse adaptée.

Cette distinction Moi/Soi a des conséquences pratiques considérables en immunologie. Tout d'abord, elle invalide le postulat associant une maladie à un seul agresseur (bactérie, virus, antigène...) qu'il faudrait éliminer ou inhiber par un vaccin ou encore éradiquer par des antibiotiques[1]. Ce qui a pu donner des résultats partiels dans certaines infections aboutit actuellement à une impasse dans la prévention du cancer, du sida, du paludisme, ou face à la recrudescence de la tuberculose. Le postulat d'une immunothérapie vaccinale spécifique de chaque « agresseur » n'a donc pas été confirmé par les travaux ultérieurs. Au contraire, chaque antigène étant reconnu par de multiples anticorps, la réponse immunitaire adaptée à la mise en route de l'autorégulation de l'organisme implique des mécanismes physiologiques complexes, qui ne répondent pas au principe selon lequel à chaque agent pathogène correspond un vaccin potentiel spécifique.

Une autre application pratique et clinique de l'approche systémique de l'immunologie concerne le traitement des

---

1. Par exemple, le BK est le facteur déclenchant de la tuberculose mais pas la cause : voir le chapitre 5 de la deuxième partie, p. 208.

maladies auto-immunes comme le diabète, la polyarthrite rhumatoïde, le lupus érythémateux, la maladie de Crohn, etc. Les douleurs ou lésions sont la conséquence d'une destruction cellulaire (cartilage, derme, muqueuse digestive…) déclenchée par nos propres lymphocytes T (autoréactifs), qui ont perdu leur capacité de reconnaître nos propres protéines. Devant ce danger d'autodestruction, certaines équipes universitaires ont instauré des traitements à base d'immunosuppresseurs, lesquels inhibaient toute activité immunitaire des lymphocytes. Cette méthode appliquée au système immunitaire pourrait être comparée à la lobotomie proposée autrefois pour traiter certaines maladies mentales invalidantes !

Fort heureusement, de nouveaux traitements de stimulation contrôlée du système immunitaire se sont révélés plus efficaces et ont permis, en relançant l'autoréactivité physiologique, de stopper le processus d'autodestruction, voire de le corriger. Des expériences de désensibilisation de patients souffrant de maladies auto-immunes ont été réalisées. On leur a administré des protéines issues de la gaine de myéline de la vache et du sternum du poussin. Ce traitement étrange a été reconnu efficace sur des malades atteints de polyarthrite rhumatoïde, ce qui met en évidence l'existence de mécanismes de rétablissement de l'équilibre immunitaire par des moyens non spécifiques[1].

C'est donc de l'intégrité du système immunitaire que dépendra la capacité d'un organisme vivant à déclencher une réaction ou un processus d'adaptation et

---

1. Recherches menées par le professeur Jean-Pierre Revillard, professeur d'immunologie à la faculté de médecine de Lyon, et par Howard L. Weiner, de la Harvard Medical School.

d'ajustement face à un changement des équilibres internes ou externes.

À la suite des travaux cliniques issus des recherches de Niels Jerne, de Francisco Varela ou de F.M. Brunet, certains immunologistes, comme Anne-Marie Moulin, directeur de recherche au CNRS, et Ilana Löwy, directeur de recherche à l'INSERM, travaillent sur des méthodes et des supports thérapeutiques qui permettraient au système immunitaire de se réorganiser par autorégulation[1]. Ils réexaminent des pratiques empiriques telles que l'acupuncture ou la phytothérapie et montrent comment elles ont pu avoir une certaine efficacité grâce à ces propriétés biologiques du corps, mises en évidence aujourd'hui seulement.

L'hypothèse d'une régression « naturelle » des maladies est confirmée

Les processus d'autorégulation naturelle sont aussi à l'œuvre dans des maladies considérées comme présentant un risque mortel, tel le cancer, ou irréversibles, telles les maladies auto-immunes. C'est ce qu'ont mis en évidence les expériences menées par des équipes de la Mayo Clinic de Rochester et de l'hôpital Saint-Louis à Paris, ainsi que les découvertes du professeur Steven A. Rosenberg, du National Cancer Institute américain, autant de chercheurs qui ont constaté des rémissions spontanées de cancer.

---

1. Anne-Marie Moulin et Ilana Löwy, « La double nature de l'immunologie », *Fundamenta Scientiae*, 1983, n° 3, p. 201-218.

Des bilans de santé « particuliers » à la Mayo Clinic de Rochester (États-Unis)

Une enquête épidémiologique engagée sur dix ans, dans les années 1960, par la Mayo Clinic de Rochester, aux États-Unis, proposait à des sujets volontaires et rémunérés de subir chaque année un check-up complet, auquel pouvaient éventuellement s'ajouter des examens radiologiques et biologiques. L'équipe médicale investigatrice établissait annuellement l'état de santé de chaque sujet et, le cas échéant, le diagnostic de la ou des maladies identifiées, accompagné du pronostic probable. Mais elle gardait toutes ces informations confidentielles, et surtout ne les communiquait pas au sujet étudié, ainsi que le prévoyait le contrat initial. Il s'agissait donc d'une pure recherche épidémiologique. Les sujets impliqués avaient comme consigne complémentaire de consulter un médecin, conformément à leurs habitudes antérieures, si des signes pathologiques apparaissaient.

Les résultats surprenants obtenus après ces dix ans d'enquête mettaient en évidence les capacités de l'organisme à éliminer par lui-même une maladie, sans aucune intervention thérapeutique. En effet, lorsque certains sujets, chez lesquels on avait découvert, par exemple, des débuts de tumeurs cancéreuses, diagnostiquées par des radios, des biopsies et d'autres examens, revenaient l'année suivante pour le bilan programmé par le protocole, les résultats des mêmes examens, à la grande surprise du staff médical, se révélaient normaux : les formations cancéreuses avaient complètement disparu. De même, chez certains sujets, les signes cliniques d'un début de polyarthrite, de diabète ou de sclérose en plaques n'étaient pas réapparus les années suivantes. Évidemment, d'autres sujets pour lesquels des diagnostics à risque avaient été effectués avaient découvert leur maladie par la voie des investigations médicales habituelles et subi les traitements adaptés.

Les conséquences de cette étude sont inconfortables. Les médecins de la Mayo Clinic ont engagé une réflexion sur la conduite à tenir face à un diagnostic précoce, le cancer par exemple : faut-il mettre en place un traitement rapide, intempestif et radical, comme on le fait souvent ? Ou faut-il observer, surveiller l'évolution des symptômes et de l'état général, privilégier une stratégie thérapeutique plus « systémique » et choisir le « moment favorable » pour intervenir de manière plus drastique ?

Des cellules cancéreuses peuvent redevenir normales : travaux sur la leucémie à l'hôpital Saint-Louis (Paris)

À cette découverte « en creux », il faut en rattacher une autre, celle de l'équipe du service d'hématologie de l'hôpital Saint-Louis, longtemps critiquée mais confirmée depuis par d'autres cancérologues : la mise en évidence de la régression « naturelle » de cellules leucémiques grâce à l'action d'un métabolite de la vitamine A[1]. Cela signifie en clair qu'un agent pharmacologique permet à une cellule cancéreuse de redevenir normale. Cette étude remet donc en question le postulat de la nécessité de « tuer » jusqu'à la dernière des cellules cancéreuses

1. Laurent Degos, « Traitement de la leucémie aiguë promyélocytaire par l'acide trans-rétinoïque », *Hématologie*, n° 1, vol. 3, mai-juin 1995, p. 239-246 : « L'apport de l'acide rétinoïque [...] remet en marche le programme cellulaire [...] et accroît la fabrication des récepteurs normaux [...] en prenant la place des récepteurs anormaux » (résultats confirmés dans la même revue le 24 février 2003).

pour être assuré de la disparition du cancer et prévenir tout risque de métastase. À partir de ces données expérimentales, des chercheurs essaient de trouver des moyens de « normaliser » le devenir des cellules cancéreuses, processus qui peut être naturel !

Les recherches sur le sida s'orientent dans ce sens : considérer que le HIV est la cause unique de la maladie n'est plus acceptable. La complexité des signes cliniques et systémiques ne peut être la conséquence exclusive des effets du virus sur les cellules humaines. C'est pourquoi des équipes de chercheurs travaillent à partir de l'hypothèse selon laquelle le sida est une maladie auto-immune : « Si elle est confirmée, cette vision des effets liés à l'infection par le HIV présentera une image fort différente de celle de l'attaque par un ennemi extérieur (le virus) qui s'introduit en cachette dans le sang puis s'acharne à détruire les cellules qui y circulent[1]. »

L'immunologie revisitée par le professeur Steven A. Rosenberg

D'autres situations « particulières » devraient nous faire réfléchir sur cette propriété inhérente aux systèmes vivants de s'autoréguler, malgré des dérèglements physiopathologiques graves. Ainsi, c'est à la suite d'un « choc existentiel » l'ayant conduit à axer toutes ses recherches sur le fonctionnement du système immunitaire que le professeur Rosenberg, chercheur au National Cancer Institute, aux États-Unis, a découvert le traitement du mélanome par des interleukines.

1. Ilana Löwy, « Les métaphores de l'immunologie : guerre et paix », art. cité.

En effet, réalisant une enquête épidémiologique sur le devenir et les résultats thérapeutiques d'une population de ses patients atteints de cancer, il reçoit la réponse d'un de ses anciens malades, atteint d'un cancer généralisé, qu'il avait soigné trois ou quatre ans plus tôt et à qui il n'avait laissé aucun espoir de guérison. De fait, lors de la dernière consultation, son pronostic de survie ne dépassait pas six mois. Face à cette échéance, le patient avait déclaré à Rosenberg qu'il ne voulait plus aucun traitement ; il souhaitait changer radicalement de vie et sortir du stress lié aux multiples affaires qu'il gérait. Il avait alors vendu tous ses biens et s'était retiré, seul, dans un superbe chalet au milieu d'une forêt qu'il aimait beaucoup. Là, il consacrait son temps à chasser, pêcher et « cultiver son jardin », cherchant à profiter au maximum des jours qui lui restaient à vivre. Trois ou quatre ans plus tard, il reçoit donc la lettre du professeur Rosenberg qui lui propose, comme à tous ses autres patients, de faire un bilan complet pour évaluer l'effet du suivi thérapeutique. Il accepte de se rendre à l'hôpital. C'est alors que Steven Rosenberg, stupéfait, constate qu'il ne retrouve plus aucun signe des lésions à risque diagnostiquées antérieurement.

Cet événement a été en partie à l'origine du « choc » qui a conduit le professeur Rosenberg à modifier totalement son axe de recherche et à postuler que le système immunitaire d'un organisme quelconque était capable de « s'organiser » avec le cancer et de rétablir l'équilibre biologique « interne ». Cela, ne l'oublions pas toutefois, avec l'aide d'une *décision intérieure du sujet, déterminé à changer radicalement de vie* non pas pour lutter contre le cancer, mais tout simplement pour vivre... Ce patient témoignait en effet qu'il n'avait jamais été aussi heureux que depuis qu'il vivait dans cette forêt, avec les animaux sauvages et les végétaux, menant une existence naturelle sans contrainte.

La suite de l'histoire est plus déroutante : Rosenberg s'est mis à étudier les mécanismes biochimiques immunitaires à l'œuvre dans les lymphocytes, qui sécrètent des glycoprotéines appelées *cytokines*, dont les interférons et les interleukines, qui jouent effectivement un rôle essentiel dans la lutte en activant les cellules « tueuses », des globules blancs qui ont le pouvoir d'éliminer les cellules cancéreuses. Ces recherches l'ont conduit à faire de certaines interleukines (IL 1 et 2) un « médicament » dans la logique pharmacologique classique. Le protocole thérapeutique est assez sophistiqué, mais il agit efficacement sur certains mélanomes en activant les cellules « tueuses[1] ». On n'a donc pas changé de paradigme et l'on reste dans l'impasse d'une méthode réductionniste qui isole un élément (l'interleukine) d'un ensemble (le système immunitaire) pour tenter de reproduire une action ciblée, alors que c'est l'ensemble du corps et du système psycho-neuro-immunitaire qui agit dans sa complexité[2].

Quel que soit l'intérêt de cette découverte, pourquoi attribuer exclusivement la guérison du patient à l'activation des cytokines, alors que sa soif de vivre et son refus de se résigner à attendre la mort ont motivé sa décision de changer d'existence et de chercher d'autres joies quotidiennes, expression de son désir de vivre, tout simplement ? Le malade a-t-il « guéri » de sa maladie,

1. Pour une définition des cellules tueuses, voir note 2 p. 109.

2. Le professeur Luc Montagnier, dans son dernier ouvrage, *Les Combats de la vie* (J.-C. Lattès, 2008), confirme que les régressions spontanées des cellules cancéreuses sont parfaitement explicables par les mécanismes biologiques. Voir le chapitre 5 de la deuxième partie, p. 220.

ou celle-ci s'est-elle dissoute dans une opération de mutation en permettant à son corps de trouver un autre équilibre ?

L'hypothèse d'Hippocrate de l'existence de « forces d'autoguérison » est donc aujourd'hui confirmée par les découvertes de la complexité opératoire des interactions entre le système nerveux central et les systèmes immunitaire et endocrinien, qui permettent au sujet-malade de participer activement au processus de transformation psychosomatique.

Le rôle du cerveau reptilien dans les mécanismes d'autoguérison

Prendre en considération la totalité du corps (organes-affects-esprit) est devenu la préoccupation de différents courants de pensée dans les années qui ont suivi la Seconde Guerre mondiale. Quelques chercheurs en marge des universités, mais marqués par la pensée systémique[1] et cybernétique[2], ont été les pionniers qui ont

---

1. Pensée systémique à laquelle se rattachent plusieurs médecins : René Leriche, René Dubos, Linus Pauling, Henri Laborit. Voir Henri Laborit, *Du soleil à l'homme. L'organisation énergétique des structures vivantes*, Masson, 1963 ; voir aussi Edgar Morin, *Le Paradigme perdu : la nature humaine*, Seuil, 1973.

2. La cybernétique a mis en forme mathématique cette réalité en élaborant la « théorie des systèmes » : toute espèce vivante est un *système ouvert*, c'est-à-dire que nous sommes en interdépendance permanente avec le milieu dans lequel nous vivons et dont la « commande extérieure » est tout simplement le soleil, lui-même situé sous la commande d'une galaxie. Et ainsi de suite. Ce sont les interactions des différents systèmes qui assurent la régulation de l'ensemble et qu'il faut analyser pour saisir les mécanismes de dysfonctionnement à l'origine de la maladie.

permis à la médecine de sortir d'une pratique exclusivement anatomo-physiologique.

Ainsi, dans les années 1960, René Dubos, chercheur d'origine française qui a dirigé le laboratoire de bactériologie à la Fondation Rockefeller, à New York, a démontré dans son ouvrage *L'Homme et l'adaptation au milieu*[1] que l'on ne peut étudier les maladies sans prendre en considération les multiples paramètres de l'environnement écologique, géoclimatique et anthropologique dans lequel elles naissent et se développent. Ce qui est une évidence aujourd'hui n'a pas été facile à soutenir dans un contexte médical qui considérait par exemple que l'unique « cause » de la tuberculose était le bacille de Koch[2].

De son côté, Henri Laborit, après avoir découvert le premier neuroleptique[3], qui révolutionnera la psychiatrie en permettant aux malades psychotiques de ne plus être exclus de la société, se lance dans une réflexion sur la pratique et la recherche médicales à partir des concepts de la pensée cybernétique naissante (autour de Norbert Wiener, de Heinz von Foerster, puis de Gregory Bateson). En 1963, il publie chez Masson *Du soleil à l'homme*, le premier d'une série d'ouvrages qui proposeront la mise en œuvre d'une *méthode systémique* dans la recherche pharmacologique, mais aussi dans la compréhension psychosomatique de la genèse des maladies.

---

1. René Dubos, *L'Homme et l'adaptation au milieu* (1965), Payot, 1973.

2. Cette question sera abordée dans la deuxième partie de l'ouvrage.

3. En 1957, Henri Laborit a reçu, avec le professeur Pierre Deniker, le prix Albert Lasker (le « petit Nobel »), décerné par l'American Public Health Association, pour la découverte des propriétés psychotropes de la chlorpromazine (le Largactil).

Parallèlement, les écoles de psychanalyse introduisent de nouvelles notions qui apportent non seulement des éclairages décisifs sur les processus subconscients et inconscients qui se déroulent chez le Sujet, mais aussi des outils de décodage de l'impact des troubles psycho-émotionnels sur la genèse des maladies organiques. À la suite des travaux de Freud et des intuitions de Groddeck, plusieurs écoles de psychosomatique postulent les interactions permanentes entre le corps, l'âme et l'esprit, et se démarquent du dualisme cartésien.

Cette démarche a été reprise par d'autres psychanalystes[1], mais aussi par quelques rares « scientifiques »[2]. Ce début frémissant de changement de paradigme dans la pratique médicale a pu s'illustrer, en France, à travers la création de la faculté de médecine de Bobigny par Pierre Cornillot, qui a mis en place un enseignement fondé sur une conception « globale, systémique et holistique » de la médecine, en donnant de nouvelles bases à la pratique des médecins « généralistes ».

De ces travaux nous pouvons extraire des résultats qui permettent de suivre l'événement-maladie dans les différents espaces de notre organisme. Comment cet événement, qui émerge brutalement à la surface de la peau par des sensations plus ou moins violentes, sera-t-il accueilli par le corps, qui cherche à ce que sa vie poursuive son chemin ? Comment le système nerveux participe-t-il à la mise en route du processus d'autogué-

1. Voir le chapitre 2 de la deuxième partie, p. 127.

2. Voir Francisco Varela, *L'Inscription corporelle de l'esprit*, Seuil, 1993 ; Élie Bernard-Weil, *L'Arc et la corde*, Maloine, 1975, et *Précis de systémique ago-antagoniste*, L'Interdisciplinaire, 1988 ; et Jean-Didier Vincent, *Biologie des passions*, Odile Jacob, 1984.

rison ? Comment notre « appareil psychique », spécifiquement humain, accueille-t-il un événement qui met en question la vie « en soi » ?

Dès qu'il y a alarme, le corps dans sa totalité enclenche une réaction organique et psycho-émotionnelle qui, synchroniquement, va mobiliser le système nerveux central et le système neurovégétatif, le système endocrinien et surtout le système immunitaire. Mais il semble que ce soit le cerveau qui joue le rôle inducteur des fonctions autorégulatrices, tout particulièrement par l'intermédiaire du système nerveux central, dont la tâche primordiale est de réguler les interactions entre l'extérieur et l'intérieur, en permettant à notre corps de s'ajuster à toutes les fluctuations de notre « niche » environnementale, qu'elles soient émotionnelles, climatiques, cardio-vasculaires ou métaboliques.

Cet ajustement permanent participe de la fonction autorégulatrice qui est à l'œuvre dans chacune des milliards de cellules de tout système vivant et qui maintient une unité fonctionnelle, expression « formelle » de sa complexité. Le cerveau exerce cette régulation non pas comme « patron » de l'organisme (selon la formule populaire véhiculée par l'idéologie patriarcale occidentale[1]), mais grâce à sa capacité à traiter, trier, discriminer, sélectionner les informations et à effectuer les actions et réactions adéquates afin

1. Joseph Needham évoque, dans une conférence donnée à Londres en 1951, la façon dont la pensée chinoise transmet une pensée : « La coopération harmonieuse de tous les êtres ne se produit pas à partir d'ordres émanant d'une autorité supérieure [...] mais du fait qu'ils sont tous les éléments d'une hiérarchie de totalités qui forment un modèle cosmique et qu'ils n'obéissent qu'aux ordres intérieurs de leur propre nature » (in *La Science chinoise et l'Occident*, Seuil, « Points », 1977).

de maintenir le système en « déséquilibre fonctionnel »[1].

Pour mener ces opérations, nous n'avons pas un seul, mais trois cerveaux :

- le *cerveau des pulsions*, dit « cerveau reptilien », qui assure nos réflexes innés de survie et nos besoins instinctifs fondamentaux ;
- le *cerveau des émotions*, correspondant au système limbique, qui régule nos relations avec les autres et toutes les fonctions de mémorisation liées aux apprentissages ;
- le *cerveau de l'intellect et de l'imagination*, correspondant au néocortex frontal, qui gère les zones associatives corticales spécifiques de l'espèce humaine et donne à chaque être humain des capacités de conceptualisation, d'imagination et de créativité – conséquence de l'émergence de la conscience de la mort chez l'*Homo sapiens* au néolithique.

Cette organisation est le résultat de l'évolution dans la structuration du système nerveux des espèces animales[2], soumises aux contraintes des lois de la Nature. Chez les êtres humains, ces lois ont déterminé un fonctionnement du cerveau en trois sous-structures reliées entre elles, mais dont chacune répond spécifiquement et complémentairement aux fluctuations ou agressions de l'environnement.

---

1. La notion d'équilibre, tout comme celle d'homéostasie, est fallacieuse, car cet « équilibre » est le résultat apparent des multiples forces en mouvement. L'image de l'être humain en funambule, cherchant en permanence son équilibre sur son fil entre les deux tours de Notre-Dame, selon la formule de Montaigne, est plus juste.

2. L'homme de Neandertal possède un front avec un angle de 65° (le nôtre a un angle de 90°), ce qui explique que les lobes préfrontaux soient incomplètement développés chez notre ancêtre.

Le cerveau reptilien, ou archéocortex, est le cerveau pulsionnel qui assure les fonctions de « gardien de la vie » depuis l'émergence des mammifères sur notre planète.

Pourquoi « reptilien » ? Tout simplement parce que c'est le premier système nerveux, apparu chez les mammifères les plus rudimentaires. Ce cerveau primitif permet à notre organisme de capter, par nos cinq organes des sens, les variations permanentes de l'environnement afin de réagir pour maintenir l'équilibre du « milieu intérieur ». Cet équilibre s'apparente au « bien-être », et Henri Laborit l'assimile au « plaisir » qui serait le résultat d'un ajustement permanent entre milieu intérieur et milieu extérieur.

Pour maintenir cet équilibre, une programmation génétique primaire fonctionnant selon des mécanismes « stimuli-réponses » est assurée par le cerveau reptilien, qui régule les comportements « vitaux » :

• *manger* et *boire* pour satisfaire la faim et la soif, expression d'un besoin énergétique des machines biologiques organiques ;

• *copuler*, action qui exprime la pulsion sexuelle assurant la *transmission de la vie* de génération en génération ;

• *lutter* face à une menace extérieure, ressentie grâce aux réflexes de *défense du territoire*, ce qui permet de rejeter tout prédateur ou tout étranger virtuellement dangereux pour l'équilibre de l'écosystème, ou *fuir* si la vie est menacée.

Quelle que soit la sophistication de l'« esprit humain » par rapport aux espèces animales, ces mécanismes primaires continuent à être mobilisés en nous, soit dans nos comportements quotidiens, soit exceptionnellement dans les situations violentes : accident, agression, maladie à risque vital. Des êtres humains en danger sont capables d'effectuer des gestes inattendus et de mobiliser des forces insoupçonnées pour « sauver leur peau », comme en témoignent les récits des prisonniers dans les camps de concentration, des blessés perdus dans la jungle ou sur l'Everest, ou encore, plus incroyable, celui des rescapés d'un crash dans la cordillère des Andes, qui ont dû se résoudre à devenir anthropophages pour survivre !

Sous une latitude plus proche de la nôtre, une de mes amies m'a raconté une expérience étrange qu'elle a vécue il y a quelques années. Rentrant chez elle un soir, à la tombée de la nuit, elle voit deux hommes qui lui semblent dangereux postés au coin de la rue. Elle a alors le réflexe de prendre son trousseau de clés et d'en passer une entre chacun de ses doigts. Dès le premier geste de son agresseur, elle le frappe dans un mouvement de bas en haut, avec une telle violence que celui-ci tombe à terre, complètement abasourdi. Le deuxième individu, effrayé, se précipite dans la voiture qui l'attendait, laissant son acolyte sur le trottoir. Mon amie ne soupçonnait absolument pas l'existence en elle de cette violence inouïe, qui lui a fait très peur rétrospectivement : elle a fait l'expérience d'être capable de tuer... pour survivre.

Cette force exceptionnelle, qui existe à l'état potentiel en chacun d'entre nous, est en fait mobilisée par le cerveau reptilien, lequel met en œuvre la puissance de la vie. Certains psychologues parlent de la « bête » qui se réveille en nous, comme si la violence, la férocité et la sauvagerie étaient les attributs des animaux. Or ceux-ci ne recourent à cette force que pour se nourrir (le loup n'est pas méchant quand il mange un agneau : il a seulement faim !) ou pour défendre leur territoire des prédateurs : aucune espèce animale – sauf exception, liée ici encore à la survie – ne l'utilise à l'encontre de ses congénères. Les humains sont donc les seuls parmi les espèces animales à s'entretuer et à détourner cette force, dont la fonction est de conserver la vie, dans le but de détruire un peuple ennemi, de torturer ou de tyranniser. Pourquoi cela ?

L'homme s'est détaché des conditionnements innés des espèces animales par les multiples expériences mémorisées de tous les événements qui ont menacé sa vie et sa survie. C'est le cas depuis la sédentarisation des premiers nomades, qui ont créé les greniers à grains. Il s'agit là de la première organisation sociale qui fonde une propriété garante de la sécurité nutritionnelle et qui traduit la transposition humaine de l'instinct animal de la défense d'un territoire, programmé génétiquement pour assurer la survie de l'espèce. L'être humain peut mobiliser son cerveau pulsionnel contre les siens si ceux-ci menacent la satisfaction de son premier besoin fondamental, celui de se nourrir. Certains anthropologues considèrent que c'est ce besoin qui serait à l'origine des guerres dans l'histoire de l'humanité, et non le meurtre mythique du Père de la horde primitive !

De fait, ne pourrait-on voir dans les guerres de « territoire » actuelles des réactions pulsionnelles aux menaces réelles ou imaginaires représentées par les « autres », les ennemis, qui mettent en péril la terre grâce à laquelle nous pouvons nous nourrir et protéger nos enfants, à qui nous transmettons la vie et nos valeurs ? N'est-ce pas ce qui est en jeu, par exemple, en Israël et en Palestine, en Serbie et au Kosovo ?

La faim, première expérience de la vie « en soi »

Chez l'être humain, c'est pendant la petite enfance, au cours de laquelle le petit de l'homme (l'infans[1]) est dans une totale dépendance vis-à-vis de la mère, le plus souvent, ou à défaut de tout adulte « nourricier », que s'inscrit la trace des premières expériences de satisfaction (ou non) des besoins inhérents à l'instinct de vie, auquel s'associe de manière intriquée et indissociable ce que Graciela Cullere-Crespin appelle l'« appétence symbolique[2] ».

Le besoin instinctif de manger pour vivre s'exprime naturellement par des cris, des appels, des signes d'alerte indiquant la douleur créée par la faim, mais aussi le besoin d'être relié à l'autre, à l'Autre. L'attention des parents à ces signes et l'expérience intime de la satisfaction de ces besoins installent les premiers liens qui fondent la sécurité nécessaire au bébé pour compenser son incapacité à se suffire à lui-même.

Si l'expression de ces besoins se passe dans un contexte traumatique (maltraitance) ou insécurisant (réponses inadéquates aux manifestations de la faim ou aux signes de détresse affective), l'empreinte de cette première expérience de la vie sur terre restera chez l'enfant comme celle d'une angoisse liée à l'insatisfaction de ses

1. Selon le terme de Sandor Ferenczi pour désigner l'enfant qui n'a pas encore acquis le langage.

2. « Cet appétit formidable de relation à l'Autre dont font preuve les nouveau-nés humains [...], qui commence dès la vie intra-utérine [...], cette rencontre prénatale sera à l'origine de la recherche de la communication avec l'Autre et [...] constituera dès la naissance un besoin aussi fondamental que ceux de la survie » (Graciela Cullere-Crespin, *L'Épopée symbolique du nouveau-né*, ERES, 2007).

besoins vitaux. Si le bébé est rejeté, s'il est battu, s'il est laissé dans un coin, il *engrammera* dans sa mémoire que ce qu'il subit est sa « réalité » existentielle. C'est normal pour lui, puisqu'il n'a pas d'autre système de référence. Comment s'étonner que, plus tard, pour se sentir *vivant*, il puisse être amené à répéter le contexte de cette première expérience – se faisant rejeter, cherchant à être battu ou à battre, s'isolant ? L'expression chaotique de sa pulsion de vie, qu'il impose au milieu par « conditionnement » (il a été fabriqué ainsi !), ne peut s'apaiser que dans des rapports de force où la violence devient une preuve nécessaire qu'il est habité par la vie.

Le cerveau reptilien exprimera par des réactions pulsionnelles le fait que l'intégration de la vie en soi ne s'est pas faite naturellement. D'où les angoisses archaïques, les expériences oniriques de chute dans un trou noir, les cauchemars – autant de matériaux cliniques que l'on recueille dans les témoignages d'enfants qui sont nés en période de guerre, qui ont été laissés seuls sans être nourris régulièrement, par absence ou incompétence des parents, ou encore qui ont été placés précocement en orphelinat et nourris comme des animaux en cage.

La seule stratégie susceptible de dissoudre la violence de ces enfants consiste à créer une ambiance de *sécurité* par la mise en place de limites sensorielles : le contact physique de la peau par l'enveloppement et les câlins, le contact visuel (l'accroche du regard qui établit une communication intérieure), le contact auditif (des paroles prononcées sur une certaine tonalité, une prosodie cherchant par tâtonnements la longueur d'onde des mots qui déclenche des réactions de joie ou de satisfaction chez le bébé). Cette démarche de sécurisation permet plus tard de limiter les explosions incontrôlables, qui ne peuvent être maîtrisées, contrairement aux idées reçues, par la volonté et la discipline.

Si l'enfant ne reçoit pas d'aide pour contenir ses débordements, il se met à élaborer des conduites de fuite ou de détournement afin d'apaiser ses souffrances : il apprend quelquefois très tôt à ne compter que sur lui-même. C'est ce que Boris Cyrulnik a défini comme le processus de résilience, sur lequel nous reviendrons.

De manière plus générale, nous retiendrons l'expression « comportements pulsionnels » pour identifier les réactions pathologiques consécutives à un vécu représentant une menace vitale. Ainsi, toute extériorisation de violence incontrôlée et incontrôlable, telle qu'on en rencontre chez des enfants, des adolescents ou des adultes qui se sentent menacés, et à plus forte raison chez les psychopathes, les paranoïaques ou les *borderline*, relève d'un message envoyé par le cerveau reptilien. De même, toute implosion de violence inconsciente ou refoulée peut être à l'origine de certains troubles somatiques bien spécifiques, susceptibles de générer plus tard une maladie.

Un rapport du CREDES (Centre de recherche, d'étude et de documentation en économie de la santé) publié en 1994 met en évidence le rôle prédominant, dans l'apparition des maladies et des troubles de l'âge adulte, de l'environnement familial et des problèmes affectifs vécus pendant l'enfance. Les personnes ayant connu de graves difficultés familiales dans leur enfance, victimes d'un grand manque d'affection, déclarent 43 pour cent plus de maladies et consomment moitié plus de médicaments à l'âge adulte que celles qui n'ont pas connu de telles difficultés : « Quatre grands problèmes affectifs sont à l'origine de l'augmentation des facteurs de risque : un grand manque d'affection, l'absence prolongée des parents, les conflits parentaux, une maladie grave ou un handicap chez les parents[1]. »

Le retour du refoulé : l'esprit ne veut pas être dissocié du corps

Je fais partie de cette génération de médecins qui ont vécu le passage d'une médecine clinique, enseignée au chevet du malade, à une médecine « technique ». Quand j'ai commencé mes études de médecine à Lyon, en 1958, je me suis retrouvé dans le service de gastroentérologie du professeur Levrat, qui nous apprenait à *voir*, à *écouter* le malade, à l'observer, à l'interroger, à le suivre chaque jour afin de le connaître, de pouvoir lui parler de son vécu et d'évaluer *avec lui* l'évolution de ses symptômes.

La médecine hospitalière est aujourd'hui devenue majoritairement « technique », prenant avant tout en considération les résultats des examens, comme l'illustre un incident qui s'est produit il y a quelques années aux urgences de l'hôpital Henri-Mondor de Créteil. L'interne de garde est appelé par une infirmière du service des urgences pour un patient qui se trouve dans le coma à la suite d'un accident de la route. L'infirmière lui présente les résultats des examens biologiques et l'électroencéphalogramme. L'interne déclare que le patient est mort. L'infirmière lui indique qu'elle l'a ausculté et qu'il vit encore. L'interne répond que, d'après les chiffres et les examens qu'il vient d'interpréter, il n'en a plus

1. Georges Menahem, « Problèmes de l'enfance, statut social et santé des adultes », CREDES, juin 1994 (enquête réalisée sur un échantillon de 13 154 personnes).

pour longtemps. L'infirmière insiste pour qu'il vienne examiner le patient. L'interne refuse. L'infirmière, furieuse, téléphone au chef de clinique qui est d'astreinte ce jour-là afin de lui faire part du problème. Le chef de clinique arrive à l'hôpital et organise une prise en charge du patient. Quelques jours plus tard, ce dernier sortira de son coma et, le mois suivant, de l'hôpital...

Incident exceptionnel, évidemment, mais symptomatique d'une pratique médicale qui vise à se fonder sur une réalité numérisée du corps, pris comme objet et non plus comme une machine vivante, habitée par un être sensible et pensant.

« Qu'avons-nous reçu aujourd'hui ? demande chaque matin un chef de service de CHU. – Un estomac, un calcul rénal, un cancer de la prostate », répond l'interne. Cette réduction du sujet à un organe ou à une maladie évacue complètement la prise en compte du corps dans sa totalité, dans sa complexité, dans sa subjectivité, mais aussi dans sa capacité à participer activement au processus de guérison.

Du Corps-Âme-Esprit au Soma-Affect-Mental

Force est de constater, cependant, que certains biologistes et neurophysiologistes commencent à faire de la relation corps-esprit la finalité de leur recherche, qui pourrait aboutir à une nouvelle philosophie médicale. De nombreux chercheurs, chacun dans sa discipline, travaillent dans ce sens[1]. Avec des hypothèses, des postu-

1. Jean-Pierre Changeux (*L'Homme neuronal*, Fayard, 1983), Pierre Buser (*Cerveau de soi, cerveau de l'autre*, Odile Jacob, 1998), Gérald M. Edelman (*Biologie de la conscience*, Odile Jacob, 1992), Antonio

lats ou des visions très différents, tous réintroduisent les notions traditionnelles de l'esprit ou de l'âme, selon leur idéologie, tentant de les inscrire dans les mécanismes neurobiologiques et psychophysiologiques cérébraux. Des débats très vifs naissent entre ces chercheurs qui essaient de déchiffrer l'énigme de la conscience, de l'inconscient, de la réalité du Moi, du Soi, l'impact des émotions, des humeurs ou du « ressenti ». En tout cas, le corps-machine ne peut plus être dissocié ni séparé du processus des affects et de la mentalisation.

Ces auteurs qui se proposent de sortir du dualisme cartésien ont été précédés par Henri Laborit, le premier à avoir introduit en France les termes du débat dès 1963 :

> La séparation entre l'esprit et le corps est sans doute un des concepts les plus difficiles à détruire, car fondé sur une apparence évidente. […] La dichotomie cartésienne entre l'esprit et la matière était inévitable […]. Dès l'origine, les hommes ont jeté leurs regards sur le monde qui les entourait et pour survivre ont été obligés d'y découvrir un certain ordre, nécessaire pour rendre efficaces leurs actions sur lui et par rapport à lui. […] Les individus de notre espèce se sont toujours crus différents du reste du monde mais séparés et libres, dominant ce monde par leur esprit, […] celui-ci ne pouvant dépendre du monde de la matière. […] Les lois de la physique ne pouvaient donc pas ouvrir les portes du monde de l'esprit. […] Le langage au service de la conscience réfléchie suffisait pour prendre connaissance

Damasio (*Le Sentiment même de soi*, Odile Jacob, 1999), Marc Jeannerod (*Le Cerveau intime*, Odile Jacob, 2002), Francisco Varela (*L'Inscription corporelle de l'esprit*, Seuil, 1993), Édouard Zarifian (*La Force de guérir*, Odile Jacob, 1999), Lionel Naccache (*Le Nouvel Inconscient*, Odile Jacob, 2006).

> de l'« essence spirituelle de l'homme ». [...] Il manquait à ces deux courants de pensée la connaissance des lois structurales ensemblistes et la théorie de l'information issue des travaux de cybernétique pour comprendre que les systèmes vivants *ajoutaient* à la matière inanimée, n'étaient ni masse, ni énergie, mais seulement de l'information[1].

Que ce soit par les sons, par la parole, par le langage, par les images, par les sensations, cette « mise en forme » de l'esprit a besoin d'un support atomique, cellulaire ou organique, pour établir des relations. Elle est émergence d'un ensemble : un tout supérieur à la somme des parties. De ce fait, on ne peut reconstituer un système vivant quelconque en additionnant chacun des éléments qui le constituent, alors qu'on peut le faire pour une machine ou une voiture.

Laborit définit donc la structure du système vivant comme les relations existant entre les éléments d'un ensemble qui sont constitués synchroniquement d'une matière, d'énergie, et d'une forme.

Chaque organisme vivant est ainsi caractérisé par une structure qui exprime sa spécificité, sa singularité ou son originalité. Cette structure dépend de l'observateur qui la décode. Cette structure, c'est notre « visage » et notre silhouette unique. C'est la forme spécifique de la fourmi que l'on distingue instantanément d'une cigale, et la même chose est vraie pour toutes les espèces animales. Cette structure n'existe que parce que je suis en mesure d'en déchiffrer les sous-structures afin d'explorer ce qui se passe — ou ce qui s'est passé — dans notre corps-machine quand émerge une maladie.

1. Henri Laborit, *Du soleil à l'homme*, *op. cit.*

Une illustration de l'opérationnalité de cette démarche systémique, qui se place en complémentarité et au-delà de la méthode réductionniste, est apportée par Denis Noble, professeur émérite de physiologie cardio-vasculaire à l'université d'Oxford, dans un beau livre, *La Musique de la vie*[1]. Il démontre comment la recherche d'une causalité génétique aux maladies a abouti à l'impasse du « gène égoïste[2] » et à l'idée fausse selon laquelle le génome est le « livre de la vie », comme le postulaient Jacques Monod et François Jacob. Denis Noble reprend en fait le projet d'Henri Laborit en l'appliquant à son domaine de compétence, la cardiologie, ainsi qu'à la génétique, et il propose un but à la biologie des systèmes :

> D'abord démêler les interactions entre les niveaux d'organisation de l'organisme […] et construire des théories qui dévoilent leurs fondements logiques […]. Nous ne trouverons pas la réponse dans les seuls génomes. […] Il n'y a pas de gènes pour les interactions en tant que telles. […] Tout doit émerger par soi-même […].

Noble ouvre ainsi une voie qui restitue la place du *Soi* et/ou du *Je*, lequel ne se trouve nulle part localisé dans le corps mais ne peut en être détaché : « Mes neurones sont des objets et toutes les parties de mon corps sont des objets, mais "JE" ne se trouve nulle part. Cela ne signifie pas qu'il n'est pas quelque part. Tant que je suis en vie, je suis là où se trouve mon corps […]. » Ce qui n'est pas sans conséquences sur la capacité de chacun d'entre nous à mobiliser des « forces » de réorganisation

1. Denis Noble, *La Musique de la vie. La biologie au-delà du génome*, Seuil, 2007.

2. Richard Dawkins, *Le Gène égoïste*, Armand Colin, 1990.

des désordres installés dans une zone de notre corps, tout comme un chef d'orchestre rétablit l'harmonie entre tous les musiciens.

L'autorégulation des systèmes vivants, base des fonctions d'autoguérison

Nous sommes dotés de récepteurs d'alerte qui nous permettent de nous adapter, la plupart du temps, aux fluctuations écoclimatiques, aux tempêtes émotionnelles, aux désordres alimentaires. Cet ensemble psycho-organique autorégulé fonctionne évidemment en permanence, sans que nous en soyons conscients, jusqu'au jour où apparaît un symptôme intolérable : douleur, fièvre, toux, éliminations intempestives de mucosités ou de sang, colère, peur, tristesse, idées fixes, tumeur, vertiges ou encore épuisement. Ces symptômes sont l'expression extérieure d'un travail intérieur du corps, à la recherche d'un nouvel équilibre. C'est l'indice que le processus d'autorégulation est déclenché.

Or ce processus est généré par une machinerie psychobiologique très complexe et très performante, avec laquelle il est préférable de s'allier. Autrement dit, mieux vaut aider l'organisme à trouver le chemin, le *sens* du nouvel équilibre, plutôt que de supprimer les symptômes ou de déclarer la guerre à la maladie. Cela implique également que le sujet devenu malade accueille l'événement comme naturel, et comme indicateur d'un nouveau chemin à prendre.

Longtemps, et c'est vrai aujourd'hui encore, la pratique de la médecine a établi une distinction entre les troubles « objectifs », détectables par visualisation (radios) ou par mesure (examens biologiques, courbes, tracés, etc.), et les troubles dits « subjectifs » : le ressenti, les émotions, les interprétations, en un mot, le vécu. L'enseignement de la médecine académique a définitivement délégué le subjectif à des spécialistes, les *psy*, considérés le plus souvent comme des artistes, des nouveaux curés ou des fantaisistes... en somme des gens pas très sérieux !

Pour bien suivre le mécanisme par lequel notre corps-machine se mobilise quand il est mis à l'épreuve par une maladie, il faut retenir que chaque niveau d'organisation, de l'ADN au système nerveux central, participe spécifiquement et synchroniquement au processus d'instauration du nouvel équilibre nécessaire.

C'est pourquoi il n'y a jamais une seule voie thérapeutique : la maladie inscrit une trace, un déséquilibre singulier à chaque niveau de lecture, y compris le niveau extraorganique – le cercle familial ou social. De nombreuses démonstrations cliniques témoignent que certaines maladies peuvent être « suivies » ou traitées différemment et aboutir à l'établissement d'un nouvel équilibre. Ainsi, l'ulcère à l'estomac était considéré par mes professeurs de la faculté de médecine de Lyon, dans les années 1960, comme l'exemple type d'une maladie psychosomatique, dont la cause était le stress ou la culpabilité refoulée. On soulageait la douleur par des pansements gastriques. Puis on a découvert dans les cellules de la muqueuse des récepteurs spécifiques à l'histamine : des médicaments ont donc été développés, les « anti-H2 », qui ont fait la fortune de certains laboratoires pharmaceutiques. Enfin, une découverte validée par une conférence du consensus (université et ministère de la Santé...) a établi que l'ulcère était une maladie infectieuse causée par une bactérie, l'*Helicobacter pylori*, et qu'il devait donc être soigné par des antibiotiques !

Cependant, des études épidémiologiques ont démontré depuis que cette bactérie est présente à l'état normal dans la plupart des populations de la planète, mais dans des proportions diverses, et que seuls 10 pour cent des individus infectés développent un ulcère et 1 pour cent un cancer. On voit là à nouveau reconnu le fait que les émotions, le terrain et les chocs traumatiques participent aussi à l'installation de la maladie en activant une reproduction excessive de bactéries déjà présentes.

Dominique Cupa, professeur de médecine à Paris-X, chef d'un service de psychonéphrologie, conclut dans la revue *Carnet Psy* :

> Cette histoire nous apprend qu'il est préférable de penser que corps et psyché sont organisés ensemble et très intimement, ce que la psychosomatique contemporaine défend ; elle nous montre aussi que Descartes avait tort. Pourquoi être encore étonné ou sceptique devant les publications cliniques des écoles de psychosomatique qui rapportent qu'au cours de cures psychanalytiques ou de certaines psychothérapies disparaissent certaines pathologies organiques variées et quelquefois les signes d'un cancer ? Nous avons le témoignage de nombreux auteurs[1], eux-mêmes surpris de l'effet inattendu de la psychanalyse sur l'« organique »[2].

1. On peut citer Joyce McDougall dans *Théâtres du corps*, Didier Anzieu dans *Le Moi-Peau*, Jean Guir dans *Psychosomatique et cancer*.

2. Dominique Cupa, « La complexité psychosomatique », *Carnet Psy*, n° 126, mai 2008.

Si l'on applique la *grille systémique* à tous ces cas, il n'y a aucune raison de rapporter de tels résultats à de la « magie » ou à un effet placebo, souvent considéré comme une illusion fantasmatique par les autorités médicales académiques, qui dénigrent ces démarches parce que non scientifiques, suspectes, voire dangereuses.

De multiples exemples de disparition de symptômes, même très invalidants, de « dissolution » ou de stabilisation de maladies graves par toutes sortes de moyens thérapeutiques regardés comme « préscientifiques » (acupuncture, homéopathie, phytothérapie...) ou insolites (prière, méditation, magnétisme...) apportent la preuve que des mécanismes d'autorégulation sont à l'œuvre en permanence dans notre corps global, et qu'ils peuvent être mobilisés de différentes manières.

Ces résultats thérapeutiques ne sont donc pas miraculeux, ils illustrent seulement les interactions autorégulatrices permanentes existant dans les espaces qui séparent et relient les différents niveaux d'organisation, de la cellule à l'environnement psychosocial. À chaque niveau est inscrite une trace spécifique de l'événement-maladie. En prendre conscience et déchiffrer cette trace fait également partie du processus qui nous permettra de mettre en place cet autre équilibre que notre corps cherche à travers les dérives du courant de la maladie, celle qui nous oblige à réagir et à trouver la ligne de « fuite[1] » pour que notre vie soit sauve.

Mais pour rester à la barre de notre embarcation, il faut chercher de l'aide. C'est avant tout le rôle du médecin généraliste : il est le mieux placé pour ajuster avec chacun un plan de navigation, contourner l'obstacle ou

1. Terme de navigation à voile repris par Henri Laborit dans *Éloge de la fuite*, Gallimard, « Folio », 1985.

l'éliminer... Il nous faut donc trouver LE médecin capable de nous guider, en utilisant également toutes les ressources de la médecine actuelle ainsi que nos ressources personnelles, afin de rester actif et créatif dans le processus de guérison ou de « mutation ».

Georges Canguilhem (1904-1995)

Les observations d'Hippocrate, qui à sa manière parlait d'*autoguérison*, ont été confirmées par les travaux les plus modernes des immunologistes, des neurobiologistes et des généticiens. Ces travaux ont été précédés par les recherches épistémologiques de Georges Canguilhem, qui déclarait dès 1949 :

« Si on délègue à la technique magique ou positive le soin de restaurer dans la norme souhaitée l'organisme affecté de maladie, c'est qu'on n'attend rien de bon de la Nature elle-même.

Inversement, la médecine grecque, dans les écrits et pratiques hippocratiques, offre une conception non plus ontologique mais dynamique de la maladie, non plus localisationniste mais totalisante. La nature (*physis*) en l'homme comme hors de lui est harmonie et équilibre. Le trouble de cet équilibre, de cette harmonie, c'est la maladie. Dans ce cas, la maladie n'est pas quelque part dans l'homme. Elle est en tout l'homme et elle est tout entière de lui. Les circonstances extérieures sont des occasions mais non des causes [...]. La maladie n'est donc pas seulement déséquilibre ou dysharmonie, elle est aussi et peut-être surtout effort de la Nature en l'homme pour obtenir un nouvel équilibre [...]. L'organisme fait une maladie pour se guérir. »

3

Comment ma maladie est-elle accueillie par la médecine ?

Mon médecin, c'est celui qui accepte, ordinairement, de moi que je l'instruise sur ce que, seul, je suis fondé à lui dire, à savoir ce que mon corps m'annonce à moi-même par des symptômes dont le sens ne m'est pas clair.

Georges CANGUILHEM

Les impasses actuelles de la relation malade-médecin

L'expérience quotidienne qui consiste à accueillir celui qui est blessé moralement, anéanti physiquement, obsédé par une chronicité installée, constitue le point de départ d'une aventure qui va plus loin que les grippes saisonnières ou les petits bobos de la vie quotidienne. La première consultation médicale devrait être l'occasion, au-delà de la demande explicite (migraine, insomnie, tachycardie, idées dépressives...), d'une véritable quête, d'une invitation à une découverte de soi-même, car tout symptôme « parasite » est relié à une fonctionnalité organique (le cœur, l'aspect neurovégétatif), à une histoire (celle de son sommeil), à une généalogie (l'hérédité de la migraine ou de l'arthrose), à une vie intérieure bouleversée, que ce soit par le travail, par la vie conjugale ou familiale ou encore par une interrogation métaphysique.

La première rencontre avec le médecin devrait permettre que la « demande d'aide » se transforme en un questionnement sur le langage du « corps », corps global qui implique l'âme et l'esprit, c'est-à-dire l'affectivité et la pensée.

Si le médecin se contente de répondre immédiatement à la demande par un remède qui supprime le symptôme (ce qui peut être par ailleurs indispensable), l'occasion de s'interroger sur le sens de tous ces signes du corps est manquée ou reportée. Il s'agit donc d'envisager une modification profonde de la relation médecin-malade, classiquement fondée sur des rapports dissymétriques : dominant/dominé, sujet supposé savoir/sujet ignorant, parent/enfant, séducteur/séduit.

La question du sens de la maladie est évacuée par la médecine moderne

La médecine moderne, dite scientifique, ne se pose pas la question du *sens* de la maladie. Elle est pragmatique et se veut efficace. Elle l'est quand elle peut détecter une lésion anatomique ou biologique dissociée des symptômes. Elle l'est également pour « supprimer » le « mal » (douleurs, inflammations, réactions allergiques, hallucinations...) qui perturbe, gêne, invalide ou menace.

Le cabinet du médecin est devenu une boutique où se vend du soulagement, le plus souvent à travers des médicaments. C'est tellement vrai que parfois la Sécurité sociale ne rembourse pas les consultations médicales qui ne se traduisent pas par une ordonnance ! Tout comme dans le système d'échange de la société de consommation, le médecin répond à la demande : on le prie de supprimer la douleur, la fièvre, ce qui gêne ; il s'exécute, car il a les moyens d'enlever ce qui déborde. Les antibiotiques sont réclamés pour traiter une grippe ou une bronchite en quarante-huit heures afin de « ne pas arrêter le travail », de « passer un week-end tranquille sans déranger le médecin » ou encore d'« éviter les complications ». C'est ainsi que des enfants ingurgitent des antibiotiques à répétition lorsqu'ils sont atteints d'une banale rhinopharyngite des villes, laquelle demanderait un autre accueil. La prise de conscience collective de l'abus d'antibiotiques est récente. L'usage des tranquillisants ou des antidépresseurs relève du même comportement de « réponse à la demande ».

Quand le médecin ne peut supprimer les symptômes gênants, il devient celui qui oriente vers l'« institution médicale ». Ne pouvant satisfaire un patient ou inquiet devant des signes peu clairs, il renvoie le problème aux techniciens de la médecine, censés avoir les moyens de diagnostic. Le généraliste entretient avec son patient une certaine complicité, voire une certaine intimité. Face au spécialiste, à l'hôpital, cette personne deviendra un ulcère, un infarctus, une tumeur, un diabète, un cas, un problème technique. Quelle que soit la bonne volonté de chaque intermédiaire, de l'infirmier au patron, le malade est pris dans cette machinerie institutionnelle dont les lois ne relèvent pas de la psychologie individuelle ! La fonctionnalité de l'hôpital, qui réduit de fait l'individu malade à un seul paramètre de son existence – la maladie – en négligeant tout le contexte socioculturel, économique et existentiel, est le résultat de l'histoire de la médecine. Celle-ci a découpé l'organisme en morceaux de plus en plus petits, croyant voir dans l'infime partie du corps atteinte la cause du drame. Dans le cabinet du médecin généraliste, on accueille une maladie, une douleur, une demande de dissoudre ce qui grince dans la machine. À l'hôpital, on accueille un « problème » complexe, général ou local, une énigme, quelquefois un défi à la science. Il est de plus en plus rare que l'on y appréhende le sujet-malade en tenant compte de la singularité et de la complexité de son environnement global.

L'idéal mythique de l'humanisation des hôpitaux

Devant les aberrations de l'anonymat dans la prise en charge hospitalière, on a répondu par une formule magique : l'humanisation des hôpitaux. Cela a consisté à placer à l'entrée des services une hôtesse d'accueil qui oriente les malades et reste à leur disposition pendant leur séjour. On a donc une fois de plus instauré une nouvelle *spécialité*, l'hôtesse, pour résoudre le problème *humain*, qui est présent à chaque rencontre. N'assiste-t-on pas aussi à l'introduction de psychologues dans les services de chirurgie ? Cela représente certes un progrès. Mais, malheureusement, ces nouveaux « spécialistes » sont souvent utilisés pour épargner aux chirurgiens la corvée des rencontres avec les familles confrontées aux risques d'une intervention chirurgicale, voire au décès d'un proche. Les chirurgiens, eux aussi piégés dans un processus de spécialisation à outrance, n'apparaissent ainsi que dans leur fonction technique. Certains n'arrivent même plus à converser avec leur malade. D'autres se contentent de leur annoncer qu'ils ont extrait un beau calcul ou un fibrome gros comme une orange... quand l'opération a réussi ! Comme si la performance de mains très expertes, rattachées à un cerveau qui a mémorisé les gestes et qui maîtrise les actes, était suffisante pour réussir une intervention. Est-ce le prix à payer pour la technicisation sophistiquée de la médecine moderne ? Les échecs, eux, sont difficiles à reconnaître. Il arrive que ce soit le psychologue de service qui explique à la famille qu'il y a eu une complication au cours de l'intervention. Cela paraît caricatural, mais c'est la réalité de certains services.

Il ne s'agit pas de généraliser ni de crier au scandale. Il s'agit, tout comme pour un symptôme, d'interroger ces aberrations résultant d'un système institutionnel dont la logique intérieure ne peut qu'aboutir à une dissolution de l'acte médical. Mais une remise en question du fonctionnement même de l'institution médicale dans son ensemble ne peut passer que par une prise de conscience à tous les niveaux et par une véritable révolution du mode de pensée, de la pratique et de la théorie, qui ne peuvent continuer à obéir à la loi aveugle de la performance technique.

L'espace médical comme lieu de recherche pour le malade

C'est pourquoi nous allons essayer de préciser ce que pourrait être l'*espace spécifique de la médecine*, non seulement dans sa finalité d'efficacité, mais d'abord et surtout dans sa fonction d'« accueil » de la douleur, de l'angoisse, de ce qui dérange... Cela implique que le médecin n'a pas *a priori* la réponse. Celle-ci surgit dans l'échange entre le vécu du malade et le savoir du médecin, mais aussi entre le savoir du malade et le vécu du médecin. Le malade sait beaucoup de lui-même, mais il ne sait pas qu'il sait. C'est au médecin de lui faire découvrir ce savoir. Il peut traduire, à travers son expérience quotidienne, les symptômes du patient et lui transmettre un message qui n'est pas seulement celui de la science médicale, mais aussi celui d'une expérience personnelle vécue.

Il y a alors alliance et, d'emblée, s'instaure dans ce couple bizarre, médecin-malade, une recherche commune du *sens* de tous ces symptômes. L'*accueil* suppose en effet que tout puisse être dit, qu'il n'y ait pas de système d'interprétation ni de jugement de valeur. Un symptôme spectaculaire comme une fièvre ou une hémorragie digestive peut être produit par un facteur autre qu'un microbe ou un ulcère à l'estomac, même si cela doit choquer le bon sens au moment où l'on s'interroge.

Il ne s'agit pas, bien sûr, de laisser saigner une plaie, de ne pas intervenir devant une urgence ou de laisser s'installer une infection péritonéale qui pourrait compromettre la vie du sujet. On jugule le symptôme quand il prend le pouvoir dans le corps, mais on ne saurait en rester là, comme c'est souvent le cas dans la pratique médicale courante. En effet, le simple rhume de cerveau, que l'on met traditionnellement sur le compte d'un refroidissement, reste encore une énigme pour le médecin généraliste. Des expériences effectuées sur des volontaires aux États-Unis ont démontré que la vaporisation dans les narines de suspensions de virus susceptibles de déclencher cette affection n'avait pas provoqué la maladie chez tous les sujets, ni même chez ceux que l'on avait placés dans une pièce froide, en plein courant d'air et avec des chaussettes mouillées ! Il faut donc que l'organisme soit dans un certain état de réceptivité pour que l'infection virale ou microbienne se développe. Quel est cet état de réceptivité ? À quel moment, dans quelles circonstances y a-t-il réaction pathologique de l'organisme à une agression microbienne ? Cette question est aussi importante que la réponse thérapeutique, et celle-ci dépend souvent de celle-là dans une médecine qui ne se contente pas de la suppression du symptôme.

De même, l'hémorragie gastrique qui se manifeste par un vomissement de sang peut bien être le symptôme d'un ulcère à l'estomac sans que l'on saisisse le *pourquoi* de cet ulcère. Ainsi, j'ai découvert un jour qu'un ulcère s'était installé sournoisement chez un patient à la suite d'une faute professionnelle qui avait créé chez lui un fort sentiment de culpabilité dont il n'avait soufflé mot à personne. Désireux de ne pas m'arrêter à un traitement antiulcéreux banal et d'accueillir le symptôme hémorragique comme un message, un signe venant d'ailleurs, j'ai donc interrogé le sujet et appris que ses douleurs à l'estomac étaient apparues quelque temps après cet incident. J'ai aussi appris que son sommeil était perturbé, qu'il faisait des cauchemars, qu'il avait tendance à boire de l'alcool, et que les relations avec sa femme s'étaient dégradées. En fouillant plus avant, le patient a compris que cette faute professionnelle lui avait fait revivre un souvenir d'enfance : un jour, il avait été puni injustement par un instituteur, ce qui avait déclenché des réprimandes de la part de son père et une scène de violence entre ses parents, en désaccord quant à l'attitude à adopter à son égard. Cette petite hémorragie avait donc une longue histoire... J'ai également appris par la suite que le grand-père de cet homme était mort d'une hémorragie secondaire à un ulcère du duodénum. C'est tout cela que le médecin doit accueillir s'il veut permettre à son patient de « comprendre » (étymologiquement : « prendre avec ») sa maladie et de corriger les déséquilibres qui se sont accumulés pour aboutir à son apparition.

Inversement, j'ai vu un patient se plaindre de violentes crises d'angoisse, qu'il mettait sur le compte de difficultés d'argent et de problèmes avec ses enfants (un de ses enfants, âgé de dix-sept ans, se droguait). Le cortège classique des symptômes de la névrose d'angoisse était là : palpitations, difficulté à trouver le sommeil, cauchemars, fatigue matinale, manque d'appétit, peur du contact avec les autres, peur de la foule, difficulté à s'exprimer en public en dehors de la famille, etc. J'ai alors découvert qu'il était fils unique et qu'il avait toujours été timide, couvé par sa mère. Dans son enfance, il avait fait de l'asthme traité par des corticoïdes et il était resté maladif jusqu'à son mariage, qui l'avait transformé : il était alors devenu plus sûr de lui, plus autonome, et n'était plus tombé malade, excepté une crise de rhumatismes infectieux qui avait nécessité un traitement d'antibiotiques et de cortisone pendant plusieurs mois.

Le contexte et les symptômes de la régression à un état infantile orientaient d'emblée ce malade vers une psychothérapie. Or, en faisant le tour de la question et en utilisant tous les moyens de diagnostic, j'ai découvert que ses fonctions hépatiques étaient très perturbées du fait d'un déficit de la synthèse des enzymes et des lipoprotéines, et qu'il éliminait très mal les déchets des métabolismes organiques. Si le tableau évoquait une *belle* névrose, la déficience chronique du fonctionnement du foie peut aussi donner tous ces symptômes. Ainsi, avant de l'orienter vers un psychothérapeute, j'ai commencé par rétablir la fonction hépatique, qui avait pu être perturbée par le traitement aux corticoïdes et aux antibiotiques de l'année précédente.

Cela ne signifie pas que, dans un tel cas, on ne doive pas tenir compte du passé du patient. Bien au contraire, il s'agit de tout accueillir, de tout examiner, et de reconstituer avec le sujet *l'histoire et l'espace d'émergence de la maladie*. Ce n'est d'ailleurs plus une maladie mais un ensemble de signes à déchiffrer, difficiles à isoler en un seul système, puisque chacun renvoie à des signes originaires de lieux différents : le foie, les rhumatismes, les antibiotiques, la mère, la timidité professionnelle, la fille droguée...

Les symptômes : des arbres qui cachent la forêt du subconscient

Tous ces facteurs agissent à différents niveaux, et la désorganisation de l'ensemble aboutit à l'émergence de symptômes qu'il est très difficile de réduire à une *maladie* telle qu'elle est décrite dans les traités de pathologie médicale. C'est pourquoi l'espace médical doit permettre de poser des questions qui orientent non seulement vers les multiples facteurs en cause dans l'histoire des troubles interrogés, mais aussi vers le fonctionnement de l'inconscient. Ne pas répondre à la demande intempestive du malade, disent les psychanalystes, c'est permettre l'émergence du désir.

C'est ainsi que Freud fut conduit à s'interroger sur les symptômes présentés par les malades hystériques de la Salpêtrière. Ces patientes[1] lançaient un défi à la nouvelle génération de médecins qui croyaient, honnêtement mais naïvement, pouvoir découvrir la cause des maladies dans les lésions organiques, forts qu'ils étaient des travaux de Marie François Xavier Bichat ou de Claude Bernard. Ainsi, présentées théâtralement par Charcot, elles étaient capables de simuler des paralysies ou de présenter des troubles corporels apparents sans qu'aucun examen clinique ou biologique prouve la matérialité d'une lésion quelconque. Elles devaient être très vite hospitalisées, car, sombrant dans des états de dépression et d'angoisse intolérables, elles perdaient leur travail et perturbaient la vie de leur entourage. Ces malades souffraient donc dramatiquement, physiquement et moralement, et pouvaient même mourir en crise ou au cours de suicides spectaculaires, mais on ne disposait d'aucune preuve matérielle de cette douleur. Puisque les examens médicaux montraient qu'aucun organe ni aucune fonction n'étaient atteints, fallait-il en conclure qu'elles étaient des « comédiennes », des simulatrices ? Une comédie qui aboutit à la mort demande peut-être une autre attitude que le sarcasme, l'indifférence, voire la pitié condescendante.

C'est le message des hystériques de la Salpêtrière qui décida Freud à chercher ailleurs que dans le corps l'origine du « mal ». Freud a *mis au jour* l'inconscient plus qu'il ne l'a *découvert* : l'inconscient, réalité humaine qui est là depuis l'origine des temps et qui a fait l'objet de

1. On parle toujours des hystériques au féminin, comme s'il n'y avait pas d'hommes hystériques. Et pourtant !...

nombreuses études, existait bien sûr avant lui[1]. Mais Freud a permis de poser à la médecine une nouvelle question fondamentale : ces troubles, ces malaises sont-ils organiques et objectivables par des techniques anatomo-physiologiques ? Ne peuvent-ils pas être produits par d'autres instances, le psychisme, par exemple ? La mémoire n'y joue-t-elle pas un rôle ? Ne voit-on pas des conflits ou des traumatismes de l'enfance resurgir derrière certaines angoisses, voire derrière certains symptômes purement physiques ?

Groddeck a consacré sa vie à l'« application » des découvertes freudiennes à la pathologie organique de la vie quotidienne. Quelques-unes de ses hypothèses paraissent aberrantes. Néanmoins, le dénouement de certaines crises purement organiques à partir de cette logique s'est révélé parfois tellement spectaculaire que l'on est en droit d'interroger l'inconscient devant tout symptôme, même si l'on peut finalement répondre autrement que par une indication de psychanalyse !

Du colloque singulier au transfert médical

Les travaux de Michael Balint, le premier à avoir tenté de faire bénéficier la médecine praticienne des concepts freudiens, apportent de nombreux exemples de traitement de maladies organiques à partir d'interventions d'une autre nature que chimique ou chirurgicale[2]. Aujourd'hui, en Grande-Bretagne, en France et ailleurs, de nombreux « groupes Balint » permettent aux généra-

1. Voir Lancelot Whyte, *L'Inconscient avant Freud*, Payot, 1971.
2. Michael Balint, *Le Médecin, son malade et la maladie* (1957), Payot, 1996.

listes d'intégrer dans leur pratique les effets de l'inconscient, même s'ils doivent parallèlement traiter leur malade de manière classique.

L'homme en tant que structure vivante et pensante peut être un objet de recherche dans sa globalité, sa totalité, à condition de définir une méthode d'étude rigoureuse. Dès lors que les deux protagonistes, le médecin et le malade, s'engagent dans cette recherche, dans cette quête des origines au-delà des symptômes, ils s'embarquent dans ce que Jean-Paul Valabrega appelle le « transfert médical », composante essentielle de toute relation malade-médecin et qui permet de dépasser sa mécanisation. Encore faut-il que ce transfert soit assumé par le médecin, c'est-à-dire que celui-ci s'engage en personne dans un processus qui ne peut plus se réduire à une simple réponse technique.

Mis à part les investissements affectifs, fantasmatiques, inconscients du malade, il existe une interaction qui fonde la relation thérapeutique et structure la recherche des causes de la maladie ainsi que sa résolution. C'est de la qualité de ce « transfert » que dépend le plus souvent la découverte des solutions thérapeutiques. Il y a rencontre de deux singularités dans un espace, l'*espace médical*, permettant une ouverture sur les multiples raisons cachées et sur les rapports entre le corps et la psyché, à tous les niveaux d'organisation, de la cellule à l'environnement socio-économique et planétaire.

Le médecin généraliste au centre de l'accueil du malade

Cet événement qui surgit – la maladie – m'oblige à écouter mon corps puisqu'il crie, à défaut de parler, avec une force plus ou moins grande. La douleur peut être insupportable, sournoise ou lancinante ; la fatigue, plus ou moins invalidante selon que j'ai pris ou non l'habitude de la percevoir ; mon sommeil, perturbé par l'inquiétude, le souci ou l'angoisse. Décidément, quelque chose ne tourne pas rond. Je peux continuer à négliger cet état et penser que ce n'est qu'un mauvais passage. Mais, autour de moi, les gens s'inquiètent, me conseillent de faire des examens. Pourquoi ? Pour apprendre que j'ai un cancer ? Mieux vaut le savoir le plus tard possible, puisque de toute façon je suis fichu. Pour apprendre que je fais une dépression ? Il n'est pas question que je prenne des médicaments, je ne veux pas me droguer, je m'en sortirai tout seul, même si autour de moi on constate que ces derniers temps je bois davantage et que je suis irritable.

De guerre lasse, je me décide à prendre rendez-vous chez mon médecin généraliste. Lui au moins m'est proche. Il ne va pas m'assommer de médicaments. La salle d'attente est archipleine, je m'impatiente, furieux de perdre mon temps pour rien puisque, après tout, ce n'est sans doute pas grave. Je sors, je reviens...

Quand arrive mon tour, je lui explique ce qui m'arrive. Il prend son temps, m'écoute. Avant de penser cancer ou dépression, il me recommande de faire des examens et un bilan. Dans le meilleur des cas, il va me guider dans cette aventure, celle de la découverte de ce qui ne va pas dans ma machine corporelle. Je ne lui demande pas de me guérir, je lui demande de m'aider à comprendre et à soulager quelques symptômes indésirables.

Aujourd'hui apparaît sur le « terrain » une nouvelle vague de médecins généralistes. Ils sont généralistes par choix : soit parce que c'est leur vocation, ils aiment le contact avec les patients, ils s'informent sur leur mode de vie pour mieux les comprendre ; soit parce qu'ils refusent d'être prisonniers de la hiérarchie hospitalière ; soit encore parce qu'un enseignement spécifique de la médecine généraliste a été reconnu comme « spécialité », à la suite du combat du professeur Pierre Cornillot à la faculté de médecine de Bobigny, dans les années 1970. Il est d'ailleurs cocasse de constater qu'il a fallu créer une « spécialité » de « généralistes », qui sont par essence des non-spécialistes, pour obtenir une reconnaissance universitaire !

Comment articuler des morceaux du corps morcelé par les spécialités médicales

La fonction du généraliste a d'autant plus d'importance que la multiplication des spécialisations participe aujourd'hui à l'éclatement du corps-machine en territoires morcelés, étudiés avec précision et compétence, certes, mais sans que les « faits » locaux soient reliés à la totalité de l'organisme. La connaissance précise de ce qui se passe dans un pancréas, dans un foie, dans un rein, permet de mieux soigner l'organe en question, mais certainement pas le malade.

Les méthodes d'investigation grâce auxquelles on peut établir un diagnostic sont de plus en plus sophistiquées et performantes. Il faut effectivement posséder un savoir-faire technique pour interpréter les signes repérés à l'IRM, au scanner, aux examens en laboratoire. Mais la fonction médicale ne peut se réduire à l'interprétation technique d'une lésion locale. C'est pourtant la pratique institutionnalisée dans tous les hôpitaux et dans la plupart des cabinets de spécialistes.

Voici comment Georges Canguilhem envisage la fonction du médecin :

> Mon médecin, c'est celui qui accepte, ordinairement, de moi que je l'instruise sur ce que, seul, je suis fondé à lui dire, à savoir ce que mon corps m'annonce à moi-même par des symptômes dont le sens ne m'est pas clair. Mon médecin, c'est celui qui accepte de moi que je voie en lui un exégète avant de l'accepter comme réparateur[1].

Ce médecin capable d'accueillir mes symptômes, mes questions, mon angoisse non comme des états d'âme à dissoudre mais comme un mystère à déchiffrer, ce médecin qui se lance dans la quête du *sens* de ces messages, de cette langue avec laquelle mon corps essaie de me parler et que je ne connais pas, ce médecin, il me faut le chercher dès que je sors de cette phase de panique que déclenche l'apparition des premiers signes – une grosseur anormale, une perte sensible de mes facultés intellectuelles, la présence de sang dans mes selles, des douleurs articulaires invalidantes, des douleurs rétrosternales asphyxiantes, etc.

Dans ce contexte, le nouveau « spécialiste de la généralité » devient le maillon le plus précieux dans le parcours qu'entreprend quiconque rencontre la maladie sur son chemin. « Quand nous commençons à nous sentir malade, à nous comporter en malade, nous passons dans

1. Georges Canguilhem, *Écrits sur la médecine*, Seuil, 2002.

un autre univers, nous devenons un "autre Homme"[1]. » Cet « autre Homme » est appelé à vivre avec une leucémie, un Parkinson, un diabète, un rhumatisme ou une psychose. Il a besoin d'un accueil singulier, d'un espace existentiel spécifique, et non d'une simple stratégie pour le ramener dans la norme. C'est bien pour cela que toute tentative pour « normaliser », par exemple, un psychotique — ce à quoi vise implicitement la psychiatrie pharmacologique — est vouée à l'échec. On a cru que la schizophrénie disparaîtrait après la découverte des neuroleptiques. Les psychotropes ont permis de réduire, quelquefois de supprimer, certains symptômes handicapants (les hallucinations, par exemple) et de rétablir des relations avec les proches. Mais le vécu psychotique reste là. Si le sujet reconnaît et accepte ce vécu comme « naturel », il peut vivre sa vie de psychotique et trouver ses propres voies d'existence au milieu de la société. Le passage par la maladie lui donne accès à une nouvelle vie : cet « autre Homme » expérimente, au prix d'un quotidien difficile, une autre vie, un autre équilibre — un équilibre dont son corps a besoin, puisque c'est lui qui l'a produit pour continuer à vivre. « L'état pathologique n'est pas absence de normes mais présence d'autres normes[2]. »

Il arrive que le généraliste accepte ce type de contrat. Mais il peut aussi ne pas comprendre ce qui m'arrive. Il me paraît alors inquiet, dépassé par les résultats des premiers examens. Incapable de conclure, il veut m'envoyer à l'hôpital pour faire un bilan, ce qui est parfaitement normal et légitime dans certains cas. Mais cherche-t-il à se décharger du problème ? Ce que j'ai est-il si grave ?

1. Georges Canguilhem, *La Connaissance de la vie*, *op. cit.*
2. *Ibid.*

Dois-je changer de médecin ? Pourtant, j'ai plus que jamais besoin de quelqu'un qui me connaisse, qui ait l'expérience de la souffrance humaine, qui possède un savoir médical et scientifique, et qui soit capable d'être mon *interprète* auprès des institutions hospitalières chargées de faire le diagnostic et d'élaborer une stratégie thérapeutique. Je ne peux aller seul dans cette grande usine médicale où je me sens perdu. Il s'agit de garder la maîtrise de la situation : je confie la partie malade de mon corps à ceux qui sont à même de la déchiffrer, mais je dois protéger le reste de mon être contre l'invasion de l'angoisse, rester vigilant et actif. Pour ne pas être soumis inconditionnellement à la médecine, j'ai besoin d'avoir confiance dans mon généraliste. J'ai besoin d'avoir confiance en lui, en la médecine, en moi. Tout le monde me dit que la confiance dans le traitement fait partie de la guérison. La foi, en quelque sorte ?

Le discours médical dominant incite à mobiliser le sujet sur l'effet du traitement qui va supprimer le mal. La focalisation de la pensée sur la tumeur, le cœur ou la douleur peut devenir obsessionnelle. J'ai le souvenir de pédopsychiatres cherchant à mobiliser la pensée « positive » d'adolescentes anorexiques en les engageant à lutter contre cette maladie qui avait pris le pouvoir en elles. On reste là dans une stratégie de guerre contre une partie de soi-même, alors que l'anorexie est tout autre chose qu'une maladie. Certes, elle met en péril la vie, mais il faut avoir suivi, aidé de nombreuses anorexiques pour savoir qu'un combat « contre » la maladie par la volonté ou par un reconditionnement des rituels de la peur (de mourir) renforce le sentiment de toute-puissance. Or, dans cette pathologie, l'objectif est plutôt de développer des stratégies d'éveil des désirs, de rompre avec la focalisation de l'esprit sur le risque mortel, en ouvrant des espaces nouveaux dans lesquels la vie peut s'exprimer sans être menacée par les expériences d'une histoire d'enfance souvent difficile.

La quête de confiance, l'« attente croyante », exprime l'instinct de survie

Freud observait chez ses patients, quand il exerçait la neurologie, l'efficacité de l'« attente croyante ». Mais de quelle confiance s'agit-il ? La foi aveugle dans la médecine, souvent induite par les principes d'autorité qu'émettent les chefs de service hospitalier, ou la foi dans les pouvoirs d'un guérisseur peuvent sauver dans certains cas. Mais cette croyance dans la toute-puissance du médecin, du prêtre ou du psy est de moins en moins forte dans une société qui, depuis trois générations, démystifie certaines idoles et dénonce les facteurs d'asservissement, d'ignorance et d'aliénation.

Derrière cette quête de confiance pointe l'instinct de survie du sujet. Une fois sorti de l'accablement, de la peur, de la révolte contre ce qui lui semble une injustice ou une trahison de la part de son corps, tout être humain possède des ressources qui sont liées à la puissance de la vie en lui. La menace qui pèse sur cette vie l'oblige à trouver une solution. Celle-ci est accessible, mais il faut lui donner une consistance pour qu'elle ne soit pas un simple recours à la foi, même si les miracles sont possibles. Un « miracle » n'est que l'accélération de toutes les étapes du processus physiologique normal établissant un nouvel équilibre. D'ailleurs, toute personne qui dit avoir guéri miraculeusement change de rapport à la vie, au monde, aux autres. C'est une

« autre » personne, pour qui la maladie a joué son rôle initiatique.

Ce que ressent tout malade intuitivement, confusément, mais parfois impérativement, c'est que son corps, ce corps qui l'a réduit à un organisme dont un des organes ou une des fonctions sont déficients ou désordonnés, existe en dehors de la maladie.

L'accueil du médecin serait donc l'occasion pour le patient de découvrir que derrière sa maladie se cache un corps qui contient, à travers son ADN, toute la mémoire de l'Univers, donc toutes les potentialités de la vie en mouvement, dont la complexité incommensurable est l'expression de l'harmonie naturelle. Certains types de médecine énoncent cette proposition par la formule : « s'appuyer sur ce qui est sain dans l'organisme pour potentialiser la guérison ». Et une telle intuition est confirmée par les travaux récents sur le système nerveux et le système immunitaire, qui apportent la preuve que notre corps a les capacités de réagir et de se mobiliser pour créer un nouvel équilibre, à condition toutefois qu'on lui donne le droit de le faire.

C'est là qu'intervient la fonction médicale dans sa finalité : être mobilisatrice des énergies de vie pour que l'organisme, dont la souffrance exprime une difficulté, retrouve une harmonie. Autrement dit, le médecin généraliste doit garantir l'opportunité et l'adéquation du traitement, mais aussi ouvrir toutes les portes permettant au malade de « faire le point » sur son histoire, sur sa situation psychosociale actuelle et sur son existence, d'évaluer les traces émotionnelles laissées par des événements traumatisants, d'élaborer d'autres perspectives, d'autres solutions existentielles, enfin de soulever la question de la finalité de la vie et du désir.

En ouvrant cet espace, le généraliste met en œuvre les processus d'autorégulation qui sont là pour que le *corps global* (corps-âme-esprit) trouve un chemin vers la résolution du problème. Cela implique de sa part un engagement implicite, puisqu'il se trouve non seulement face à un malade à soigner, mais face à un autre être humain qui a besoin d'un lieu lui donnant confiance en la vie.

Débora : d'une sclérose en plaques à une carrière de peintre

L'histoire de Débora témoigne de cette opération alchimique. Un ami me téléphone un jour pour me demander de recevoir en urgence sa femme Débora, atteinte d'une sclérose en plaques. Elle est obligée de faire des séjours de plus en plus fréquents dans un service de neurologie de la Salpêtrière. Son état neurologique se dégrade et les rechutes sont de plus en plus invalidantes. Les médecins du service l'ont préparée à accepter l'idée d'un fauteuil roulant et se montrent réservés sur le pronostic vital. Mon ami m'appelle en fait pour que j'aide sa femme à « préparer sa mort ».

Peu de temps après, j'accueille donc cette femme, qui ne fait pas ses quarante ans et qui commence à me raconter ce qui lui arrive. Elle a encore du mal à « tirer » une de ses jambes depuis la dernière rechute, elle a des problèmes de vision qui rendent parfois impossible la conduite en voiture, elle a des incontinences urinaires insupportables. Elle est d'origine étrangère et est arrivée en France dans des conditions difficiles, à la suite d'une rencontre amoureuse qui s'est concrétisée par un mariage.

Nous explorons ensemble l'histoire de sa vie, ses antécédents familiaux et médicaux, les conséquences de ses symptômes sur son existence actuelle.

L'une de ses interrogations concerne le pourquoi de ce qui lui arrive. Mais elle voudrait aussi savoir si des thérapeutiques complémentaires aux soins hospitaliers pourraient lui être utiles. La rencontre déclenche d'emblée un transfert très positif : le lieu, l'écoute, cette « vacuole » lui a permis de déposer ce qu'il était difficile, voire énigmatique, de formuler. Les questions sans réponse sont multiples. Mais elles sont posées, verbalisées, suspendues. La fonction médicale devient, dans cette séquence, l'art de formuler les questions à partir du langage que le corps a trouvé pour s'exprimer à travers des symptômes qui sont aussi des signes.

Un décodage est nécessaire. Décodage impliquant différentes grilles, évoquées dans le chapitre précédent, et une participation active du patient à cette recherche de la source et de la genèse des symptômes, participation qui passe par une évaluation des interactions entre ce qui relève de la structure biophysiologique, du terrain constitutionnel et des modalités réactionnelles psycho-émotionnelles. Cette première rencontre ouvre donc un vaste chantier !

Débora est repartie avec un « travail » à faire — son arbre généalogique — et un nouveau rendez-vous dans quinze jours. Elle me téléphone deux jours plus tard pour me dire que, dans la nuit qui a suivi notre rencontre, elle a fait un rêve dont elle veut me parler. Dans ce rêve, Débora visualisait un tableau qu'elle essayait de peindre. Elle avait été frappée par sa capacité à retenir tous les détails de ce tableau, à tel point que, dès le lendemain, elle était allée acheter une toile, des pinceaux et des tubes de peinture afin de le restituer. Elle s'était investie de manière compulsive dans ce travail, et le résultat qu'elle avait obtenu était pour elle assez satisfaisant.

Il lui avait donc fallu attendre jusqu'à ce jour pour découvrir qu'elle était douée pour la peinture. Elle avait déjà écrit, fait de la musique, mais jamais elle n'avait envisagé de peindre. Elle ne savait pas que c'était le début d'une nouvelle aventure, qui la conduirait à devenir une artiste reconnue dans son pays d'origine. Mais, avant d'en arriver là, elle dut d'abord suivre le chemin des blocages successifs de son « énergie vitale », correspondant aux étapes périlleuses d'une histoire personnelle compliquée.

Les investigations du passé que nous avons effectuées ensemble ont fait ressortir une typhoïde, une poliomyélite, une relation difficile avec une mère tyrannique et avec un papa gâteau, un choc consécutif à la mort accidentelle du frère aîné, quelques mois avant le surgissement de la polio. Il a fallu trier, décoder, déchiffrer la spécificité et l'impact de ces *événements* sur le vécu corporel et émotionnel de Débora, évaluer leurs éventuelles interrelations, afin d'élaborer des hypothèses de « résonance » entre tel fait, tel symptôme, telle réaction émotionnelle.

Certains signes m'ont amené à évoquer l'hypothèse d'une tradition homéopathique, à savoir la trace que peut laisser dans la mémoire corporelle une maladie comme la typhoïde, traitée par antibiotiques. La typhoïde était apparue avant la poliomyélite, avant la mort du frère et, bien sûr, avant la sclérose en plaques actuelle. Parler de mémoire corporelle ne relève pas de la simple métaphore : les travaux de biologie moléculaire démontrent que des événements biologiques ou pathologiques laissent des traces dans une mémoire cellulaire inscrite dans le système limbique du cerveau moyen.

J'ai alors fait intervenir une amie, médecin homéopathe, par ailleurs attachée à un service d'hématologie, qui a prescrit à Débora un remède homéopathique correspondant à sa symptomatologie actuelle. Dans les jours qui ont suivi, les symptômes neurologiques ont considérablement régressé, mais s'est installée une phlébite très grave, ce qui nous a permis de déceler un trouble de la coagulation qui n'avait pas encore été diagnostiqué, en rapport avec la problématique génétique jusque-là inconnue. Débora a dû suivre un traitement anticoagulant assez banal, qui l'a équilibrée. Un traitement qu'elle suit toujours, d'ailleurs, trente ans plus tard...

En effet, Débora, qui était venue me voir autour d'une demande implicite – une aide d'accompagnement à la mort –, est repartie, au bout de quelques années, vivre dans son pays d'origine, où elle est depuis des décennies une peintre et sculptrice reconnue. Elle s'occupe activement de ses petits-enfants et n'a conservé de sa maladie d'origine que quelques difficultés légères dans la marche ainsi que des problèmes oculaires.

Cette aventure thérapeutique polymorphe, associée à un travail psychothérapique, n'a pu être menée que parce que le désir de vivre s'est réveillé à la première rencontre... Les morceaux qui se dissociaient du corps de Débora n'ont pas pris le pouvoir sur elle et ont été rapatriés dans son corps et dans sa vie quotidienne grâce à une « cicatrisation » successive des blessures physiques ou psychoaffectives. Le résultat n'est pas un retour à la « santé » antérieure à la maladie, mais l'émergence d'un autre équilibre et d'une « autre femme ». Cette histoire confirme la pertinence des élaborations conceptuelles de Georges Canguilhem : « L'organisme fait une maladie pour se guérir. »

DEUXIÈME PARTIE

Mais d'où vient la maladie ?

1

De mon histoire ?
Le « déjà là »

Le corps n'est pas dans l'Espace, il l'habite.

Maurice MERLEAU-PONTY

La quête des origines

Une fois passé le moment de sidération après l'annonce de la maladie, comment reprendre pied et évaluer ce que signifie cet événement qui menace la vie en moi ? Me suis-je déjà posé la question de ce qu'était la « vie » en moi ? D'où vient-elle ? Quels obstacles rencontre-t-elle sur son chemin, sur mon chemin ?

La vie n'est pas une lutte, ce n'est pas un combat, ce n'est pas une conquête... Car la vie est là depuis l'origine des temps : elle est une manifestation de l'*énergie primordiale*.

L'actualisation de cette énergie serait le big bang, explosion phénoménale à l'origine de cet Univers dans lequel nous débarquons, qui nous constitue et nous détermine.

En effet, c'est beaucoup plus tard que notre Terre a émergé d'une galaxie qui a donné naissance au système solaire et s'est développée dans un écosystème animé, au départ, par de violents orages électromagnétiques. Cette production énergétique première a créé les conditions de l'apparition de la vie sur notre planète, dont témoignent les premières bactéries enfouies dans la « soupe primitive[1] », il y a trois à quatre milliards d'années. N'est-ce pas cela, l'« éternité » des Écritures, au regard de notre existence humaine qui ne dure qu'une centaine d'années ?

Pour arriver jusqu'à nous, la vie a fait du chemin : Darwin comme Lamarck ont introduit la notion de temps à travers l'évolution des espèces et les transformations nécessaires à l'adaptation des systèmes vivants aux modifications permanentes des conditions environnementales.

Cette vie est en moi : je peux la percevoir, la sentir, l'expérimenter dès mon arrivée au monde, dès que je

1. Deux auteurs ont été les pionniers des recherches sur les origines de la vie : Alexandre Oparine en URSS, en 1924, et John B. Haldane en Grande-Bretagne, en 1929. L'atmosphère terrestre primitive (rayons solaires, éclairs, volcanisme) aurait permis, à partir de la matière inerte, la constitution de molécules prébiotiques qui se seraient accumulées dans les océans originels, véritable « soupe chaude et diluée » ainsi que bouillon de culture. Cette hypothèse fut reprise par Stanley Miller en 1953 à Chicago. Il mit au point dans son laboratoire un dispositif reproduisant les conditions du premier environnement de la Terre, et parvint à générer six acides aminés ainsi que du formaldéhyde et de l'acide cyanhydrique, éléments qui ne sont présents que dans les systèmes vivants.

respire pour la première fois, après la coupure du cordon ombilical. Le *souffle*[1] est la manifestation du principe de vie. Je bouge : le mouvement est la manifestation de la vie ; mort, je serai inerte. Mon cœur palpite, mes organes des sens me mettent en lien avec le monde : lumière, couleurs, bruits, sons, chaleur, froid, odeurs, saveurs. Toutes ces perceptions « vibratoires » me permettent dès ma naissance d'être en communication avec les autres, sans qui je ne pourrais survivre. Mais je n'ai conscience de cette réalité naturelle que lorsque la vie en moi est menacée par le spectre de la mort.

Avant de partir tête baissée dans le labyrinthe de l'institution médicale, sachant que la maladie n'est pas « extérieure » à moi et qu'elle signifie qu'un désordre s'est installé dans les systèmes de régulation naturelle, pourquoi ne pas profiter de cette occasion pour faire le point sur mon existence et sur les situations où j'ai été en souffrance, comme le ferait un marin pris dans une tempête et qui doit tenir fermement la barre, maintenir le cap en s'appuyant sur ses appareils de mesure et ses cartes afin de modifier l'itinéraire, au besoin ?

Faire le point, c'est aussi récapituler le chemin suivi jusque-là, depuis l'origine, ma venue au monde, et faire l'inventaire des événements qui ont laissé des traces dans mon corps physique ou émotionnel. En refaisant le parcours de mon voyage sur cette Terre, je pourrai peut-être retrouver les passages problématiques qui ont créé ou laissé des nœuds, des collapsus, des plaies plus ou moins colmatées, des révoltes étouffées, et qui ont progressivement perturbé cette « machine » intérieure qu'en fait je ne connais pas : est-ce un « sac » d'organes ?

1. Le souffle a universellement le sens d'un principe de vie : le *qi* en Chine, le *ruah* dans la Bible, *vayu* et *atma* en Inde.

un ordinateur très perfectionné ? des amas de cellules en révolte ?

Cosmonaute dans le ventre de ma mère, je débarque sur un vaisseau spatial : la Terre

J'ai débarqué le jour de ma naissance sur une planète qui se déplace à une vitesse de 29 km/s autour du soleil[1], lui-même tournant autour d'Alcyon, le « centre » de notre galaxie.

En fait, j'ai atterri sur un vaisseau spatial dont je ne connais pas le plan de vol, mais qui est intégré dans le mouvement de tous les « mobiles » du système solaire (les planètes). Et ma planète, la Terre, dont le poids est de 6 768 trillions de tonnes, tourne autour du soleil avec une précision inouïe. Nous pouvons en prendre conscience en constatant par exemple que chaque année, le 21 mars, jour du printemps, le soleil se lève (presque) exactement sur le même point de l'horizon. Comme la Terre, les autres planètes tournent, elles aussi, avec la précision d'une horloge. Cette « harmonie des sphères » a plongé tous les astronomes mathématiciens, de Ptolémée à Galilée, de Leibniz à Newton, de Kepler à Pascal, dans une quête passionnée des lois « codées » de l'Univers.

Ce phénomène déterminant toute notre vie mériterait qu'on lui consacre quelques minutes de méditation afin de nous relier à l'Univers, d'autant que l'organisation physiologique, métabolique et moléculaire de notre

---

1. Pour parcourir le grand tour d'environ 930 millions de kilomètres autour du soleil, la Terre avance dans l'espace à la vitesse de 106 000 km/h, soit 29 km/s.

corps dépend de ces forces gravitationnelles. Ainsi, la pression artérielle, dont l'équilibre garantira une circulation sanguine adaptée aux besoins nutritionnels de toutes les cellules de l'organisme, est le témoin du travail de la pompe cardiaque et des vaisseaux, qui doivent compenser la loi de la gravité.

L'incidence des forces gravitationnelles sur l'équilibre de notre organisme est telle que les cosmonautes qui voyagent en apesanteur dans des satellites – de même que ceux qui ont marché sur la Lune – peuvent connaître, au retour de leur expédition, des perturbations électro-ioniques, des troubles de la structure ostéoarticulaire, des maladies « systémiques » ainsi que des troubles neuropsychiques.

Le soleil, source de notre énergie vitale

Notre corps est donc organisé en fonction des coordonnées d'un espace qui nous relie à la totalité de l'Univers. Et ces coordonnées ne sont pas étrangères à notre « équilibre » global[1]. En effet, l'espace n'est pas seulement extérieur, il est également « intérieur ». Les niveaux d'organisation biologique qui articulent les systèmes vivants à l'œuvre dans notre corps ne sont pas seulement reliés fonctionnellement entre eux, ils sont structurés par une architecture moléculaire, donc atomique. Ces milliards de milliards d'atomes sont en « trois dimensions » et reçoivent, à travers le « vide » structurel reliant les protons du noyau et les électrons (appelé

1. De nombreux travaux ont démontré les corrélations existant entre certains cycles « cosmiques » et certaines maladies. Cf. Antoine Claris, *Espaces nouveaux de la médecine*, Robert Laffont, 1977.

quelquefois plasma), les effets cinétiques des forces gravitationnelles émises par la Terre et des forces électromagnétiques, dont la plus « vitale » est la lumière.

Le soleil est la source de l'énergie qui est à l'œuvre dans la Nature, donc en nous comme fragment de cette Nature. Cette énergie, qui est simultanément enfermée dans la matière de chacun de nos atomes « constitutifs », est en mouvement dans notre corps global, et sa manifestation est la vie. Sans le soleil, aucune vie n'est possible sur terre. Il n'est pas surprenant que les Égyptiens, tout comme les Incas, aient fait du soleil le dieu créateur.

Dans un langage moderne et cybernétique, le soleil est la « commande » extérieure aux systèmes vivants. C'est la source de l'énergie, donc de la vie en nous, qui s'actualise à chaque niveau d'organisation. Henri Laborit osait une homologie en disant que « le soleil dans la cellule » était l'ion *phosphore* par sa fonction de support du transfert de l'énergie cellulaire[1].

La lumière qui nous est donnée par le soleil est une propagation simultanée d'un champ électrique et d'un champ magnétique. Les radiations électromagnétiques ont une nature à la fois corpusculaire et ondulatoire. L'énergie solaire se transmet donc sous forme de quanta discrets, ou photons, qui, grâce à la chlorophylle des végétaux, vont être transformés en énergie « vitale ».

De là le caractère chinois qui représente l'homme comme une tripartition : l'étage supérieur reçoit l'énergie du soleil (et d'autres ondes cosmiques) ; l'étage inférieur représente les « deux pieds » sur terre, ancrés au

1. La production de l'énergie dans chaque cellule (cycle de Krebs) se fait grâce à la phosphorylation oxydative (passage d'un ion phosphore de l'adénosine diphosphate à l'adénosine triphosphate).

sol par les forces gravitationnelles ; l'étage intermédiaire relie le haut et le bas et maintient l'« équilibre » toujours instable.

L'être humain est donc comme un funambule qui doit maintenir son centre de gravité entre deux forces antagonistes et fluctuantes permanentes. La résultante est malgré tout une harmonie dont l'expression est la loi de l'attraction universelle de Newton pour le système solaire, qui est notre référentiel, et les lois néguentropiques[1] pour les systèmes vivants, en particulier pour le corps humain.

Cette « harmonie » interne grâce à laquelle nous vivons, pensons, agissons, jouissons, rêvons, dont nous profitons sans le savoir et dont nous avons rarement conscience, est là en permanence comme objet possible d'émerveillement ou de méditation.

Citons un simple exemple de ce prodige. Pendant que vous lisez ce texte, vous faites fonctionner votre néocortex pour comprendre et vous ressentez des émotions. Simultanément, vos poumons respirent toutes les treize secondes, permettant un échange répété d'O_2 et de CO_2, et votre sang circule dans toutes les parties de votre corps, y compris les plus éloignées de votre cœur. Votre foie régule le métabolisme des protéines et des lipides, et synthétise des enzymes qui permettront la fabrication des neuropeptides du cerveau limbique, lequel gardera ainsi une trace mémorisée de ce texte. Vos reins éliminent les déchets métaboliques, votre pancréas maintient en équilibre le taux de glucose dans votre sang, malgré une augmentation de la consommation énergétique de

1. La néguentropie signifie que, dans les systèmes vivants, la dégradation de l'énergie n'est pas irréversible comme dans la matière inerte, car elle participe à la reconstruction des structures.

votre cerveau, qui doit rester très actif et vigilant. Et, pendant tout ce temps, vos organes digestifs s'occupent de votre dernier repas !

Ainsi, des millions de microévénements se produisent simultanément au sein d'une prodigieuse auto-organisation, le plus souvent silencieuse, discrète, qui n'a besoin ni de chef ni de maître. Cela marche tout seul, comme une horloge perfectionnée... En avons-nous vraiment conscience ?

À la découverte de l'espace de mon intimité corporelle

Et puis, un jour, quelque chose se détraque. Alors se creuse dans cet univers intérieur jusqu'alors silencieux une brèche qui déclenche douleurs et inquiétudes : cette partie souffrante en nous demande de l'aide, car elle est en train de se détacher de l'ensemble, qui continue à fonctionner.

Comment entrer en relation avec cette partie de moi-même que je ne connaissais pas et écouter ce qu'elle me dit à travers des signes énigmatiques ? Cet espace à découvrir n'est pas seulement l'organe qui me dit être atteint – le cœur, le pancréas, les poumons ou la thyroïde. Cet organe, même malade, fait partie de l'espace infini organisé, animé, qui continue à vivre harmonieusement et qui « produit » un symptôme pour signifier que quelque chose ne va pas et doit être changé. Il est relié à d'autres organes et à d'autres fonctions qui peuvent l'aider à recouvrer sa finalité et son équilibre intérieur.

Ce qui est étonnant, c'est que cette interrelation fonctionnelle, qui exprime en fait une collaboration, une entraide mutuelle des organes visant à résoudre un déséquilibre quelconque, a été décrite plusieurs siècles avant J.-C. en Chine, dans un texte, le *Nei-King*, dont une des parties a donné le *Su Wen*, qui constitue le premier traité de médecine chinoise. En énergétique chinoise, la *loi des cinq mouvements*[1] fournit en effet une grille de lecture des interactions permanentes entre, d'une part, l'environnement et l'Être humain (cycles journaliers, saisonniers, fluctuations géoclimatiques, émotions en relation avec les autres) et, d'autre part, le fonctionnement physiologique, métabolique et biologique de l'organisme. À tel point que l'identification d'une perturbation locale permet de mettre en œuvre une stratégie de régulation à partir d'autres organes afin d'éviter l'aggravation et la cristallisation définitive de la lésion.

Connaître ce qui se passe à l'intérieur de ce corps subitement bloqué, désemparé ou affolé m'aide à prendre conscience que mon « organisme » est en pleine mobilisation pour trouver une issue au problème. Essayer de suivre à la trace ce qui se passe en moi m'ouvre un accès à mon intimité corporelle, encore inconnue. Cela me permet aussi et surtout de collaborer plus consciemment aux processus d'autoguérison à l'œuvre.

C'est ce qu'a mis en évidence Carl Simonton[2]. Ce médecin américain était radiothérapeute à la base militaire de Travis, au Texas, et soignait de nombreux cancéreux. Il avait mis au point une technique permettant à chacun de ses patients de visualiser les cellules attaquées – par exemple, une armée de chevaliers qui se

1. Voir le chapitre 4 de cette partie, p. 169.

2. Carl Simonton, *Guérir envers et contre tout* (1982), Desclée de Brouwer, 2007.

lance à l'assaut des métastases, des tortues qui pénètrent dans le corps et sucent les cellules cancéreuses, des globules blancs qui attrapent les cellules malades... –, et il avait constaté que, parmi les malades présentant le même diagnostic et le même pronostic, certains mouraient rapidement alors que d'autres non seulement survivaient, mais guérissaient. Ces derniers étaient toujours des sujets passionnés qui avaient des objectifs professionnels, sportifs, créatifs ou familiaux, ou encore de nouveaux projets liés aux contraintes de la maladie, comme s'engager dans des activités plus personnelles, et surtout plus « lentes[1] ».

Ce constat est peut-être devenu une banalité pour certains, d'autant que de nombreux travaux de psycho-neuro-immulogie prouvent aujourd'hui que le système nerveux central est outillé pour que l'esprit soigne aussi le corps[2]. Mais ce que Carl Simonton a mis en place est, de fait, une véritable exploration de l'infiniment petit. Grâce à la compréhension plus précise des mécanismes immunitaires[3] dont on dispose désormais, on peut proposer aux patients de visualiser ce qui se passe autour des cellules cancéreuses et ce qui pourrait se passer pour qu'elles reprennent leur chemin « naturel ». Ainsi, parmi les études qu'évoque Thierry Janssen, signalons

---

1. Voir Jean-Charles Crombez, *La Guérison en écho*, MNH (Montréal), 1994.

2. Voir Thierry Janssen, *La Solution intérieure*, *op. cit.* Ce livre réunit toutes les recherches apportant la preuve que des techniques thérapeutiques complémentaires comme la relaxation, la méditation, l'hypnose, la réflexologie, l'ostéopathie, l'acupuncture, le yoga, le tai chi, etc., ont des actions neurobiologiques dont les effets positifs et thérapeutiques sont objectivables et mesurables statistiquement.

3. Voir les travaux réalisés à l'hôpital Saint-Louis, évoqués dans le chapitre 3 de la première partie.

celle d'Antony Bakke, de l'Oregon Health and Science University de Portland[1], qui a mis en évidence le fait que cette technique de visualisation guidée non seulement améliorait l'état général des patientes traitées pour un cancer du sein, mais surtout déclenchait une augmentation significative des cellules immunitaires NK[2].

Ce type de technique ne se substitue pas à tous les autres vecteurs thérapeutiques indispensables au blocage de l'expansion de la tumeur. Mais il permet au sujet-malade de participer activement à la mobilisation de toutes ses fonctions d'autorégulation dans les trois cerveaux et dans le système immunitaire.

Le temps des origines : le bébé que j'ai été

Le temps est la quatrième dimension de l'espace humain. Son incidence sur ma vie est plus facile à percevoir, puisque c'est lui qui génère mon « histoire ».

Mon histoire commence non pas à ma naissance, mais à ma conception[3]. Ce qui fonde mon destin, c'est

1. A.C. Bakke, M.Z. Purtzer, P. Newton, « The effect of hypnotic-guided imagery on psychological well-being and immune function in patients with prior breast cancer », *Journal of Psychosomatic Research*, 2002, n° 53, p. 1131-1137.

2. Les *natural killer cells* (cellules NK ou cellules tueuses) reconnaissent les cellules infectées par un virus ou les cellules cancéreuses et les détruisent en les aspergeant de substances toxiques.

3. Dans son ouvrage *Les Faits de la vie* (Stock, 1977), Ronald D. Laing, psychanalyste anglais rattaché au courant antipsychiatrique, propose l'idée que le cycle de la vie se divise en trois étapes : la première, de la conception à l'implantation ; la deuxième, de l'implantation à la naissance ; la troisième, la vie postnatale. « Possédons-nous une carte mentale génétique de tout notre cycle de vie [...], des structures mentales qui reflètent les formes et les transformations

la rencontre entre un homme et une femme. Elle met en route mon voyage dans l'espace humain à travers un « acte » ordinaire ou extraordinaire, selon le degré de passion ou de jouissance orgasmique. L'« œuf » né de la rencontre d'un ovule et d'un spermatozoïde (parmi les millions de candidats à l'examen final...) inscrit en un seul instant toute la mémoire de l'Univers en moi, ce « Moi » en puissance qui deviendra « mon » Moi, source du Je et du Soi.

Cet œuf contenant le potentiel de vie se « niche » dans les muqueuses de l'utérus de ma mère, qui s'est doté d'une douce parure cotonneuse[1] pour m'accueillir. Mais je suis dans le noir d'une caverne. Cette « nuit fœtale » restera dans ma mémoire cellulaire, originelle. Et, en fonction de l'ambiance dans laquelle je vais vivre ces neuf mois – joie, tristesse, désespoir, rejet, colère, espérance[2] –, elle pourra déterminer ultérieurement des états de nostalgie du paradis perdu, des élans de forces créatrices, des rêves de chute vertigineuse dans un trou noir angoissant... Le noir de la *mélancolie* ne fait-il pas

---

biologiques ? [...] Comment une cellule unique peut-elle engendrer les billions et les billions de cellules que je suis maintenant ? [...] Quand je regarde les étapes embryologiques de mon cycle vital, j'ai l'impression de ressentir des ondes de sympathie, des vibrations qui me relient à ce que *je sens maintenant*, que je sentais alors [...]. »

1. Ce qui ne serait pas sans rapport avec le plaisir recherché sous les couettes et les duvets, tant appréciés dans nos sociétés occidentales agitées et insécurisantes !

2. « Lorsque la nouvelle d'une grossesse a pour une femme une tonalité positive, se développe dans son attitude une trame de tendres anticipations de la coexistence avec la nouvelle vie. [...] Elle s'écoute parler plus clairement, elle se sent responsable de ses humeurs, de ses succès dans la vie. [...] Elle ressent le devoir d'être heureuse pour l'amour de l'enfant » (Peter Sloterdijk, *Bulles*, Pauvert, 2002).

référence à cette expérience commune à tous les êtres humains, celle d'avoir vécu neuf mois dans une nuit sonore, au sein des bruits de cette caverne utérine – le sang qui circule, le cœur qui bat, les poumons qui respirent, les organes qui éliminent, les sons apaisants ou anxiogènes de ma mère qui me parle ou non, les sons de ceux qui lui font du bien, de ceux qui lui font du mal ?... Ne serait-ce pas là l'origine cachée de cette créativité humaine dont il est dit qu'elle trouve sa source dans la mélancolie, vecteur de souffrance, de folie, mais aussi de génie, donnant des œuvres artistiques et littéraires qui « restent » et frappent la conscience comme les coups de marteau de l'horloge du beffroi dont le maître est Saturne[1] ?

Je suis là, dépositaire des gènes de chacun de mes parents, eux-mêmes déterminés par une lignée héréditaire qui les inscrit dans une catégorie de « population[2] » caractérisée par des critères bio-anthropologiques et culturels. Ce sont ces gènes qui me transmettent la mémoire de l'espèce depuis que mon ancêtre, l'*Homo sapiens*, détaché de la lignée des primates, a accédé à la verticalité grâce au développement de son néocortex.

Cette « conscience » déjà là, dans l'œuf, émergera progressivement dès l'« annonce » de la grossesse, point de départ de mon aventure humaine. Comment la mère accueille-t-elle la perspective d'une nouvelle naissance potentielle ? Comment et à qui en fait-elle l'annonce ?

---

1. L'exposition sur la mélancolie présentée au Grand Palais en 2005 témoigne d'une source commune d'inspiration pour tous ceux qui ont « créé » autour de ce noir originel et fondateur de l'être humain.

2. Jacques-Michel Robert, *Éléments de génétique médicale*, SIMEP (Lyon), 1968.

Comment cet événement est-il accueilli par le père, par les proches, parents ou amis ?

La mémoire de l'intimité cellulaire

Mais pourquoi aller chercher si loin dans mon histoire ? En quoi ma « maladie » est-elle reliée à tout cela ?

Ma maladie n'est reliée à cet événement « fondateur » que parce qu'elle exprime les difficultés rencontrées par cette vie en moi, cette vie qui est là depuis ma conception. Suivre son itinéraire me permettra de repérer les incidents ou accidents de parcours.

L'œuf va donc se développer, se transformer, se métamorphoser à l'intérieur de cette chambre à 37 °C[1], dans une enveloppe (la cavité amniotique) reliée à la mère par le placenta.

Dans un dialogue avec Luce Irigaray, la biologiste Hélène Rouch éclaircit la fonction du placenta. Celui-ci, bien que formation de l'embryon, « joue un rôle de médiateur entre mère et fœtus, ce qui veut dire qu'il n'y a jamais fusion entre tissus maternels et tissus embryonnaires ». Il « établit donc une relation entre la mère et le fœtus qui permet la croissance de ce dernier sans épuiser pour autant la mère et sans être un simple dérivateur de substances nutritives[2] ».

Je ne suis donc pas seul, car j'expérimente la vie à travers ce qui l'alimente, le sang maternel, filtré par le placenta, qui discrimine au sein des substrats molécu-

1. Aristote comparait l'utérus à un four de boulanger, la pâte à pain étant l'enfant.

2. Luce Irigaray, *Je, tu, nous*, Grasset, 1990.

laires ceux qui me sont utiles. Parmi les molécules qui passent la barrière placentaire, les neuropeptides[1] sont les supports biologiques des émotions (peur, tristesse, colère, joie...) qui informent le fœtus de l'état « intérieur » de la mère.

Cette première expérience d'« intimité cellulaire » laisse parfois des traces qui se mémorisent, qui peuvent disparaître si l'événement déclenchant est anodin ou passager, ou qui peuvent inscrire une « crypte[2] » quand le vécu émotionnel réel, fantasmé ou mémorisé est traumatique.

Dans cet inventaire de l'histoire de ma vie, il n'est donc pas inutile de repérer, voire de rechercher, les événements douloureux marquants qui ont pu survenir au cours de ma gestation. C'est ainsi que l'on peut décrypter rétrospectivement les traumatismes liés aux guerres, aux génocides, à l'esclavage ou à la colonisation[3], mais aussi les traces de traumatismes physiques (accidents, maladies) ou affectifs (perte d'un être cher pendant la grossesse, par exemple).

Soulignons que cette investigation vise seulement à déterminer l'impact de situations antérieures qui ont pu menacer ma vie de manière accidentelle ou imprévisible, et non à chercher une cause.

1. Les neuropeptides sont des protéines « sécrétées » par le cerveau à chaque réaction émotionnelle.

2. Pour reprendre le terme de Pascal Hachet, *Cryptes et fantômes en psychanalyse*, L'Harmattan, 2000.

3. Pascal Annoual, Gilles Bibeau, Carlos Sterlin, « Esclavage, colonisation, identité sentimentale », colloque Think Tank, 27-29 septembre 2006, Montréal.

Comment s'est passée mon arrivée au monde ?

Le contexte de l'accouchement, terme de la gestation, peut lui aussi être important et avoir une incidence sur mon devenir. Le petit de l'homme a vécu pendant neuf mois dans une poche d'eau, donc en apesanteur, comme un cosmonaute dans son satellite. Il sort de son réceptacle par un passage étroit, grâce au « travail » de sa mère, mais aussi à sa détermination à sortir pour « voir » la lumière, qu'il perçoit vaguement au bout d'un tunnel. C'est à travers cette collaboration « physique » de la mère et de l'enfant que s'établit d'emblée le premier lien sensoriel et affectif. En « tombant » sur terre par la ligature du cordon ombilical, l'enfant entre dans un nouvel environnement, l'air, qu'il doit immédiatement respirer pour que son corps puisse vivre de manière autonome. Et cela se fait dans la douleur, celle du déploiement de ses alvéoles pulmonaires et de l'intégration de la gravité.

Si l'accouchement a été long, besogneux et à risque, des traces mémorisées de cet événement pourront réapparaître ultérieurement dans des angoisses ou des cauchemars. Ainsi, une césarienne provoque une rupture brutale de la fusion naturelle intra-utérine qui peut induire par la suite une angoisse de la séparation. Le comportement de certains enfants incapables de terminer seuls leurs devoirs peut s'expliquer par un accouchement au forceps. Plus gravement, une anoxie (absence d'oxygène au niveau du cerveau) peut laisser non seulement des lésions cérébrales, mais aussi une peur panique de tout départ, à la suite de ce premier départ violemment traumatique. Dans ses consultations d'enfants, Françoise Dolto faisait systématiquement raconter aux parents comment s'était passé l'accouchement, affirmant que c'était une source précieuse d'informations pour une meilleure connaissance de l'enfant.

Les réveils d'Armand

Dans les années 1980, quand j'exerçais à Lyon, un patient est venu me consulter parce qu'il éprouvait des angoisses de réveil insupportables. Armand était directeur d'une entreprise de relations publiques et, très souvent, lors de périodes de surmenage et de stress, il était pris à son réveil de palpitations, avec l'impression d'avoir le cœur serré dans un étau au point qu'il croyait mourir. Il vivait avec ce symptôme depuis longtemps. Tout-petit, il avait toujours du mal à se lever, mais sa mère mettait cela sur le compte de la paresse. Plus tard, il avait été hospitalisé en urgence à plusieurs reprises pour de violentes crises d'angoisse déclenchées par des douleurs thoraciques. Les bilans cardiaques n'avaient révélé aucun signe organique pouvant expliquer ces crises successives.

Dès notre première rencontre, je lui ai posé la question qui est devenue ma voie d'entrée dans ce que je peux appeler une « clinique existentielle » : comment êtes-vous arrivé au monde ?

Cette question en surprend plus d'un, d'autant que je la pose de manière un peu « théâtrale ». Car mon objectif est bien de déclencher une surprise, en tout cas un effet de rupture dans le processus convenu d'une consultation ordinaire. Rupture qui renvoie à cette autre rupture brutale que constitue le débarquement sur une terre dense, soumise à la gravitation, dans l'espace bruyant et éblouissant (à cause des scialytiques) de la salle de travail[1].

Une fois passé la stupeur qui avait saisi Armand, au point qu'il m'avait demandé où était le « rapport avec [son] problème », nous nous sommes mis à parler sérieusement. Les crises d'angoisse survenaient chaque fois à son réveil, et j'avais vérifié qu'il n'en faisait pratiquement pas à d'autres moments de la journée. Je lui ai donc fait part de mon hypothèse : « Chaque jour, vous renaissez à la lumière du jour, vous sortez de la nuit, du noir qui environnait votre "caverne utérine". Donc, s'il y a eu un problème lors de votre arrivée à la lumière du monde des hommes, le jour de votre naissance, on pourrait être sur la piste d'un effet de résonance. »

Il resta d'abord coi... puis il put facilement me restituer le déroulement de sa naissance. Sa mère lui en avait fait le récit à maintes reprises, car elle avait vécu l'arrivée de cet enfant comme un véritable « miracle ». L'accouchement avait été très long et pénible. Malgré plusieurs tentatives de déclenchement, la césarienne n'avait pas été décidée et la sortie besogneuse s'était faite au forceps... Armand avait dû être réanimé, et sa mère, victime d'une hémorragie, s'était retrouvée en salle d'opération.

Cette arrivée au monde calamiteuse pouvait trouver un sens que nous avons exploré ensemble par la suite. Armand était né après que sa mère eut fait trois fausses couches, à tel point qu'elle n'attendait plus d'enfant. Les deux premières fausses couches étaient survenues dans des délais normaux, de trois à quatre mois. Mais la troi-

1. Peu de bébés ont la chance de naître dans une piscine selon la méthode douce de Frédérick Leboyer. Voir son livre *Pour une naissance sans violence*, Seuil, 1980.

sième avait abouti à la mise au monde d'un enfant mort-né à cinq mois et demi de grossesse. Ainsi, quand elle était enceinte d'Armand, sa mère était habitée par une angoisse quotidienne de le perdre, souhaitant ardemment son arrivée tout en redoutant un nouvel échec.

Le tableau était trop beau pour trouver un sens, mais suffisant pour créer chez Armand une prise de conscience quant aux rapports entre son angoisse du réveil et le traumatisme exceptionnel de sa naissance. Le symptôme, soigné pendant plusieurs années par des anxiolytiques, des somnifères ou des sédatifs cardiaques, s'est dissous petit à petit, le temps d'une cicatrisation, celle de cette blessure émotionnelle bien inscrite dans une mémoire cérébrale (le système limbique) qui activait le système orthosympathique, qu'on appelle en médecine chinoise le « Maître du Cœur »...

Le vécu dans le chaudron utérin

Cette histoire clinique peut paraître spectaculaire, mais elle illustre la pertinence et l'importance des recherches de ces trois dernières décennies sur la vie intra-utérine, ainsi que l'incidence de ce premier vécu du « petit de l'Homme » sur le développement psycho-émotionnel et le surgissement éventuel de troubles pathologiques ultérieurs.

Le fœtus a effectivement été étudié à chaque étape de sa croissance par de nombreuses équipes désireuses de connaître le processus de genèse des fonctions organiques et neuro-psycho-sensorielles[1]. Ainsi savons-nous

1. Hubert Montagner résume les données actuellement disponibles dans son dernier ouvrage, *L'Arbre enfant* (Odile Jacob, 2006).

que la multiplication des neurones est précoce et s'achève à la vingtième semaine. Cela détermine évidemment la neurosécrétion, qui entre en interaction avec les neurosécrétions de la mère et qui a peut-être « une incidence non négligeable sur les régulations psychophysiologiques et psychiques de l'enfant » ; elle pourrait ainsi préparer « certains troubles dans la conduite du jeune enfant, certaines formes d'instabilité, de peurs irraisonnées ou des phobies, peut-être même certaines formes de psychose et d'autisme, mais aussi des désordres psychosomatiques[1] ».

Les organes des sens, et particulièrement le toucher, commencent à entrer en fonction dès la huitième semaine. L'odorat et le goût se forment entre la sixième et la neuvième semaine – et l'on sait que le liquide amniotique est parfumé de curry chez les mères indiennes, d'aïoli chez les mères provençales[2]... Le fœtus perçoit les caresses de sa mère à travers l'abdomen dès le cinquième mois de grossesse, d'où l'intérêt de l'haptonomie. La perception auditive[3] se met en place à partir de la dix-huitième semaine, et devient très active et discriminante au septième ou huitième mois[4]. La vision est plus tardive, bien que le fœtus cligne des paupières et

---

Erich Blechschmidt, professeur à l'université de Göttingen, a créé un fonds documentaire sur l'embryologie humaine et publié un livre exhaustif : *Comment commence la vie humaine*, Sully, 2004.

1. Hubert Montagner, *op. cit.*

2. Benoist Schaal, *in* François Jouen et Alain Henocq (dir.), *Du nouveau-né au nourrisson*, PUF, 1991.

3. D. Querleu, X. Renard, « Les perceptions auditives du fœtus humain », *Médecine et hygiène*, n° 39, p. 2102-2110.

4. M.-C. Busnel, J.-P. Lecanuet, C. Granier-Deferre, A.-J. de Casper, *in* H. Bonnet, *Les Compétences sensorielles du nouveau-né*, Arnette, 1986, p. 37-46.

se protège en mettant sa main en visière quand on envoie sur le ventre maternel la vive lumière d'un projecteur. Il sursaute aussi pendant une échographie.

Les cinq organes des sens sont donc déjà là comme une fenêtre légèrement entrouverte sur l'univers à découvrir. Mais ces premiers « percepts » ne sont opérants que parce qu'ils sont intégrés à une organisation rythmique qui détermine, dès la conception, les interrelations entre l'œuf – puis l'embryon, puis le fœtus – et la mère : alternance jour-nuit, rythmes circadien, cardiaque, respiratoire, du sommeil, de la température corporelle, etc. Ces rythmes signifient l'*incarnation du temps dans le corps*, qui fonctionne comme une horloge biologique à multiples rouages. Cette incarnation dépend en partie des cycles extérieurs (lumière, obscurité, saisons...) et de l'environnement géoclimatique et culturel de la mère, mais aussi des horloges internes du fœtus, programmées génétiquement et qui vont progressivement se synchroniser avec celles de la mère.

Boris Cyrulnik, qui a beaucoup étudié l'éthologie de la grossesse, apporte des observations précieuses :

> On sait que l'alimentation sensorielle du fœtus est fournie par les réactions de la mère. Ce qui compose cette sensorialité, c'est bien sûr l'écologie physique (bruit, froid, choc, toxiques). Mais c'est surtout l'affectivité de la mère, sa manière de réagir émotivement à une situation ou à une information en fonction de son histoire, de son propre développement. La mère crée ainsi une écologie affective très différente selon qu'elle est hyperactive ou alanguie, stressée ou sécurisée[1]...

1. Boris Cyrulnik, *Sous le signe du lien*, Hachette Littératures, 1989.

Le contexte conjugal, familial, social, économique, voire historique (guerre, famine...), selon qu'il assure paix et sécurité ou qu'il crée des ruptures de rythme (conflits, séparations, événements traumatiques), sera donc déterminant pour le devenir du « petit ».

C'est pourquoi faire l'inventaire de cette vie antérieure, de ces neuf mois au cours desquels notre rapport au temps s'est inscrit, permet de mettre au jour certains nœuds qui ont peut-être bloqué ou sidéré le flux de la vie avant même la naissance, et qui peuvent se réactualiser avec la maladie actuelle. Sans viser à trouver la cause de cette dernière, refaire l'histoire de ces micro-traumatismes aide à repérer des liens, des rapports, des résonances avec les signes ou le vécu de la maladie, à faire émerger une conscience des « ratés » du fonctionnement des systèmes d'autorégulation et à donner un sens aux désordres présents.

Le déjà là du « désir »

Ma vie sur terre n'a pas seulement été déterminée par l'espace que j'habite, le temps de ma gestation et le contexte de ma naissance, mais aussi et surtout par le *désir* de mes parents. Ce désir de me mettre au monde contient l'énergie vitale (universelle) qui m'a été transmise, à l'instar de toutes les reproductions sexuées des systèmes vivants. Il prend une forme singulière chez l'être humain, car celui-ci est doué de parole, habité par une histoire, déterminé par une culture, il porte en lui une conscience d'être là et une capacité de création liée au développement du néocortex.

Au-delà de la « reproduction » de l'espèce, chaque nouveau-né est inscrit dans une filiation transgénérationnelle, à une place souvent occupée par de multiples projections. Chaque mère, chaque père réactualise consciemment ou inconsciemment sa propre arrivée au monde en désirant et en accueillant un nouvel enfant.

L'énergie vitale qui m'habite n'est donc pas seulement la résultante d'une copulation et d'un déterminisme biogénétique, mais aussi et synchroniquement la manifestation spécifiquement humaine du désir — inconscient — de chacun de mes parents, ce désir étant aussi la conséquence de ce qui leur a été transmis.

Quand ma vie est menacée par une maladie, il peut être utile d'interroger les fées qui étaient réunies autour de mon berceau, de sonder l'histoire de mes parents et le roman familial pour voir s'il n'y a pas de cadavres dans les placards ou, plus prosaïquement, des secrets de famille.

Pourquoi ? Tout simplement parce que notre organisme est dépositaire de la vie et n'est en danger que si les mécanismes d'autorégulation sont dépassés ou ont été affaiblis. L'intérêt des recherches psychogénéalogiques[1] et transgénérationnelles menées ces trois dernières décennies a été de mettre en évidence, à travers plusieurs milliers d'études cliniques très élaborées, le fait que les traumatismes subis par une génération remontent jusqu'à la quatrième génération qui la précède, et notamment que les décès d'enfants en bas âge

1. J'ai pu bénéficier à Lyon, dans les années 1980, des recherches pionnières de Jeanne Bastien, dont les travaux de psychogénéalogie ont été colligés dans la remarquable thèse de doctorat d'André Matrat, soutenue à l'université Louis-Lumière/Lyon-2 : « Mémoires, affects : une approche du champ généalogique » (J. André éditeur, Lyon, 1980).

ou de parents jeunes peuvent avoir un impact « psychoénergétique » sur le destin d'un nouvel enfant.

Héritage psychoculturel et mémoire subconsciente

Dans un ouvrage bien documenté, Benoît Bayle, psychiatre des hôpitaux, évalue les décompensations psychopathologiques ou psychosomatiques survenues chez des sujets enfants ou adultes qui ont été conçus dans des conditions dysharmoniques, en particulier les enfants qui remplacent un enfant mort, ceux nés d'un viol ou d'une relation incestueuse, ceux nés de mères qui ont été victimes d'abus sexuels, ceux nés après une grossesse dissimulée. L'auteur laisse « parler » les situations existentielles et cliniques sans interprétation idéologique.

> L'être humain s'inscrit d'emblée, dès sa conception, dans deux registres fondamentaux : l'un appartient à l'ordre matériel, physique et organique, c'est-à-dire biologique ; l'autre, à un ordre immatériel mais bien réel, l'ordre psycho-socio-culturel. [...] L'être humain, dès sa conception, reçoit d'autrui, du Grand Autre représenté par la mère, le père ou tout autre adulte en lien avec l'enfant, un ensemble d'informations psycho-socio-culturelles, ce que Claude Lévi-Strauss appelle l'« ordre symbolique », qui sont autant de déterminations de son être, susceptibles de s'actualiser au cours de son devenir[1].

Le surgissement d'une maladie grave, en tout cas à risque mortel ou invalidant, peut réactualiser l'inscrip-

1. Benoît Bayle, *L'Enfant à naître*, ERES, 2005.

tion psychobiologique mémorisée d'un accident qui a menacé la vie d'un des aïeux ou collatéraux.

C'est pourquoi une enquête généalogique permet parfois de conscientiser les rapports de nos ancêtres avec la vie et la mort, et d'évaluer si le travail de deuil a été fait par celui ou celle avec qui la maladie pourrait être en résonance. En retraçant l'histoire de la famille (les fratries sur trois générations), on accède à l'histoire des événements marquants (guerres, émigrations, déménagements, décès...), des maladies (de quoi sont morts tous les ancêtres, à quel âge sont arrivées les maladies graves...).

Anne Ancelin Schützenberger a fait un travail très précis sur les dates anniversaires qui sont « à risque » pour chaque génération[1]. La prise de conscience de ce risque peut permettre de prévenir l'accident potentiel et d'arrêter la répétition des drames – répétition qui se fait comme si un destin de mort s'inscrivait dans le subconscient. Elle peut aussi permettre de découvrir dans l'histoire familiale les projections ou les identifications dont j'ai été l'objet : mon prénom a pu être porté par un aïeul décédé, une ressemblance a pu être reconnue, mon caractère est assimilé à celui de tel oncle ou de telle tante... Il est possible que les mémoires de ces projections occupent mon espace et induisent des comportements qui pourraient me conduire à répéter une histoire qui n'est pas la mienne.

Il ne s'agit toujours pas de chercher des causes, mais de permettre à ce qui est inscrit émotionnellement dans le subconscient de se « révéler » (comme le « révélateur » en photographie fait émerger l'image de la pellicule) et de faire *sens* par rapport à ce qui est vécu ici et main-

1. Anne Ancelin Schützenberger, *Aïe, mes aïeux !*, Desclée de Brouwer, 1998.

tenant. Il s'agit en fait de faire apparaître des ombres ou des fantômes qui, parce qu'ils sont inscrits dans le réel biologique de la mémoire, ne sont pas seulement une construction imaginaire ou un fantasme et continuent parfois à occuper le terrain.

Les recherches neurobiologiques de ces trente dernières années nous obligent à revoir les notions de réel, d'imaginaire et de symbolique. La contrainte de répétition peut conduire à des comportements d'autodestruction. Les émotions s'inscrivent sur un support neuropeptidique qui fonctionne selon un mode mécanique et répétitif, par un processus de bio-feed-back[1]. Tant que la blessure émotionnelle sera active ou activée, elle générera le même circuit neuro-immuno-endocrinien.

Ainsi, de nombreux comportements anxiophobiques rencontrés dans une pratique psychiatrique et qui se manifestent par exemple au moment d'un « départ » (voyage, vacances, déménagement, départ d'un proche...) peuvent être la réactualisation d'une première expérience dramatique de « départ »... comme celle d'un accouchement traumatique.

De même, de nombreuses paniques phobiques, comme celles de l'ascenseur, des tunnels ou de l'avion, peuvent être en rapport avec des chocs traumatiques de la vie intra-utérine. Ces comportements apparemment absurdes ne sont pas toujours des déplacements fantasmatiques de conflits affectifs ou sexuels de la petite enfance, mais ils peuvent être inscrits dans une contrainte de répétition qui est en fait l'expression d'un « arc réflexe » défensif, mis en place pour déplacer le choc initial, qui s'est transformé en symptôme.

---

1. Le point sur cette question est fait par Catherine Belzung dans *Biologie des émotions*, De Boeck, 2007.

Aider le patient à établir un lien entre le symptôme et la blessure « émotionnelle » initiale, à mettre des mots et des images sur un souvenir enfoui, peut instaurer un processus de cicatrisation par l'émergence d'une simple prise de conscience qui fait sens.

2

De mon subconscient ? La boîte de Pandore de la psychosomatique

« Mais voyons, c'est psychosomatique ! »

Que vous souffriez d'un lumbago, de migraine, d'eczéma ou de colite, il se trouve aussitôt des proches pour régler la question une fois pour toutes. Ce verdict tombe avec une intentionnalité différente selon que c'est votre généraliste, votre conjoint ou votre collègue qui l'exprime. Mais il sous-entend le plus souvent : « c'est dans la tête que ça se passe », c'est « psychique », donc, implicitement, ce n'est pas trop « sérieux ». À la limite, ne serait-ce pas un peu de la comédie ? Pourtant, cela ne fait aucun doute : cette douleur est très invalidante, cette éruption cutanée est visible à l'œil nu, un ulcère gastrique a bien été objectivé par une radio. Mais, d'après votre entourage, ce serait « psychosomatique ».

Comment un concept aussi pertinent, qui désigne les liens *naturels* entre le corps et l'esprit, entre la machine corporelle et l'appareil psychique, entre les organes et les affects, est-il devenu cette « notion fourre-tout, quasi charlatanesque ? [...] La psychosomatique ne mérite que les sarcasmes, en attendant d'être définitivement immolée sur l'autel de la rationalité[1] ».

Cependant, les prêtres de la rationalité ne viennent pas à bout de ces états pathologiques intermédiaires, bien réels, qui échappent à toute logique « mécanique » ou « mécaniciste ». Combien de somaticiens compétents se sont heurtés à des échecs successifs dans le traitement de migraines à répétition, de douleurs articulaires chroniques sans aucune lésion, de cystites récurrentes sans germes infectieux, et ont renvoyé ces patients à un psy en laissant entendre que ce n'était pas du ressort de la « médecine » (la vraie !) puisque des hypothèses « causales » étaient évoquées mais qu'aucun traitement « logique » ne fonctionnait !

Au lieu de réunir les différents intervenants médicaux autour d'une problématique commune – le déchiffrement de l'énigme des corrélations entre les fonctions cérébrales ou psychiques et les symptômes organiques –, le dualisme institutionnalisé dans l'enseignement et la pratique de la médecine a instauré une hiérarchisation dans l'accueil même des patients, selon qu'ils sont « sérieux », c'est-à-dire présentent des symptômes « objectifs » ou « objectivables », ou que leurs plaintes sont floues et semblent relever d'un malaise subjectif. Dans ce dernier cas, on leur signifie : « Vous n'avez rien, puisqu'on n'a décelé aucune maladie ! » Comme si les troubles affectifs ou anxiodépressifs n'étaient pas produits par le corps ! Ces patients sont alors adressés à

1. Pascal-Henri Keller, *La Médecine psychosomatique en question*, Odile Jacob, 1997.

des psychiatres, ce qui n'est pas toujours bien accepté, ou, pis, livrés à eux-mêmes. Ils se retrouvent alors seuls avec leurs difficultés, leur souffrance physique ou morale, sans savoir que ces symptômes signifient la mise en route des processus d'autorégulation, donc d'autoguérison !

Cette absence d'écoute explique indiscutablement que de nombreux malades aient pris l'habitude d'aller chercher ailleurs des réponses et des solutions que la « médecine académique » ne leur donnait pas. Les médecines dites « douces », « alternatives » ou « complémentaires » se sont fortement développées depuis les années 1970[1]. Elles attirent de nombreux patients qui, se sentant exclus du système, tentent d'autres voies thérapeutiques, parfois à leurs risques et périls. Car le sérieux des intervenants n'est pas toujours assuré dans la mesure où il n'existe aucune instance régulatrice de ces pratiques.

En France, toutefois, la plupart des intervenants sont des médecins ou des professionnels de la santé. Ils se sont embarqués dans des pratiques alternatives parce qu'ils étaient eux-mêmes à la recherche d'une vision

1. Dans les années 1980, un Français sur trois avait recours aux médecines alternatives, alors qu'aujourd'hui on en compte *deux sur trois*. Mais la plupart n'osent pas en parler à leur médecin référent. Aux États-Unis, le mouvement a commencé plus tard, mais il s'est développé plus vite. En 1998 a été créé un National Center for Complementary and Alternative Medicine (NCCAM), rattaché à plusieurs universités (parmi lesquelles Columbia) qui organisent des protocoles de recherche dont les résultats sont diffusés sur le site très officiel du National Institute of Health (www.pubmedcentral.nih.gov/). Une enquête de l'OMS réalisée en 2003 indique que 65 % de la population mondiale se soigne par les médecines dites traditionnelles.

médicale plus cohérente, intégrant les différentes dimensions du corps humain et, en particulier, le vécu émotionnel et affectif. Ainsi, la médecine traditionnelle chinoise et l'homéopathie proposent une approche globale, « holistique », en fait « systémique », du sujet souffrant mais *non pas encore atteint par une maladie organique* identifiable ou grave. Elles répondent donc à la question du « psychosomatique », comme nous le verrons plus loin.

La psychanalyse ouvre une voie d'exploration des rapports corps-esprit

Dès ses origines, la psychanalyse s'est attaquée à la problématique psychosomatique, tout en restant marginale, malgré le désir de Freud d'intégrer le champ de la science à travers une nouvelle conception de la médecine.

À partir de 1917, parallèlement à Freud, puis avec sa complicité, Georg Groddeck a établi les bases d'une réunification du somatique et du psychique : « La distinction entre l'esprit et le corps n'est qu'un mot et non une distinction essentielle. L'esprit et le corps sont une entité qui héberge un *ça*, une puissance par laquelle nous sommes vécus[1] [...]. » Différentes écoles psychanalytiques ont développé des recherches psychosomatiques à partir des hypothèses de Freud, qui postulait que la somatisation était l'expression de conflits psychiques inconscients dont la psychanalyse permettait le décodage. Pour Freud, « le symptôme serait le signe et

1. Georg Groddeck, *Ça et Moi* (1917), Gallimard, 1977.

le substitut d'une satisfaction pulsionnelle qui n'a pas eu lieu[1] ».

Le problème, c'est que ce décodage s'appuie sur des avancées ou des hypothèses que Freud a réaménagées pendant toute sa vie. Certaines écoles ont ainsi élaboré des théories à partir de propositions qui étaient transitoires pour lui, tandis que d'autres ont choisi de nouveaux postulats. C'est ce qui explique la cacophonie des échanges entre les différentes sociétés de psychanalyse[2].

Malgré la richesse de l'élaboration de Groddeck, ses hypothèses sont restées très « théoriques ». Mais elles ont été reprises dans une perspective plus pragmatique par deux médecins formés par Freud et émigrés aux États-Unis juste avant la guerre : Franz Alexander et René Spitz. Ces précurseurs de la médecine psychosomatique ont forgé des concepts fondés à la fois sur la métapsychologie freudienne et sur les données modernes de la physiopathologie.

À travers des pratiques différentes, ils visaient tous deux « une finalité explicite, celle de rendre compte de *la triple origine de certaines maladies humaines* : la fragilité organique initiale, la défaillance psychique, le vécu environnemental problématique[3] ». Spitz a spécifi-

---

1. Sigmund Freud, *Inhibition, symptôme et angoisse* (1926), PUF, 1993.

2. Rappelons que Freud n'a jamais voulu « créer » une théorie de la psychanalyse. Jacques Sédat le rappelle dans son dernier et excellent ouvrage, *Comprendre Freud* (Armand Colin, 2007), dans lequel il écrit que Freud « se définit avant tout comme un intuitif avec une méthode empirique qui ne fait pas bon ménage avec la théorie, dont il se méfie constamment ».

3. Pascal-Henri Keller, *op. cit.*

quement appliqué cette démarche à l'étude du petit enfant dans sa première année[1].

Le chantier des interactions entre les troubles somatiques et les troubles névrotiques était ouvert. Il a fait par la suite l'objet de multiples travaux, menés par différents groupes de recherche psychanalytique. Pour Jean-Paul Valabrega[2], un symptôme psychosomatique n'est pas seulement assimilé à une conversion hystérique, mais aussi à une dimension symbolique et mythique : « Ce que nous appréhendons sous le nom de conversion, c'est l'enracinement dans le corps, une racine corporelle universellement présente, non seulement dans tout symptôme, mais dans toute pulsion, tout rêve, tout langage, bref dans toute production psychique ou psychosomatique quelle qu'elle soit[3]. »

Par leur richesse, les investigations psychosomatiques proposées par Valabrega se démarquent radicalement des postulats de l'école de Paris, créée par Pierre Marty avec Michel de M'Uzan, Christian David, Jacques Caïn et Michel Fain. En effet, cette école considère que les somatisations sont la conséquence d'une incapacité du malade à la *mentalisation* : « La diminution de cette épaisseur du préconscient, la baisse de sa fluidité, signant la défaillance de la sphère mentale qui ne peut plus assurer son rôle protecteur, exposent ainsi directement la sphère somatique aux effets désorganisants des traumatismes[4]. » Cette interprétation du vécu psychosoma-

---

1. René Spitz, *De la naissance à la parole*, PUF, 1993.

2. Jean-Paul Valabrega, *La Relation thérapeutique. Malade et médecin*, Flammarion, 1962.

3. Jean-Paul Valabrega, *Phantasme, mythe, corps et sens*, Payot, 1980.

4. Pascal-Henri Keller, *op. cit.*

tique témoigne d'une ignorance du fonctionnement spécifique des trois cerveaux[1] et d'une méconnaissance de l'inscription dans le cerveau moyen (le système limbique) des réactions émotionnelles par des projections somato-topiques. La référence au « mental » déficient signifie pour ces auteurs que seul le néocortex aurait la capacité de « contrôler » le corps. Or nous avons vu que la volonté exercée sur les émotions aboutit le plus souvent à un refoulement implosif qui précède la somatisation.

En marge de ce courant, Didier Anzieu, dans *Le Moi-Peau*[2], part de considérations embryologiques cohérentes, puisque le feuillet ectodermique qui enveloppe le fœtus donnera, dans le développement ultérieur, la peau mais aussi le système nerveux central. Didier Anzieu postule que le psychisme est dépendant de différentes fonctions biologiques de la peau, qui devient une médiation entre l'organique et la production de la pensée. Cependant, cette piste intéressante sur le plan spéculatif n'a pas donné de résultats probants sur le plan clinique.

Il n'en est pas de même de la démarche de Joyce McDougall. Dans un beau livre, *Théâtres du corps*, celle-ci, bien que dans une filiation freudienne plus orthodoxe, met en scène des personnages pour qui les mots n'arrivent pas à exprimer la souffrance et l'angoisse et qui parlent à travers des signes de leur corps. Elle part du concept freudien d'hystérie de conversion, dont elle inverse le sens : « Comment convertir en psychique, en représentations et en mots ce qui s'exprime sous forme de troubles divers allant de l'insomnie persistante au

---

1. Voir le chapitre 2 de la première partie, p. 37.
2. Didier Anzieu, *Le Moi-Peau*, Dunod, 2001.

malaise cardiaque[1] ? » – voire à une rectocolite hémorragique, affection dont est atteinte l'une des patientes qu'elle accompagne avec finesse et vigilance jusqu'à la dissolution de tous les symptômes.

Ma quête personnelle face à la complexité de la psychosomatique

C'est dans ce contexte que j'ai commencé, dans les années 1970, à exercer mon activité médicale sous une forme « métissée », résultante de ma formation à la psychiatrie – complétée par une psychanalyse – et aux médecines alternatives. Mon objectif délibéré était de rester « médecin » sans vraiment me spécialiser, afin d'apporter à chaque patient une réponse spécifique et de lui permettre de retrouver par lui-même, à l'aide d'outils thérapeutiques adaptés à la singularité de ses symptômes, de ses sensations et de son vécu, le chemin susceptible de résoudre ses difficultés – en fait, de lui permettre de donner un *sens* à sa maladie ou à ses souffrances.

Convaincu que les intrications du psychique et du somatique, de l'émotionnel et de l'organique, du conscient et de l'inconscient, devaient être prises en compte dans ma pratique médicale quotidienne, j'ai dû aller chercher à l'extérieur de la faculté de médecine une formation qui réponde à cet objectif.

L'irruption de la psychanalyse freudo-lacanienne dans le champ de la psychiatrie m'a permis d'expérimenter sur moi-même, par une analyse didactique mais aussi en suivant des patients dans mon cabinet ou en institution,

1. Joyce McDougall, *Théâtres du corps*, Gallimard, 1989.

l'intérêt des hypothèses psychosomatiques. C'était l'époque des premiers « groupes Balint » en France, après que Michael Balint eut instauré des ponts entre la psychanalyse et la médecine générale dans le cadre de la Tavistock Clinic de Londres[1].

Face aux patients que je recevais dans mon cabinet, je constatais que les grilles psychanalytiques de lecture éclairaient certains aspects de leur histoire, mais ne me permettaient pas de relier les symptômes psychosomatiques à une compréhension globale de la genèse de leur pathologie. Bien sûr, grâce au processus « analytique » de la cure je pouvais observer des résultats, voir quelques-uns de mes patients réorganiser leurs représentations, leurs scènes, changer la perspective de leur regard sur eux-mêmes à travers les effets toujours imprévisibles de l'association libre : changement, déplacement ou disparition progressive des symptômes somatiques, même dans le cas de maladies organiques authentifiées (thyroïdite, sclérose en plaques, rectocolite hémorragique, maladie de Crohn, etc.). Mais ces résultats individuels, partiels, quelquefois définitifs, pouvaient être mis sur le compte de l'effet du « travail » lié au protocole de la cure. Dans ce cas, ils étaient intransmissibles d'un sujet à l'autre.

Cette approche restait toutefois rivée à un paradigme : celui d'une psychogenèse de tous les troubles somatiques. Or commençaient à émerger des connaissances sur le fonctionnement du cerveau qui permettaient de relier des comportements non seulement à une histoire ou à des motivations inconscientes, mais aussi à des mécanismes neurophysiologiques bien identifiés.

---

1. Voir le chapitre 3 de la première partie, p. 73.

C'est pourquoi, après ma psychanalyse, j'ai complété ma formation de médecin en entrant au laboratoire d'Henri Laborit. Celui-ci travaillait sur la « biologie des comportements », et en particulier sur les interactions entre un « système vivant » et son environnement – externe ou interne –, afin de mieux comprendre comment le « sujet » humain pouvait émerger de ces déterminismes écosystémiques.

Je me trouvais donc confronté à différentes manières d'ouvrir la boîte de Pandore de cet « espace psychosomatique » problématique. Les « systématiciens » postulent que cet espace est une « boîte noire » sur laquelle on peut agir en amont, en aval ou latéralement pour modifier les déséquilibres supposés. De leur côté, les psychanalystes pensent que, à travers l'association libre, les conflits psychoaffectifs subconscients à l'origine des somatisations seront libérés par la parole. Enfin, les neurobiologistes recherchent les interactions entre certaines fonctions cérébrales et certaines cibles endocriniennes ou organiques : ils mettent en évidence le fait que des stress expérimentaux (situation de conflit ou de frustration) déclenchés sur l'animal de laboratoire peuvent générer un ulcère à l'estomac, une hypercholestérolémie ou une hypertension artérielle...

Il y eut surtout la découverte par les psychophysiologistes des fonctions spécifiques des trois cerveaux, qui permit de préciser la source des angoisses ou des conflits et d'initier tous les travaux sur l'impact de la mémoire émotionnelle dans l'histoire des maladies. Ces travaux ont été repris et diffusés ultérieurement par le neurophysiologiste américain Antonio Damasio, qui développe, dans *Le Sentiment même de soi*, l'idée de *fonction biologique des émotions* : « Des émotions de toutes sortes assurent le lien entre la régulation homéostasique et les valeurs de survie, les multiples événements et objets qui ponctuent notre expérience autobiographique. Les émotions sont inséparables de l'idée de récompense et de punition, de plaisir ou de peine, d'approche ou de retrait, d'avantages ou de désavantages personnels[1]. »

La neurobiologie et les sciences cognitives entrent donc dans le bal... en concrétisant étrangement le souhait de Freud : en effet, la « science » confirme son hypothèse de l'inconscient, dont le fonctionnement relèverait *in fine* de recherches sur le cerveau (*brain* et *mind*).

Dans un ouvrage récent, *Le Nouvel Inconscient*[2], Lionel Naccache dit vouloir réaliser le « désir » du fondateur de la psychanalyse. Mais n'est-ce pas une illusion ? Car, quels que soient l'intérêt et l'utilité de déchiffrer les traces mémorisées et de les relier à des comportements parasites ou à des symptômes névrotiques, la connaissance de la machinerie complexe à l'œuvre dans notre corps et dans notre cerveau ne permettra pas de répondre à cette question absolument cruciale : quel est ce différentiel absolu qui me distingue de tout autre et qui me conduit à m'interroger régulièrement sur la spécificité de « mon » destin, même si celui-ci est déterminé par les lois de la Nature ? Non, ce n'est pas en explorant les arrière-fonds de mon cerveau que je trouverai une réponse, même si grâce à ces nouvelles connaissances je me comprendrai et me connaîtrai mieux.

---

1. Antonio R. Damasio, *Le Sentiment même de soi. Le corps, les émotions et la conscience*, Odile Jacob, 1999.

2. Lionel Naccache, *Le Nouvel Inconscient. Freud, Christophe Colomb des neurosciences*, Odile Jacob, 2006.

« C'est l'affect qui étaye le biophysiologique »

Partant de postulats très différents, la médecine traditionnelle chinoise, la psychanalyse et maintenant les sciences cognitives se rejoignent dans la perspective d'établir des *liens* entre les émotions et la genèse des maladies. À une différence près : la médecine chinoise se fonde sur une conception globale (cosmogonique) des interactions entre l'être humain et son environnement, alors que Freud fait l'hypothèse d'un inconscient inscrit dans le cerveau, enregistrant les traces d'une histoire mémorisée depuis l'arrivée au monde de l'enfant, qui est pris entre besoins (organiques) et pulsions (psychiques) – hypothèse en partie validée par les travaux sur le cerveau émotionnel.

La psychanalyse a indiscutablement ouvert la voie à une exploration des effets de l'inscription biologique du vécu spécifique de chaque être humain, à savoir l'*affect* qui est là, aux origines. Cette voie est actualisée de manière originale et percutante par le psychanalyste toulousain Marc Thiberge :

> Là où Freud propose que c'est à partir des excitations physiologiques et de satisfactions psychiques que le biophysiologique s'anime, suggérons que, dans ces temps préhistoriques originaires, *c'est l'affect qui étaye le biophysiologique*. Sans l'affect, sans le *tout affect*, je suggère qu'il n'y aurait pas de naissance du fœtus et du nourrisson ; c'est la pulsion psychique qui étaye le biophysiologique. [...] Le tout affect originaire maintient en tension l'ensemble du corps nourricier. Sa fonction est d'animer, de maintenir en tension croissante biophysiologique, ce qui rend intéressante, mais discutable, l'hypo-

thèse de l'épigenèse[1] par stabilisation sélective de Jean-Pierre Changeux[2].

En d'autres termes, le « petit de l'Homme » n'a pas seulement besoin d'être nourri selon les lois naturelles du « maternage » à l'œuvre dans toutes les espèces animales[3], mais aussi et surtout d'être investi en qualité d'être « humain » en devenir, dans une place préalablement occupée par le Désir des parents, lui-même relié à une filiation transgénérationnelle et au contexte culturel et historique créateur de l'univers symbolique qui nous détermine synchroniquement.

Cet investissement parental s'exprime par des *affects* dont le contenu est en partie lié aux projections transmises par la famille. Quel que soit le « besoin » naturel d'amour[4] de ce nouvel enfant (l'infans), lié à sa totale dépendance vitale vis-à-vis de son milieu d'accueil, les affects vécus par sa mère pendant la grossesse et le maternage, et par son père sur un autre mode, sont engrammés dans son corps et font partie intégrante de cet « acte créateur »[5]. En fonction de l'histoire personnelle de chacun des parents, l'enfant devient le récep-

---

1. Théorie biologique qui s'oppose à la préformation. Il s'agit de montrer que l'être vivant se développe par formations successives et non point par la simple croissance d'un être déjà complet au stade embryonnaire. Cf. Jean Miquel, *Vocabulaire pratique de la philosophie*, Roudil, 1974.

2. Marc Thiberge, *Les Séminaires du mardi*, vol. I : *Psychanalyse et pratiques sociales : inventer !*, Champ social (Nîmes), 2005.

3. Voir C.S. Carter, L.L. Getz, « Monogamy and the Prairie Vole », *Scientific American*, 1993, vol. 268, n° 6, p. 100-106.

4. « L'amour à l'épreuve des sciences », *Journal du CNRS*, février 2004.

5. C'est ce que démontre avec pertinence Graciela Cullere-Crespin dans *L'Épopée symbolique du nouveau-né*, *op. cit.*

tacle des projections émotionnelles dont il garde des traces. Traces qui peuvent être blessures, traumatismes, plaisir, joie... Traces d'un vécu « subjectif » bien inscrit dans le corps à travers les mécanismes biologiques de la mémoire, dont le siège « régulateur » se trouve dans le système limbique (l'amygdale et l'hippocampe). C'est ce qui permet à Marc Thiberge de postuler que les problématiques familiales font partie du biologique et ne sont pas du côté de l'appareil psychique[1], lequel relève du *désir inconscient*, qualifié d'*indestructible.* Cela permet également d'accueillir certains travaux de sciences cognitives en parfaite complémentarité avec la démarche psychanalytique, à condition de ne pas les considérer comme la clé des causes des maladies.

Ainsi, savoir que notre *cerveau émotionnel* garde une trace mémorisée de toutes nos expériences sensorielles et affectives (y compris celles de nos ancêtres), et que ces expériences peuvent avoir un impact sur des organes ou des fonctions par la médiation du système neurovégétatif, aide à comprendre que certaines des corrélations psychosomatiques transmises par la médecine chinoise sous le nom de « loi des cinq mouvements » n'étaient pas du tout fantaisistes. En effet, cette grille de lecture établit les interrelations permanentes entre les rythmes de notre système solaire, nos horloges biologiques et organiques et nos comportements psychoaffectifs, permettant de déchiffrer les traces des

1. « Cet appareil psychique m'apparaît comme une superstructure produite par l'organisme. Donc propriété du biologique mais qui une fois produite (épigénétiquement et chaotiquement) acquiert un déterminisme, une autonomie, une altérité radicale dont le feedback sur le corps et l'organisme pourrait apparaître sous la forme de phénomènes psychiques et non de faits biologiques » (Marc Thiberge, *op. cit.*).

événements pathologiques ou émotionnels qui ont pu faire le lit de la maladie. Par ce décodage, le sujet malade peut participer activement au processus de résolution des nœuds psychosomatiques inscrits depuis son enfance et sortir de sa place de victime d'un « mal » mystérieux et indéchiffrable.

3

De mes gènes ?

Mes ancêtres à l'origine de mon « terrain »

Dès la première rencontre avec le médecin à qui je confie mes souffrances, la question de mes antécédents familiaux devrait être posée : de quelles maladies vos aïeux sont-ils morts ? Nous savons tous que telle grand-mère souffrait de diabète, telle autre de rhumatismes, que tel grand-père était cardiaque et que tel autre avait été traité pour une tuberculose pulmonaire avant la guerre de 40. Désormais, chacun sait également que certaines femmes sont porteuses d'un gène prédisposant au cancer du sein ou de l'utérus. Il est même proposé à des jeunes filles de se faire opérer à titre préventif !

Il se transmet donc bien « quelque chose » qui nous fragilise et nous rend candidat à telle maladie plutôt qu'à telle autre. Prendre en compte le fait que des facteurs héréditaires peuvent participer à la genèse de la maladie devrait nous permettre de prévenir certains risques.

« Le microbe n'est rien, le terrain est tout » (Pasteur)

Ces paroles que Pasteur a prononcées sur son lit de mort et qui soulignaient l'importance du terrain sont loin d'être vraiment entendues aujourd'hui. Elles faisaient encore l'objet de sarcasmes incessants pendant toutes mes études médicales dans les années 1960. Un de mes professeurs de physiologie ironisait en nous assenant : « Je ne l'ai jamais vu, ce terrain ! Imagination, imagination ! » Et il affirmait qu'un médecin devait se former pour supprimer une maladie, non pour aller chercher des causes imaginaires à partir de notions qui ne pourront jamais être prouvées scientifiquement.

Pourtant, dès l'aube de l'humanité, la notion de *terrain* a été véhiculée par toutes les médecines traditionnelles, particulièrement en Chine et en Grèce. Elle commence enfin à être prise au sérieux aujourd'hui, non seulement par les immunologistes, mais aussi par tous les médecins chercheurs qui savent que les maladies ne surviennent qu'après un long processus de « fabrication » et qu'on peut les prévenir en corrigeant à temps les déséquilibres, y compris ceux qui proviennent des ancêtres.

En effet, les données les plus récentes, issues des recherches en génétique et en immunologie, permettent de valider la notion de *terrain*. Rares sont les médecins qui considèrent que les concepts de *tempérament* ou de *constitution*, adoptés par les médecines traditionnelles à la suite d'observations très fines, expriment en fait des connaissances sur des facteurs génétiques de transmission de traits de caractère ou de prédispositions à certaines fragilités organiques. Ainsi n'est-il pas étonnant de lire dans l'exposé fait par le professeur Turpin, dans les années 1970, lors des XVes Journées de pneumo-phtisiologie infantile :

> La résistance à l'infection tuberculeuse est influencée par la *constitution* de l'individu. La *constitution* contribue avec les variations quantitatives et qualitatives de l'agression bacillaire aux modalités *individuelles* des réactions des vaccinés à l'égard de l'infection tuberculeuse commune. [...] L'étude des rapports de la consanguinité et de la résistance à la tuberculose laisse entendre que le défaut de résistance se comporte comme un *caractère héréditaire récessif*[1].

La découverte des antigènes tissulaires, les HLA, valide la vieille notion de terrain

La recherche biologique en immunologie a apporté la preuve que le concept de *terrain* n'est pas une vue de l'esprit ni un délire empirique et que la prédisposition à certaines maladies s'inscrit dans les chromosomes.

Ces travaux partent de la découverte, en 1958, d'un antigène tissulaire, le HLA (Human Leucocyte Antigen A), par le professeur Dausset, qui a reçu le prix Nobel de médecine en 1980. La présence de cet antigène est retrouvée sur toutes les membranes cellulaires de l'organisme et constitue une marque individuelle spécifique. Un immuno-hématologue de l'hôpital Saint-Louis de Paris, J. Hors, présente la découverte en ces termes :

> Si l'on tient compte de tous les *loci* HLA, on s'achemine vers une caractérisation quasi individuelle comme pour les empreintes digitales. [...] C'est la première matérialisation

1. Compte rendu dans *Le Concours médical*, décembre 1975.

biologique du *vieux concept de terrain de prédisposition aux maladies*. Dans la mesure où une prédisposition est dépistée très tôt dans la vie, une prévention spécifique devient réalisable.

Depuis, des corrélations ont été mises en évidence entre le système HLA et plusieurs maladies, comme la polyarthrite rhumatoïde, la spondylarthrite ankylosante, la sclérose en plaques, le diabète, le psoriasis, certains ulcères digestifs et la rectocolite hémorragique. N'est-il pas étrange que, dans cette liste, la plupart soient considérées depuis des décennies comme des maladies psychosomatiques ? Comment expliquer également que, malgré des connaissances de plus en plus poussées sur les processus bio-immunologiques qui en sont à l'origine, aucun traitement étiopathogénique ne soit possible ? Seuls des traitements symptomatiques peuvent soulager les douleurs et reculer l'évolution de l'arthrite, par exemple, mais sans guérir la maladie[1]. Pis, l'asthme et le diabète sont regardés aujourd'hui comme des maladies à risque mortel, ce qui impose un traitement strict et constant. Il faut donc vivre avec ce handicap sans aucun espoir de guérison, alors que l'acupuncture complétée par une phytothérapie spécifique permet, dans un nombre significatif de cas, d'obtenir des guérisons définitives en agissant sur le terrain.

1. En 2007, le docteur Éric Rich, de la faculté de médecine de Montréal, a vanté les effets d'un nouveau traitement qui vise à *bloquer*, par des anticorps, le TNF (Tumor Necrosic Factor), qui est pourtant un messager *naturel* de défense immunitaire. Mais la logique de la guerre « immunosuppressive » reste de mise, malgré le constat de ce rhumatologue : « Même si deux tiers des malades répondent à ces médicaments, il ne s'agit pas de guérison mais de rémission ! »

L'immunologie induit une conception holistique de la maladie

Puisqu'il semble difficile de rétablir les fonctions d'autorégulation du système immunitaire, ne serait-il pas plus opportun, quand une maladie invalidante s'est installée, d'élaborer des *stratégies préventives* ?

C'est la voie suggérée par Anne-Marie Moulin, immunologiste et directrice de recherche au CNRS, dans son ouvrage sur l'histoire de l'immunologie :

> Dans les années 1970, les médecins redécouvrent un phénomène bien connu de leurs lointains prédécesseurs : la même maladie ne se retrouve pas avec la même fréquence selon le sexe, la profession, la religion, le climat [...]. L'hypothèse immunologique revient pour eux à admettre l'hypothèse d'un « réseau causal[1] ». L'immunologie ne fournit plus seulement des repères, mais la trame complexe de la causalité à l'œuvre dans l'organisme, la toile d'araignée (*web*) où le malade se trouve pris. On est loin d'une cause unique et universelle, comme dans la théorie des germes. La première conséquence est le retour à une *théorie uniciste de la maladie*, où l'accent n'est plus mis sur une cause externe, mais sur la responsabilité de l'organisme même. [...] Cette approche permet d'intégrer des faits d'observation médicaux qui ne s'expriment pas facilement dans le contexte scientifique officiel et conviennent à des discours sur l'interaction de l'âme et du corps suivant une gamme qui s'étend de la psychanalyse à toute forme de médecine psychosomatique, y compris les médecines ayurvédique, chinoise [...], opposées au réductionnisme intempérant de la médecine occidentale. Cette vision grandiose d'un seul

1. Terme choisi par Niels Jerne en 1974 pour caractériser l'ensemble des anticorps.

> système intégrant des régulations nerveuses, endocriniennes, immunitaires [...] donnerait la clé de l'*individualité malade* [...][1].

Le fait est d'importance : une éminente chercheuse du CNRS admet que le réductionnisme médical focalisé sur les conséquences de la maladie ne peut apporter des outils de prévention adéquats, car ceux-ci devraient prendre en compte la *complexité* d'un sujet et sa *singularité*, ce qui n'est pas le champ de travail de la science médicale, fondée sur des lois statistiques applicables à tous.

Le constat fait par Anne-Marie Moulin rejoint l'impasse dans laquelle je me suis trouvé dès les premières années de ma pratique médicale. J'ai en effet été confronté à de nombreux patients dotés, comme tout un chacun, d'un « système neuro-endocrino-immunitaire » autorégulateur, mais qui continuaient à souffrir d'asthme, d'eczéma, de migraines, de douleurs articulaires ou de troubles digestifs malgré plusieurs traitements médicamenteux. Pourquoi le même désordre psychoaffectif peut-il donner chez telle personne un eczéma et chez telle autre une colite ou une arthrite ? Par ailleurs, je voyais de simples troubles émotionnels réactionnels se transformer, au bout de quelques mois, en pathologie gynécologique, cardiaque, digestive ou métabolique, selon la « structure » de la personne.

Ne pouvant proposer une psychanalyse à chaque asthmatique ou migraineux rencontré, je suis parti à la recherche d'autres grilles de lecture des interactions

1. Anne-Marie Moulin, *Le Dernier Langage de la médecine. Histoire de l'immunologie de Pasteur au sida*, PUF, 1991 (préface de Niels Jerne, prix Nobel de médecine 1984).

entre organes, émotions et sensations, m'intéressant sans *a priori* à celles qui sont fournies, sous des formes tantôt naïves, tantôt doctrinaires, par les médecines dites « alternatives », qui postulaient une approche « globale » du malade. Or tous les paradigmes issus des traditions anciennes – la philosophie et la science chinoises pour l'acupuncture, l'alchimie pour l'homéopathie, la médecine des semblables d'Hippocrate pour la phytothérapie – se référaient à la notion d'*énergie*, qui est une des traductions du terme *qi* (le souffle) de la tradition chinoise et qui a été véhiculée dans la pensée vitaliste occidentale par l'expression « énergie vitale », mais a aussi été reliée à la notion de *tempérament* ou de *constitution.*

À la recherche de mon hérédité pour comprendre ma maladie

Mes origines ne sont pas seulement déterminées par une *histoire*, celle de mes parents ou de mes ancêtres, ou par un *lieu*, celui de ma gestation et de ma naissance ; elles le sont aussi par un *quelque chose* qui ne se voit ni ne s'entend, mais sans quoi je n'existerais pas. Ce *quelque chose* est là depuis l'origine de la vie sur terre, depuis la « soupe primitive » : il s'agit de l'ADN, molécule autour de laquelle se structure le code génétique déterminant notre hérédité.

L'hérédité représente un facteur structural préalable dont l'incidence sur notre architecture biologique et notre comportement est mise en évidence par les derniers travaux de *génétique des populations*[1] et par les

1. Jacques-Michel Robert, *L'Hérédité racontée aux parents*, Seuil, 1978.

découvertes de marqueurs génétiques de nombreuses maladies.

À la naissance, quelque chose est donné qui se manifeste par exemple dans les traits du visage, la structure du squelette (grand ou petit), la proportion des différentes parties du corps. Certains enfants présentent dans le bas du dos une tache mongolique qui signerait une ascendance lointaine d'origine asiatique. Il arrive que l'on découvre des traces de maladies familiales, comme les stigmates d'une hérédosyphilis (fréquente au XIXe siècle et au début du XXe), une diplopie (trouble de la vue faisant percevoir deux images pour un seul objet), un diabète ou une spondylarthrite ankylosante (maladie rhumatismale entraînant un enraidissement progressif de la colonne vertébrale). Il existe aussi des transmissions positives, comme celle de ce qu'on appelle la « bosse des maths », de dons pour la musique, pour le dessin, ou d'autres qualités singulières déjà repérées chez certains aïeux.

D'une génération à l'autre se transmet donc un *quelque chose*, dans une combinaison singulière du patrimoine génétique du père et de la mère. Nous savons depuis Gregori Mendel (1865), Ernst Haeckel (1868), Wilson et Stevens (1906) que les chromosomes sont les supports de l'hérédité, car ils contiennent les gènes. Mais il a fallu attendre 1953 et les travaux de James Watson et de Francis Crick, qui découvrirent la structure en double hélice de l'ADN, pour comprendre comment les systèmes vivants se reproduisent à l'identique selon un codage spécifique à chaque espèce.

« Touche pas à mon ADN ! »

La découverte de l'ADN[1], molécule géante présente dans tous les organismes vivants sans exception – du brin d'herbe à la bactérie, de la fourmi au mammifère –, va permettre d'élucider le mystère de leur autoreproduction et de la transmission des caractères de chaque espèce de génération en génération.

L'ADN est une molécule en chaîne structurée par 4 « lettres » (les 4 nucléotides[2]) appariées deux par deux et combinées par trois (codon) dans chaque maillon de l'hélice. Elles déterminent un langage à 20 « mots » (les 20 acides aminés), dont les séquences permettent de fabriquer les milliers de protéines qui constituent l'architecture et la fonctionnalité de notre « corps-machine » :

- certaines protéines forment les matériaux de construction, donc la structure de notre organisme : notre squelette, la *trame* de chacune de nos cellules, à l'image de la toile sur laquelle une tapissière tisse son dessin ;
- d'autres sont fonctionnelles, comme les enzymes, les hormones, les neuropeptides, qui participent à la régulation cellulaire à tous les niveaux, particulièrement au niveau du système nerveux central.

Ainsi, chaque processus de « mémorisation » mentale ou émotionnelle s'accompagne de la synthèse de

1. La meilleure synthèse vulgarisée de ces travaux a été faite par Joël de Rosnay dans *Les Origines de la vie*, Seuil, 1966.

2. Le nucléotide, élément constitutif des chaînes d'ADN et d'ARN, est une molécule formée d'une base, d'un acide phosphorique et d'un sucre. Pour l'ADN, il existe 4 nucléotides différents à partir de 4 bases : adénine, cytosine, thymine, guanine (dans l'ARN, la thymine est remplacée par l'uracile). Leur enchaînement constitue le code génétique.

protéines spécifiques et constitue le stock de nos souvenirs.

De nombreux phénomènes peuvent être expliqués par la transmission de ce patrimoine génétique, par exemple la persistance, chez certains animaux, de comportements ancestraux de l'espèce. Un chien qui tourne en rond autour de son tapis avant de se coucher reproduit les gestes de ses ancêtres sauvages, qui écrasaient les feuilles de la forêt pour se faire une litière. De même, au moment de la mise bas de ses petits, la chatte coupe le cordon ombilical d'un coup de dents. Le nombre de ces comportements acquis est considérable pour chaque espèce. Ils sont particulièrement spectaculaires dans les rituels présidant à la détermination des territoires ainsi qu'aux préliminaires de la rencontre sexuelle des animaux, rituels dont le film de Frédéric Rossif *La Fête sauvage* (1973) nous donne différentes illustrations.

Il n'est pas étonnant que toutes ces découvertes aient ouvert une voie de recherche sur les facteurs génétiques des maladies. L'espoir de trouver enfin un traitement « causal » est au cœur du discours médical dominant, véhiculé par des équipes universitaires qui sont persuadées que l'avenir de la médecine réside dans la maîtrise des manipulations génétiques. Or, si cette voie est intéressante pour la compréhension des « raisons » de certaines maladies, elle n'en est pas moins réductrice, utopique, voire illusoire, quand elle devient exclusive et élimine les effets d'autres facteurs « acquis » ou environnementaux.

Les débats restent vifs entre les partisans de l'inné, qui privilégient une conception fixiste et conservatrice de la transmission de la vie, et les partisans de l'acquis, qui valorisent la liberté humaine et les facteurs socio-économiques dans le devenir de l'individu et de la société. Cette polémique continue à alimenter les discours politiques[1] et des programmes de recherche, alors que les nombreux travaux sur l'épigenèse[2] démontrent que, dès sa conception, un embryon se développe grâce aux interactions des programmes issus du génome avec les effets de l'environnement transmis par le vécu neurosensoriel et psycho-émotionnel de sa mère.

Génétique et milieu ne sont donc pas en compétition. Au contraire, ils interagissent en permanence, permettant à l'individu d'exprimer sa singularité par ses propres capacités d'intégration de tous les facteurs qui le déterminent. Ce qui conduit Richard Lewontin à affirmer que « le comportement d'une personne est 100 % génétique et 100 % environnemental[3] ».

Mais comment étudier et prendre en compte ce « 100 % génétique » dans la genèse des maladies ? La biogénétique moderne se mobilise pour déceler des désordres du génome dans de nombreuses maladies... sans forcément trouver l'action thérapeutique adéquate, souvent reportée de plusieurs années. Cela n'est pas sans conséquence sur le moral des patients, qui, une fois le diagnostic prononcé, peuvent se considérer comme victimes d'une médecine impuissante à traiter la *cause*... identifiée comme telle dans cette logique « réductionniste ».

En attendant, aucune raison de désespérer si l'on veut bien admettre que la médecine n'est pas née au XIXe siècle !

1. C'est ainsi que l'on a vu proposer des réformes de la justice sur la base du postulat non vérifié de l'existence d'un « gène » de la pédophilie ou de prédispositions à la délinquance.

2. Voir note 1 p. 139.

3. Richard Lewontin, *La Triple Hélice. Les gènes, l'organisme, l'environnement*, Seuil, 2003.

En effet, force est de constater que, dans l'histoire de la médecine la plus reculée, l'aspect appelé aujourd'hui « génétique » a toujours été pris en considération dans le diagnostic des maladies et dans les stratégies thérapeutiques de prévention.

Du Yi King au code génétique

La médecine traditionnelle chinoise parle explicitement de l'*énergie ancestrale*, ainsi présentée par les docteurs Albert Chamfrault et Nguyen Van Nghi :

> Il a été imparti à l'Homme, à sa naissance, des caractères qui lui sont propres et le distinguent des autres êtres vivants. Ils font qu'il est un être humain, d'une race déterminée, d'un sexe déterminé, ayant qualités et défauts physiques ou psychiques transmis par l'hérédité. Toutes ces propriétés sont attachées à une forme de l'énergie que les Chinois désignent sous le nom d'énergie ancestrale, qui correspond en fait à ce que nous pourrions appeler l'énergie chromosomique de l'espèce[1].

N'est-il pas surprenant de découvrir que, dans cette tradition chinoise, un livre, le *Yi King*[2], se présente comme un code structuré exactement comme le code génétique ? En découvrant par hasard ce texte, François

---

1. Albert Chamfrault *et al.*, *Traité de médecine chinoise*, Éditions Coquemard (Angoulême), 1964.

2. Le *Yi King* (*Livre des changements*, apparu dans sa forme actuelle 1 100 ans avant J.-C.) est le livre de référence de la civilisation chinoise, comme la Bible l'est pour la civilisation occidentale, à la différence près que le *Yi King* est un code mathématique de lecture des lois de l'Univers appliqué aux systèmes vivants et à l'homme.

Jacob, prix Nobel de médecine, exprime son grand étonnement en ces termes :

> Retour de Chine, des missionnaires jésuites montrèrent le *Yi King* à Leibniz. Celui-ci fut fort surpris de constater que cet ordre naturel définissait un système de numération binaire très semblable à ce que lui-même venait d'inventer. Peut-être plus surpris encore furent les généticiens du XXe siècle en découvrant une extrême analogie entre l'ordre *naturel* du *Yi King* et le code génétique. Car si l'on assimile convenablement chacun de ces quatre diagrammes chinois à l'une des quatre paires de radicaux chimiques composant l'ADN, chaque hexagramme équivaut à l'un des triplets génétiques. [...] La structure de l'ordre *naturel* décrit par le *Yi King* se trouve alors correspondre point par point à celle du code génétique. C'est peut-être le *Yi King* qu'il faudrait étudier pour saisir les relations entre hérédité et langage[1].

Cette stupeur montre bien que nos hommes de science contemporains, éblouis par leurs propres découvertes, croient volontiers que la véritable connaissance scientifique commence au XIXe siècle...

Les recherches approfondies effectuées par le docteur Maurice Mussat sur le *Yi King* et le *mouvement des énergies*[2] évoqué dans les textes anciens ont été confrontées à des expériences fondées sur les développements les plus récents de la biophysique, de la génétique[3] et de la physiologie. Et elles aboutissent à une question initiale

1. François Jacob, « Le modèle linguistique en biologie », *Critique*, XXX, 322, mars 1974, p. 197-205.

2. Maurice Mussat, *Les Mouvements d'énergie en acupuncture*, Éd. Le François, 1975.

3. Maurice Mussat, *Bioprogrammation génétique*, t. I, CISU (Rome), 1997.

et insoluble : *qui* leur a dit tout cela ? La rigueur des équations, la précision des observations et le haut degré d'abstraction des concepts opératoires rendent très improbable l'hypothèse selon laquelle ces connaissances seraient le résultat de constats empiriques ou de simples déductions intuitives.

Les quatre tempéraments hippocratiques : première vision « génétique » de la médecine

La tradition médicale occidentale a, elle aussi, anticipé sur les découvertes génétiques actuelles. Hippocrate, des siècles avant Gregori Mendel et Thomas Hunt Morgan, s'interrogeait sur des signes cliniques et comportementaux identiques rencontrés dans certains sous-groupes d'individus qui se trouvaient de ce fait prédisposés à telle ou telle maladie.

Hippocrate est à l'origine de la première classification des êtres humains en *quatre tempéraments* : lymphatique, sanguin, bilieux et mélancolique (voir le tableau p. 157). Chaque tempérament correspond à une structure morphophysiologique, mais aussi à un caractère psycho-émotionnel. N'est-ce pas là l'ancêtre lointain d'une médecine psychosomatique[1] ?

Malgré la reprise par Galien (mort en 201) de l'héritage d'Hippocrate, cette médecine psychosomatique des origines n'a guère été transmise par les écoles de médecine, qui se sont souvent contentées d'être des lieux de

---

1. En octobre 1985, au cours d'un colloque consacré à la modernité d'Hippocrate (Colloque franco-hellénique d'histoire de la médecine), Catherine Imbert-Valassopoulos a présenté une communication intitulée : « D'Hippocrate à Freud : la genèse de la psychosomatique ».

Tableau des quatre tempéraments hippocratiques

Tempérament	Type physiologique	Régulateur endocrinien	Caractéristiques	Facteurs de risque
Le lymphatique ou flegmatique	Endoblastique, type digestif	Hypophyse	Peau pâle, lymphatique, dolent, anémique, hypotonique, indécis, calme et rêveur, contemplatif et romantique	Auto-intoxication, rachitisme, dysfonctionnements endocriniens
Le sanguin	Mésoblastique, type respiratoire	Gonades	Peau rose, poignée de main chaude, visage large, joues colorées, regard bienveillant, trapu, exubérant, agité, jovial, enthousiaste, chaleureux	Surcharges métaboliques et leurs conséquences digestives, cardio-vasculaires ou arthrosiques
Le bilieux	Chordoblastique, type musculaire	Surrénales	Peau olivâtre, visage rectangulaire, regard fixe et dominateur, poignée de main dure, volontaire, autoritaire, renfermé, hypocondriaque	Troubles hépatobiliaires ou rénaux (uricémie), colites, hypertension artérielle consécutive au stress
Le mélancolique ou nerveux	Ectoblastique, type cérébral	Thyroïde	Peau blanc-gris, visage triangulaire, maigre, poignée de main timide, yeux vifs, mobiles, enfoncés, anxieux, imaginatif, soucieux et créatif, tendu, toujours prêt à affronter les discussions théoriques	Psychasthénie, toutes formes de scléroses, pathologies «mentales»

transmission de recettes de moins en moins efficaces, dont Molière a fait une caricature très réaliste. La médecine hippocratique n'est restée vivante au cours de l'histoire qu'au sein d'un courant marginal, lié à la pensée judéo-arabe de l'école de Cordoue (Avicenne, Averroès, Maimonide) et à la pensée alchimiste (Paracelse, Van Helmont).

Au siècle des Lumières, elle a été réactualisée par Paul-Joseph Barthez, de la faculté de Montpellier, créateur d'un vitalisme moderne[1], et par Samuel Hahnemann, le fondateur de l'homéopathie. Ils ont repris « la théorie hippocratique de la *natura medicatrix*, qui accorde plus d'importance à la réaction de l'organisme et à sa défense qu'à la cause morbide[2] ».

Claude Bernard, au XIXe siècle, ne gardera d'Hippocrate que la médecine des contraires, écartant la médecine des semblables en cherchant la « cause » des maladies exclusivement dans les organes. Il faudra attendre les années 1930 pour que la vision psychosomatique de la pratique et de la pensée médicales soit réactualisée et modernisée.

Ce fut le travail pionnier de l'école d'anthropologie de Paris, dirigée par le professeur Marcel Martiny. Celui-ci entreprit de multiples enquêtes épidémiologiques qui confirmèrent que les critères de classification des populations en quatre tempéraments proposés par Hippocrate cinq siècles avant notre ère étaient toujours valides dans différents pays d'Europe. Ainsi en témoignait le docteur René Allendy en 1927 :

1. Paul-Joseph Barthez, *Nouveaux Éléments de la science de l'homme*, 1778.

2. Georges Canguilhem, *La Connaissance de la vie*, *op. cit.*

> Il est frappant de constater que, depuis l'Antiquité la plus reculée jusqu'à nos jours, les descriptions qu'on a données des types humains, à la fois physiques et psychologiques, ont toujours reproduit avec assez peu de variantes quatre manières qui correspondent à quatre étapes de la vie humaine, considérées d'un point de vue dynamique : il y a les individus chez qui la manière d'être infantile prédomine toujours, ou la manière d'être de l'adolescence, de la maturité, de la vieillesse[1].

René Allendy avait déjà modernisé le concept des tempéraments en rattachant ces derniers à des données physiologiques et métaboliques. Il distinguait quatre biotypes : anabolique, catabolique, anaérobique et excrétoire. Ces biotypes ont été remaniés par la Société française de biotypologie (devenue en 1966 Société de biométrie humaine) afin d'établir quatre structures de base : endoblastique, mésoblastique, chordoblastique, ectoblastique, lesquelles structures sont devenues la référence moderne des concepts « bio-psycho-génétiques » élaborés *empiriquement* par Hippocrate[2].

Signalons qu'en URSS Ivan Pavlov avait lui-même mis au point une typologie « nerveuse » en quatre classifications[3], typologie développée également par René Le Senne dans son *Traité de caractérologie* en 1945.

Il n'est donc pas étonnant que les pionniers de la médecine psychosomatique, Franz Alexander et René Spitz, aient postulé qu'une « fragilité » constitutionnelle de l'être humain, et non pas seulement des réactions

1. René Allendy, *Les Tempéraments*, Vigot, 1922.

2. Marcel Martiny, Luigi Brian, Antonio Guerci, *Biotypologie humaine*, Masson, 1982.

3. Ivan Petrovitch Pavlov, *Types généraux d'activité nerveuse supérieure des animaux et de l'homme*, Moscou, 1954.

névrotiques liées à l'histoire subconsciente du sujet, pourrait être à l'origine des somatisations. Mais le lien avec ces concepts et travaux bio-psycho-génétiques n'a jamais été fait par les écoles de psychanalyse, qui sont restées focalisées sur l'acquis plutôt que sur l'inné !

Ainsi, ce sont des considérations de faits « génétiques », avant même que ce terme ait été utilisé, qui ont permis aux médecines traditionnelles de soigner un malade, et non seulement des maladies. L'accumulation d'observations structurales, cliniques, comportementales, psycho-émotionnelles permet de « singulariser » chaque patient et de définir des stratégies préventives, incluant un régime alimentaire ou des recommandations en matière d'activités sportives, artistiques ou créatives, fondées sur des critères spécifiques qui intègrent la connaissance du terrain héréditaire, de la constitution et du tempérament. C'est le fondement même de ce qu'on appelle les médecines complémentaires : acupuncture, ostéopathie, homéopathie, naturopathie.

4

D'un désordre de l'« énergie » ?

Sur le chemin que nous fait prendre une maladie grave, nous rencontrons non seulement notre médecin généraliste et les spécialistes dans les services hospitaliers, mais aussi de nombreux proches qui nous recommandent d'*aller voir ailleurs*, de consulter d'autres praticiens « alternatifs » — acupuncteurs, homéopathes, ostéopathes —, d'autres « thérapeutes » — naturopathes, iridologues —, voire des « sorciers » — magnétiseurs, radiesthésistes ou chamans.

En évoluant dans ce milieu en marge des institutions académiques, un mot tintera régulièrement à nos oreilles : l'*énergie*. « Tu es malade parce que tes *énergies* sont déséquilibrées... » « Il faut harmoniser tes *énergies*... »

Scepticisme et méfiance s'installent avec « raison ».

Malgré tout, pourquoi ne pas explorer d'autres voies, expérimenter des domaines inconnus et nous faire une idée par nous-même de ce qui est proposé par d'autres pratiques thérapeutiques ? Nous n'avons rien à perdre, puisque les chances de guérison sont incertaines !

Mais de quelle *énergie* s'agit-il ?

Ce terme, qui a un sens précis dans les médecines traditionnelles, tout particulièrement dans la médecine traditionnelle chinoise (le *qi*[1]) et dans la filiation hippocratique (l'*énergie vitale*), est aujourd'hui galvaudé, mis à toutes les sauces médiatiques, publicitaires, spirituelles (New Age) et médicales (médecines dites énergétiques). Cependant, quelles que soient la récupération, la mercantilisation ou la banalisation qui en sont faites, l'existence de l'énergie reste la référence préalable à la consistance de notre Univers.

L'énergie est « déjà là », depuis les origines

L'énergie *ne* se définit *que* par sa manifestation, la *force en action*. Les physiciens parlent d'*essence* de la force.

C'est pourquoi l'expression « force vitale », proposée par Aristote et décriée par la plupart des scientifiques « mécanistes », ne fait que traduire l'existence de cette énergie universelle, invisible et énigmatique dans ses origines, mais bel et bien à l'œuvre dans les systèmes biologiques. De la même manière que l'énergie électrique ne se voit pas dans le fil conducteur et que seule la lumière de l'ampoule prouve qu'elle existe, l'énergie vitale ne se manifeste que par le mouvement incessant du sang, des métabolismes et des échanges intercellulaires, que les technologies modernes d'imagerie permettent de révéler sans en dévoiler la source.

1. Le *qi* (prononcer « tchi ») se traduit par « souffle ». Sa définition sera précisée dans la section de ce chapitre consacrée à l'acupuncture (p. 169-180).

Cette énergie des origines, ou *énergie primordiale*, a été reconnue, décrite et symbolisée par toutes les civilisations depuis les premières heures de l'histoire humaine, y compris par la nôtre : celle-ci l'a validée à travers la théorie du big bang[1], d'où serait issu notre « monde » et qui peut être regardé comme le *mythe fondateur de la modernité*, étayé par des observations astronomiques et des calculs mathématiques solides, mais qui restent liés aux connaissances actuelles[2], donc transitoires[3].

Les civilisations anciennes, se heurtant comme nous à l'énigme des origines, ont toutes considéré que l'énergie était à la fois la cause de tout ce qui est et un profond mystère. Cette énergie « déjà là » dans l'Univers s'actualise en nous dès notre naissance par la « vie » que nous transmettent nos parents.

Au-delà de l'opposition matière-esprit

Cette énergie première, initiale, sera appelée *qi* chez les Chinois, *ruah* chez les Hébreux, *pneuma* chez les Grecs, *vayu* et *atma* chez les hindous, *spiritus* chez les Latins. Tous ces termes peuvent être traduits par

1. Le big bang est cette explosion originelle liée à un trou noir, grosse bulle de gaz (75 % d'hydrogène et 25 % d'hélium) dont la température est de 10 milliards de degrés.

2. « Les frontières de la science sont toujours un mélange bizarre de vérité nouvelle, d'hypothèses raisonnables et de conjecture extravagante », écrit Jean-Pierre Luminet dans *Le Destin de l'Univers. Trous noirs et énergie sombre*, Fayard, 2006.

3. Hubert Reeves remarque : « Si les observations soutiennent l'idée du big bang, cela veut dire que c'est une théorie crédible, non que c'est la vérité » (*Poussières d'étoiles*, Seuil, 1984).

« souffle » (vent qui circule sur les eaux, fluide, vapeur, air atmosphérique, esprit...). Or cette métaphore physique et naturelle de ce qui est « là » avant nous a été remplacée par une référence à un Dieu créateur dans les religions monothéistes, occultant la question toujours ouverte de la « cause première », question que chaque être humain se pose ou devrait se poser... même s'il ne peut y avoir de réponse définitive.

Confrontée à la question des origines de la vie et des maladies, la médecine s'est développée à travers un conflit permanent entre deux courants de pensée, le « vitalisme » et le « mécanisme ». Les partisans d'une origine divine, cosmique ou immatérielle (âme ou esprit) sont considérés comme vitalistes ; les autres (de Démocrite à Claude Bernard) ont été les pionniers de la scientificité d'une médecine orientée vers la description anatomo-biologique (donc matérielle) des maladies, postulant que la vie n'est que la résultante d'une organisation complexe de molécules. Si ces deux courants se sont souvent violemment opposés, les conflits ont été générateurs de découvertes d'outils thérapeutiques différents mais tous utiles.

Aujourd'hui, grâce aux recherches « mécanistes » qui ont permis de mettre en évidence la consistance psychobiologique des « émotions » et de l'intelligence, les notions d'*âme* et d'*esprit* ne sont plus immatérielles. Le dualisme cartésien n'est plus pertinent[1]. Il est désormais possible de distinguer ce qui, dans les croyances individuelles, est d'ordre religieux de ce qui est d'ordre « spirituel », en rapport avec l'esprit – et c'est bien là une fonction du cerveau !

1. Antonio Damasio, *L'Erreur de Descartes*, Odile Jacob, 1995.

On comprend mieux comment des médecins soucieux de pratiquer, d'étayer leurs expérimentations thérapeutiques par des preuves concrètes et vérifiables, comme Paracelse, Barthez, Hahnemann ou Freud, ont pu indirectement valider le concept apparemment fumeux de *force vitale*, d'*énergie vitale* ou d'*énergie psychique*.

Le retour « laïc » de l'énergie vitale

Le concept d'*énergie vitale* a été revisité, dans le sillage d'Henri Bergson[1] et de John B. Haldane[2], par Georges Canguilhem[3], René Thom[4], Gilles Deleuze[5] et Maurice Merleau-Ponty. Il est relativement mieux accepté dans les milieux des mathématiques et des sciences de la nature que dans le monde médical.

Georges Canguilhem, dans la lignée de Bergson, affirme que « le vivant ne vit pas parmi des lois, mais parmi des êtres et des événements qui diversifient ces

1. Henri Bergson, *L'Évolution créatrice* (1907), PUF, 2003.

2. John B. Haldane, dans *La Philosophie marxiste et les sciences* (Éditions sociales, 1946), écrit : « La théorie de Samuel Butler, qui place, dans une perspective lamarckienne, la conscience au principe de la vie, ne contient *a priori* rien dont le matérialisme dialectique ne pourrait s'accommoder. »

3. « Le mécanisme peut tout expliquer si l'on se donne des machines. Mais le mécanisme ne peut rendre compte de la construction de la vie » (Georges Canguilhem, *La Connaissance de la vie*, *op. cit.*).

4. René Thom, dans *Stabilité structurelle et morphogenèse* (*op. cit.*), au chapitre « Vitalisme et réductionnisme », défend l'idée d'un vitalisme géométrique.

5. Arnaud Bouaniche, *Gilles Deleuze, une introduction*, Pocket, 2007 ; Alain Beaulieu, *Gilles Deleuze et la phénoménologie*, « Machinisme et vitalisme », Sils Maria, 2004.

lois[1] ». Pour chacun d'entre nous, cela signifie que, lorsque nous sommes malades, ce qui est en question, ce sont moins les désordres organiques, confiés à une médecine qui travaille avec des schémas normatifs du corps, que la capacité à *inventer* de nouvelles voies de conscience et de création.

La maladie est une atteinte à l'œuvre de la Nature en nous, à la vie en nous, temporairement en crise : elle est une manifestation des obstacles que rencontrent la volonté de puissance chez Nietzsche, le désir chez Spinoza (les passions tristes), les mécanismes d'autorégulation chez Francisco Varela ou Jean-Pierre Dupuy, l'énergie psychique ou la libido chez Freud.

L'intrication permanente de l'Être malade et de la Nature par la médiation de l'*énergie vitale* est déjà là chez Hippocrate, puis chez deux philosophes « matérialistes », Épicure et Lucrèce. Cette référence a permis à Hippocrate d'objectiver cliniquement les rapports entre les symptômes et le corps et de mettre fin à une conception magique et mystique de la maladie qui soumettait le malade à la volonté (ou au châtiment) des dieux. Hippocrate a ainsi maintenu l'équilibre entre une vision mécaniste et une vision vitaliste de la maladie. C'est sans doute ce qui explique que les travaux modernes d'épistémologie lui attribuent encore le titre de « père de la médecine ».

Galien a privilégié les études anatomiques et sémiologiques tout en conservant la théorie des humeurs. Il faut attendre Claude Bernard au XIXe siècle pour que l'abord « mécaniste » inauguré par Hippocrate se développe et devienne la voie dominante, voire exclusive, de la médecine académique. Mais la démarche « vitaliste »

1. Georges Canguilhem, *La Connaissance de la vie*, *op. cit.*

se poursuivit parallèlement, de manière plus marginale, d'Ambroise Paré à Paracelse — qui, par sa pratique de l'alchimie (la seule science ancienne à s'être consacrée à la recherche des lois de la matière)[1], a fait des découvertes pharmacologiques et biochimiques toujours d'actualité. Samuel Hahnemann, fondateur de l'homéopathie, a prolongé les recherches de Paracelse. Puis, au XIXe siècle, Andrew Taylor Still a inventé l'ostéopathie, aux États-Unis, à partir d'une vision globale du corps.

Mais bien avant, la médecine traditionnelle chinoise avait déjà développé une conception de la maladie en rapport avec des *lois de circulation de l'énergie vitale* : dès la coupure du cordon ombilical, l'irruption dans les poumons de l'air, appelé « souffle » (*qi*), met en mouvement tous les flux vitaux, dont les métabolismes. L'acupuncture est une technique qui, grâce à l'action sur des points cutanés reliés entre eux par des méridiens, vise à rétablir et harmoniser la circulation de cette énergie dans l'ensemble du corps.

L'acupuncture, l'homéopathie et l'ostéopathie sont trois pratiques médicales complémentaires qui font l'objet de recherches universitaires dans tous les pays, en Orient comme en Occident. Chacune d'entre elles est fondée sur une conception spécifique des manifestations symptomatiques des mouvements de cette invisible énergie vitale à la surface du corps. Débarrassées de leur aura ésotérique, elles peuvent faire la preuve de leur impact sur des marqueurs biologiques, sur des organes isolés (animaux de laboratoire), sur des pathologies systémiques complexes ou sur des symptômes locaux (abcès, hématomes...).

1. Philip Ball, « La médecine nouvelle de Paracelse », *La Recherche*, n° 416, février 2008, p. 40-45.

Partant d'un paradigme « énergétique », ces pratiques thérapeutiques agissent en fait sur le *tout* d'un ensemble vivant et non seulement sur ses *parties*, selon des modalités spécifiques que les études cliniques commencent à déchiffrer. Cette référence à la *globalité* du sujet est nourrie de connaissances qui permettent de « singulariser » l'intervention thérapeutique, en intégrant les facteurs héréditaires (le terrain ou la constitution), événementiels (l'impact de traumatismes physiques ou psychologiques ou de maladies antérieurs), psycho-émotionnels (la structure de la personnalité) et réactionnels (les modalités des réactions psycho-organiques aux agressions de l'environnement).

Toutes les conditions sont donc requises pour établir un dialogue entre deux démarches, l'une cherchant les « raisons » de la maladie dans le corps-machine, l'autre évaluant les modalités singulières, personnelles et uniques des manifestations de la maladie dans le vécu existentiel, historique ou actuel, du sujet malade. C'est pourquoi il est important d'explorer ces trois domaines thérapeutiques « holistiques » — l'acupuncture, l'homéopathie et l'ostéopathie —, qui peuvent compléter et accompagner tout traitement classique et permettre une mobilisation des fonctions d'autorégulation. C'est par une telle association qu'un malade pourra mettre en œuvre les moyens de se soigner et de traiter les symptômes tout en rendant possibles les changements intérieurs indispensables à la recherche active d'un nouvel équilibre de son économie énergétique.

La médecine traditionnelle chinoise : harmoniser le *Qi*

La maladie n'est pas l'invasion mais la faiblesse intérieure qui appelle l'invasion.

Nei King

L'acupuncture vise non pas à « guérir » une maladie grave, mais à traiter toutes formes de douleurs, d'allergies, de dérèglements neurovégétatifs, tels les troubles secondaires aux chimiothérapies. Elle peut donc être indiquée quelle que soit la gravité de la maladie, puisque son objectif est surtout de maintenir le « corps » en bon « état général » en rétablissant les perturbations de la « circulation des énergies » qu'auront permis de diagnostiquer la prise du pouls et l'examen de la langue, des urines ou des selles.

Le recours à l'acupuncture est longtemps resté une initiative individuelle du malade, initiative plus ou moins avouée, car souvent déconsidérée dans le milieu universitaire et quelquefois par le médecin traitant. Mais le bouche à oreille a fonctionné et cette pratique s'est fortement développée, silencieusement et irréversiblement.

Aujourd'hui, l'acupuncture est officialisée dans plusieurs services hospitalo-universitaires. Ainsi, des consultations spécialisées ont été ouvertes à Paris (Pitié-Salpêtrière,

Cochin, Paul-Brousse, Georges-Pompidou[1], Institut Gustave-Roussy[2]), à Lyon (Saint-Luc), à Lille, à Marseille (la Timone), à Montpellier (Guy-de-Chauliac), etc. Un diplôme universitaire d'acupuncture est proposé dans les facultés de médecine de Paris, Lyon, Bordeaux, Marseille, Besançon et d'autres villes. Cependant, les critiques « académiques » restent vives, malgré les nombreuses recherches universitaires entreprises en France depuis cinquante ans[3] à la faculté de Marseille par le docteur Jean Niboyet[4], puis à la faculté de Montpellier, dès 1970, par les professeurs Rabischong, Sénélar[5] et Bossy[6]. Ces recherches ont été reprises ensuite en Allemagne, mais surtout aux États-Unis, où plusieurs universités ont intégré l'acupuncture dans les programmes d'enseignement à la suite de la création

1. Dans cet hôpital, l'équipe du professeur Stéphane Laurent étudie les effets de l'acupuncture sur l'artère radiale (dont les pulsations sont à la base du diagnostic), selon des protocoles proposés par le docteur Robert Corvisier dans le cadre d'une fondation de recherche (ARSA).

2. Où a également été ouverte une consultation d'auriculothérapie.

3. L'inventaire de tous les travaux de recherche universitaire sur l'acupuncture antérieurs à 1980 a été fait par Antoine Claris dans *Initiation aux thérapeutiques naturelles*, Lehning (Metz), 1980.

4. Dans sa thèse de médecine soutenue en 1963, Jean Niboyet met en évidence pour la première fois en Occident les propriétés biophysiques des points d'acupuncture par des techniques galvanométriques.

5. P. Rabischong, J. Niboyet, C. Terral, R. Sénélar, R. Casez, « Bases expérimentales de l'analgésie acupuncturale », *Nouvelle Presse médicale*, 1975, n° 4, p. 2021-2026.

6. Jean Bossy, *Bases neurobiologiques des réflexothérapies*, Masson, 1975 ; Jean Bossy, « Neuro-chimie et acupuncture, acupuncture et système nerveux », in *Encyclopédie médico-chirurgicale*, IB 1 et 2, Paris, 1989.

par le docteur Joseph Helms[1], formé en France[2], de l'Académie américaine d'acupuncture, et grâce aux travaux menés par le NIH (National Institutes of Health)[3].

Du séquençage du génome humain à la pharmacopée chinoise

L'acupuncture n'est qu'une partie de la médecine traditionnelle chinoise. Celle-ci est toujours enseignée dans les universités chinoises, au même titre que la médecine dite occidentale. Elle suscite même un vif intérêt tant son savoir est étendu en matière de substances naturelles. Daniel Cohen, professeur de génétique, président de Pharnext et initiateur en France du programme de séquençage du génome humain, expose dans une interview accordée au journal *Le Monde* les espoirs qu'il place dans le recours

---

1. Joseph M. Helms, *Acupunture Energetics*, Medical Acupuncture Publishers (Berkeley, CA), 1996.

2. La France est le pays qui a le plus bénéficié de la transmission des savoirs traditionnels de la médecine chinoise. En effet, depuis George Soulié de Morant, diplomate français qui occupa divers postes en Chine au début du XXe siècle et créa l'école française d'acupuncture, de nombreux médecins français ont été initiés par des « maîtres » avant la Révolution culturelle, et peuvent ainsi maintenir le fil du savoir. Par ailleurs, l'Institut Ricci de Paris, créé par l'Ordre des jésuites et dirigé pendant longtemps par le père Claude Larre, continue à mener, grâce à Élisabeth Rochat de La Vallée, un extraordinaire travail de traduction et d'exégèse des textes chinois anciens.

3. S.S. Morey, « NIH issues consensus statement on acupuncture », *American Family Physician*, 1998, n° 57, p. 2545-2548.

à de très vieilles molécules naturelles, dont l'efficacité est bien plus grande lorsqu'elles sont associées entre elles[1]. Des sociétés chinoises exportent désormais ces mélanges en Occident pour traiter l'hypertension, le cancer, l'attaque cérébrale [...]. Le temps est peut-être venu où nous devrons douter de nos certitudes péremptoires et cesser de mépriser les médecines qui ne sont pas occidentales. Des médicaments qui sont toujours prescrits après 5 000 ans d'histoire ont forcément quelque chose à nous apprendre[2].

Le concept d'énergie dans la médecine chinoise

La civilisation chinoise, dès ses origines, s'est créé une cosmogonie géométrique[3] et « laïque[4] » dans

1. Ce qu'ont démontré de multiples recherches menées par la Société française d'ethnopharmacologie, créée par Jean-Marie Pelt, professeur de botanique à Metz, et qui poursuit, sous la direction de Jacques Fleurentin, un travail remarquable de répertorisation des propriétés pharmacologiques des pharmacopées traditionnelles des différents continents.

2. Daniel Cohen, interview de Catherine Vincent dans *Le Monde*, 29 novembre 2007.

3. Elle anticipe de plusieurs siècles ce que sera la géométrie de Pythagore, de Thalès et d'Euclide.

4. Ni le taoïsme ni le confucianisme ne sont des religions. Ils forment plutôt une philosophie fondée sur une organisation harmonieuse des rapports entre le Ciel, l'Homme et la Terre. Cette philosophie est rassemblée dans des traités appelés Classiques, dont le plus ancien est le *Yi King*. « Ces corpus textuels ne sont nullement sacrés, dans la mesure où ils n'apportent pas la révélation d'une quelconque parole divine. Ils sont malgré tout vénérés, du fait qu'ils contiennent tout ce qu'un homme de bien doit savoir sur sa place dans la communauté humaine et dans le monde qui l'entoure » (Anne Cheng, *Histoire de la pensée chinoise*, Seuil, 1997).

laquelle l'Être humain et la Nature sont indissociables. Les textes de référence remontent à 3500 avant J.-C., au temps de l'empereur mythique Fou-Hi. C'est lui qui aurait transmis le premier code des rapports entre le Ciel et la Terre, les *koua*, fondés sur une combinaison trigrammatique du yin et du yang et qui donneront ultérieurement le *Yi King*, dont la forme actuelle a été authentifiée au XIe siècle avant notre ère, sous le règne du roi Wen Wang, fondateur de la dynastie des Zhou.

Parmi les traités de médecine chinoise, on trouve le *Nei King* (ou *Nei Tsing*). Sa première version est attribuée à Hoang-ti, l'Empereur jaune (2698-2590 avant notre ère), et comprend deux livres : le *Ling Tchrou* (qui est le premier traité d'acupuncture) et le *So Ouenn* (qui est un livre de questions sur le fonctionnement du corps, de l'âme et de l'esprit). Voici quelques exemples étonnants de questions abordées dans ce dernier : Pourquoi éternue-t-on ? Pourquoi les femmes n'ont-elles pas de barbe ? Quelles sont les origines des rêves ? Pourquoi les vieillards ne peuvent-ils pas avoir d'enfants ? – autant de questions ouvertes auxquelles les mandarins se devaient de donner des réponses. Il s'agit d'une démarche très « rationnelle », puisque l'*observation* est le point de départ d'hypothèses et d'élaborations explicatives qui seront ensuite vérifiées par l'expérience.

Ces textes ont été repris et réorganisés de manière systématique par Pien T'sio, vers 480 avant J.-C., dans un document qui est devenu la référence de la médecine traditionnelle chinoise, le *Nan King*[1].

1. *Nan King. Les 81 difficultés de l'acupuncture* (texte de Pien T'sio, commentaires de Maurice Mussat, traduction et notes de Pierre Grison), Masson, 1979.

À la différence des autres médecines traditionnelles, la médecine traditionnelle chinoise est fondée dès le départ sur des lois « naturelles », ces lois qui sont à l'œuvre dans toutes les parties de l'Univers – étoiles, montagnes, eaux, végétaux, animaux, êtres humains. « Une énergie essentielle primitive donne naissance à tous les éléments et s'y intègre », lit-on dans le *Nei King*. Il s'agit d'une définition générale et universelle de l'énergie primordiale, qui s'actualise et peut être concrétisée sur notre planète par le soleil, source de la vie terrestre médiatisée par la lune (clé de nos rythmes biologiques), et dans notre corps par le « souffle », le *qi*, qui est un « concept-réalité » de l'énergie dans un idéogramme très concret.

Ce souffle de vie n'est perceptible qu'à travers ses manifestations, c'est-à-dire les multiples mouvements à l'œuvre dans notre corps, dans nos organes, mais aussi dans nos émotions et nos pensées. Le *qi* se distribue dans tout le corps sous diverses formes à partir d'un premier clivage yin-yang, le yin étant l'expression de la matière et le yang celle de l'énergie, et tous deux étant reliés de manière permanente et indissociable. Ne pourrait-on voir là une préfiguration de la théorie de la relativité d'Einstein, qui a mis en évidence le fait que la matière est un état différencié de l'énergie ?

Partant du constat que les mouvements du ciel et de la Terre sont organisés selon des rythmes et des cycles déterminant une « harmonie de l'Univers », les mandarins (qui étaient à la fois mathématiciens et médecins) ont postulé que la même harmonie régnait à l'intérieur de l'être humain. La pratique médicale chinoise postule que l'Univers est un « grand tout » référentiel (le macrocosme) au sein duquel chaque être vivant est inscrit dans un écosystème (le microcosme). La maladie provient donc d'un déséquilibre énergétique qui empêche l'individu de s'adapter aux fluctuations environnementales internes ou externes survenant chaque jour.

La conception énergétique de la philosophie et de la médecine chinoises est assez complexe, mais elle part de considérations élémentaires. Ainsi, tout être humain est déterminé par un *ciel antérieur*, qui rassemble les énergies *innées* et potentielles transmises par les parents (l'énergie des souffles, l'énergie séminale, les mécanismes des rythmes biologiques...), et par un *ciel postérieur*, qui organise les énergies *acquises* après la fécondation à partir des fonctions nutritives, respiratoires et circulatoires, et d'un système de défense qui assure les régulations internes. Cette circulation d'énergie dans l'organisme, qui s'exprime sur la peau par les fameux méridiens, est la conséquence des interactions permanentes entre notre environnement externe et l'intérieur de notre corps, interactions que les mandarins ont systématisées il y a plus de 3 000 ans par la *loi des cinq mouvements*. Cette loi permet de décrypter tous les événements humains, qu'ils soient individuels ou collectifs, psychologiques ou physiologiques, et ainsi de prévoir le surgissement des maladies organiques ou psychiques.

La loi des cinq mouvements

Ce qui a été appelé « loi des cinq mouvements » est une grille de lecture cohérente établie pour rendre compte de la distribution de toutes les formes différenciées que prend dans notre corps l'énergie vitale, qui organise la vie en nous et se concrétise par des mouvements liés aux interrelations entre le macrocosme (environnement géoclimatique, cycles du jour et de la nuit, saisons) et le microcosme (organisation anatomophysiologique et psycho-émotionnelle du corps humain).

Pourquoi cinq ? Les filtres qui nous permettent d'être en relation avec l'Univers sont représentés par nos cinq organes des sens : ce sont nos cinq fenêtres de perception ouvertes sur le monde, captant toutes les informations *vibratoires* (lumière, sons et parole, sensations tactiles et sexuelles, odeurs, saveurs...) par lesquelles nous découvrons, dès notre naissance, notre « niche » environnementale à travers nos relations avec les autres, en premier lieu nos parents. En Chine, cette grille de lecture a été appliquée à la pratique médicale comme un outil de connaissance des êtres humains afin de prévenir les maladies potentielles, et elle a permis d'identifier cinq types de structure constitutionnelle correspondant à cinq types de personnalité, chacun ayant des risques pathologiques et des thérapeutiques spécifiques.

La loi des cinq mouvements

Le bois

Cet élément est relié extérieurement au lever du soleil, au printemps et au vent, intérieurement au foie, à la vésicule biliaire et à la vision.

L'émotion réactionnelle dominante est la colère.

L'expression est l'action et l'altérité.

Le feu

Cet élément est relié extérieurement à l'heure de midi, à l'été et à la chaleur, intérieurement au cœur, à l'intestin grêle et au goût.

L'émotion réactionnelle est la joie.

L'expression est la « raison » et l'intelligence du cœur.

La terre

Cet élément est relié extérieurement à l'après-midi, à la fin de l'été et à l'humidité, intérieurement à la rate, au pancréas, à l'estomac et au tact.

L'émotion dominante est le souci, l'idée fixe.

L'expression est le calme et la réflexion.

Le métal

Cet élément est relié extérieurement au coucher du soleil, à l'automne et au sec, intérieurement aux poumons, au gros intestin et à l'olfaction.

L'émotion réactionnelle est la tristesse.

L'expression est la simplicité et la sagesse.

L'eau

Cet élément est relié extérieurement à la nuit, à l'hiver et au froid, intérieurement aux reins, à la vessie et à l'audition (les oreilles).

L'émotion réactionnelle est la peur.

L'expression est la mentalisation.

Cette logique des correspondances physiologiques est à l'origine de la *bioénergétique chinoise*, qui permet d'expliquer des corrélations pathologiques découvertes par la médecine contemporaine[1] entre des organes très éloignés – par exemple, les liens entre les amygdales et le cœur, entre la surdité ou l'hypertension et les reins, entre les troubles visuels et le foie, entre les éruptions cutanées et le gros intestin, etc. De même, on trouvait déjà décrits dans les anciens traités de médecine chinoise des troubles psychiques reliés au fonctionnement des cinq « organes-trésors », comme l'anxiété colérique de l'hépatique, la tristesse du tuberculeux pulmonaire, l'angoisse du rénal, l'émotivité du cardiaque ou encore les fixations obsessionnelles du diabétique. Ces liens sont toujours aussi pertinents et donnent une piste pour décrypter certaines somatisations afin d'instaurer un dialogue codé et ciblé avec le patient.

La pratique médicale traditionnelle en Chine reposait également sur une *fonction* du médecin très différente de celle de la médecine occidentale. Il était là comme conseiller permanent, non pas pour guérir les maladies mais pour éviter leur apparition. Le médecin passait chaque année un contrat d'assistance avec une famille ou un particulier à qui il devait donner des conseils sur l'alimentation, l'hygiène ou la pratique de certains sports. Selon la saison ou le mois, il procédait à certaines interventions (massages, acupuncture, application de pierres de jade, etc.), et il pouvait prescrire certains médicaments en fonction de son diagnostic « énergé-

---

1. Maurice Mussat, dans *Énergétique des ensembles vivants* (MEDSI, 1979), retranscrit en termes psychophysiologiques actuels les données traditionnelles. Enseignant à l'université Ein Karen de Jérusalem (Hadassah), il a poursuivi son travail en appliquant la grille énergétique chinoise à la génétique, ouvrant des voies nouvelles sur le décodage fonctionnel du génome, dans un ouvrage, *Bio-programmation génétique*, t. I et II, *op. cit.*

tique ». Il était rémunéré pour les soins qu'il prodiguait afin d'éviter la maladie, mais, si celle-ci surgissait, il n'était plus payé tant qu'il n'avait pas trouvé un nouveau traitement à mettre en œuvre ! L'apparition de la maladie signifiait donc l'incompétence ou l'échec du médecin.

Cette conception de la fonction médicale, très éloignée de la nôtre, cherchait donc à lutter *préventivement* pour maintenir l'harmonie de la vie, et non pas à lutter contre la mort. S'intégrant beaucoup plus naturellement à la vie quotidienne, elle était de ce fait libérée de la référence à la « toute-puissance » de celui qui saurait arrêter la maladie et éviter la mort. La conviction que l'on peut éviter la maladie par des moyens préventifs, par une vigilance accompagnée de mesures d'hygiène, est fondée sur la certitude que l'individu est naturellement doté de tous les moyens qui lui permettent de réagir et de rétablir ses déséquilibres, qu'il peut, selon les termes de la médecine chinoise traditionnelle, mobiliser l'énergie vitale qui circule en lui, et qui n'est autre que ce que nous avons décrit comme les « systèmes d'autorégulation ».

Force est de constater que l'exportation de la médecine chinoise a bien réussi en Europe, dans un premier temps, puis aux États-Unis, où l'acupuncture, longtemps négligée, car considérée comme archaïque, fait l'objet de quantité de recherches universitaires et s'installe en complément de la médecine académique, tout particulièrement dans le traitement des maladies chroniques.

Dans ma propre démarche, et au-delà de sa reconnaissance institutionnelle en Occident, ce corps de doctrine apparemment ésotérique a apporté une réponse à ma question très pratique : quels types de corrélation établir entre un trouble somatique particulier et le contexte psycho-émotionnel ou les antécédents d'un patient ? C'est ainsi que, depuis 1975, j'utilise quotidiennement la grille de la loi des cinq mouvements pour le diagnostic complémentaire, le pronostic et l'élaboration de stratégies thérapeutiques, même si je ne pratique pas l'acupuncture.

L'HOMÉOPATHIE : LES MYSTÈRES DE L'INFINIMENT PETIT

Peut-être faites-vous partie des 50 pour cent de Français qui ont un tube de granulés d'homéopathie dans leur pharmacie familiale. Mais peut-être comptez-vous aussi parmi ceux qui n'en parlent pas...

L'homéopathie est depuis une dizaine d'années un terme politiquement incorrect, ou plutôt « non scientifiquement correct »... Dès que ce mot est prononcé, la plupart des médecins, hospitaliers surtout, haussent les épaules, ironisent ou deviennent condescendants. Au mieux, ils disent : « Faites ce que vous voulez, mais sachez qu'il a été démontré qu'il n'y a rien dans ces granulés. C'est de la poudre de perlimpinpin... Mais si vous y croyez, cela ne peut pas vous "faire de mal". »

Et pourtant !

J'ai eu l'occasion de proposer, à titre expérimental, à l'un de mes confrères, spécialiste de chirurgie esthétique et très sceptique sur l'efficacité de l'homéopathie, un protocole pré- et postopératoire pour des patientes qu'il opérait sur la face. Ce protocole comprenait Arnica 15 CH et Phosphorus 12 CH (dilutions qui sont au-delà du nombre d'Avogadro[1]). Le résultat fut tellement convaincant que ce chirurgien n'a cessé de proposer ce traitement tout au long de sa carrière. Il avait en effet

1. Le nombre d'Avogadro est le nombre au-delà duquel il n'y a plus d'atome dans une solution.

constaté que, avec cette prescription, les hématomes disparaissaient en grande partie au bout d'une semaine au lieu de trois, et surtout qu'il y avait beaucoup moins d'hémorragies périopératoires. D'ailleurs, certains services de chirurgie et d'obstétrique ont pris l'habitude désormais de prescrire des dilutions homéopathiques d'Arnica avant et après une opération ou un accouchement.

Les vaches atteintes de mammite seraient-elles sensibles à l'effet placebo ?

Des vétérinaires pourtant très cartésiens peuvent témoigner que des abcès posttraumatiques résistants aux antibiotiques ont pu être résorbés par quelques doses d'Hepar Sulfur 15 CH en moins de quarante-huit heures. De même, les otites suppurantes des chiens peuvent être stoppées par le même remède à une dilution de 15 CH. À une dilution de 5 CH, Hepar Sulfur augmente la suppuration d'un abcès sous-cutané qui, de ce fait, arrive très rapidement à maturation : on peut alors l'inciser, le vider et le laisser cicatriser.

Des résultats thérapeutiques encore plus surprenants ont été obtenus par des vétérinaires exerçant dans les campagnes québécoises. Lorsque des vaches laitières sont atteintes de mammite à streptocoques, les fermiers sont obligés de jeter toute la production de lait pendant les trois ou quatre semaines qui suivent l'infection, en raison du traitement antibiotique qui a été rendu obligatoire par les règles du contrôle sanitaire. Or on a constaté que, avec une préparation homéopathique adéquate, la mammite disparaissait en deux à trois jours, et le contrôle bactériologique confirmait qu'il n'y avait plus de streptocoques dès le troisième ou le quatrième jour après le début du traitement. Ce qui a permis aux fermiers de vendre à nouveau leur lait et d'éviter de lourdes pertes financières ! L'information s'est très vite répandue, et une vingtaine de vétérinaires de la région de Québec se sont formés à l'homéopathie, conscients du fait que, cette fois, le fameux effet placebo souvent dénoncé ne pouvait pas être mis en cause, à moins de considérer que les vaches ou les moutons pourraient y être sensibles...

De même, des études initiées par le professeur Louis Devraigne, du département de gynécologie-obstétrique de l'hôpital Lariboisière, à Paris, ont cherché à démontrer l'action d'une dilution homéopathique de Folliculine, traditionnellement utilisée pour traiter les troubles de l'ovulation et des règles. Cinq expériences successives ont été menées sur plusieurs lots de rates avec groupe témoin, à plusieurs semaines de distance, et elles ont démontré que Folliculine 30 CH bloquait l'œstrus (la phase du cycle œstral durant laquelle se produit l'ovulation). Ainsi, la preuve a été faite qu'une dilution bien au-delà du nombre d'Avogadro pouvait avoir une efficacité sur un processus biologique. Tous ces résultats n'étaient étonnants que pour ceux qui postulaient, sans le vérifier par eux-mêmes, qu'il n'y avait « rien » dans les dilutions homéopathiques, appliquant le principe « pas de molécules, pas d'action biologique » (heureusement que ce principe n'est pas appliqué aux rayons ionisants !). Nous ne saurions citer ici les multiples travaux de pharmacologie homéopathique réalisés (réunis dans la thèse de médecine présentée par le docteur Albert Béja). Leurs conclusions auraient dû permettre de faire entrer l'homéopathie dans le champ de la recherche médicale « ordinaire ». Malheureusement, les préjugés ont continué à être colportés et à marginaliser de plus en plus les chercheurs qui essayaient de comprendre la raison de ces actions pharmacologiques certes énigmatiques, mais indiscutables.

De nombreuses études toxicopharmacologiques ont été menées depuis, dans tous les pays. Il est prouvé, par exemple[1], que l'on peut activer l'élimination d'arsenic chez des rats : sur des lots de 60 animaux intoxiqués expérimentalement, l'élimination urinaire et fécale d'arsenic est 60 pour cent plus forte chez les animaux traités à l'homéopathie que chez les témoins.

Par ailleurs, des études de cancérologie expérimentale ont été menées par le professeur Marcel Roberfroid à l'université de Louvain : « La seule conclusion scientifiquement indiscutable est qu'un traitement homéopathique Phénobarbital 9 CH (théoriquement moins de 400 molécules par millilitre) a permis d'éviter l'apparition d'hépatocarcinomes malins, chimiquement induits chez le rat, dans la moitié des cas. » L'étude a été conduite sur plus de 1 000 rats et avec une rigueur exemplaire.

Tabou ou énigme scientifique à résoudre : la FRTA fait long feu

Il est superflu de poursuivre l'énumération des milliers de travaux qui apportent la preuve d'une activité

1. Les travaux du professeur J.-C. Cazin à la faculté de médecine de Lille (1981-1983) ont été cités par Jean-Jacques Aulas dans une revue très critique au sujet des recherches en homéopathie (*L'Homéopathie*, Éditions médicales Roland Bettex, 1985). Ce dernier doit pourtant avouer que l'étude de Cazin est très sérieuse et convaincante.

pharmacologique des dilutions infinitésimales[1]. En effet, la communauté scientifique a décidé de ne pas se poser de questions sur cette énigme, qui est pourtant l'un des mystères qu'il reviendrait à la science d'élucider.

Le paroxysme de cet ostracisme a été atteint en 1995 avec la mise au pilori par les institutions officielles (Inserm, Académie de médecine...) de Jacques Benveniste, chercheur brillant mais iconoclaste, directeur de l'Unité 200 de l'Inserm, qui a découvert le PAF-Acether, un des médiateurs des mécanismes de l'allergie, pour lequel on lui prédisait déjà le prix Nobel.

Des polémiques médiatiques violentes autour de la « mémoire de l'eau » ont été déclenchées par la publication dans l'une des deux revues scientifiques internationalement reconnues, *Nature*, d'une « découverte fondamentale », à savoir la modification visualisée au microscope de la structure de certains globules blancs (les basophyles) par l'action d'une dilution homéopathique d'un antisérum anti-IgE[2].

Depuis le départ de l'Inserm de Jacques Benveniste, et encore plus depuis son décès, l'homéopathie est sortie du débat public et a été remise sous le boisseau.

Pourtant, le contexte politique des années 1980 ne lui avait pas été défavorable. François Mitterrand avait demandé à Georgina Dufoix, ministre de la Santé, de mettre en place une évaluation « scientifique » des médecines « complémentaires » par le biais d'une Fondation de recherches sur les thérapeutiques alternatives

---

1. Leur évaluation exhaustive et critique a été remarquablement faite par le docteur Bernard Poitevin dans *Le Devenir de l'homéopathie*, Boiron, 1987.

2. « Human basophil degranulation triggered by very dilute antiserum against IgE », *Nature*, n° 333, 1988, p. 816-818.

(FRTA), que j'avais été chargé de créer en 1985. Cette initiative n'a pu aboutir, le nouveau gouvernement de cohabitation issu des élections législatives de mars 1986 ayant abandonné le projet.

C'est dans ce contexte que j'ai été témoin, en ma qualité de conseiller technique au cabinet de Georgina Dufoix, d'un épisode si ubuesque et lourd de conséquences qu'il mérite d'être rapporté. Souhaitant que cette nouvelle structure d'évaluation et de recherche, la FRTA, soit rattachée à la Fondation de France, Georgina Dufoix entreprit des démarches en ce sens. La réponse de la Fondation de France ne se fit pas attendre : les professeurs Jean Bernard et Jean Hamburger demandèrent à être reçus par la ministre de la Santé pour lui signifier que, s'il leur était imposé d'intégrer la FRTA, ils démissionneraient de la Fondation de France. Interloquée, la ministre tenta d'approfondir le débat, leur demandant de justifier la violence qu'ils témoignaient vis-à-vis de pratiques médicales peu dangereuses. Jean Bernard, désireux de rassurer la ministre, avoua alors qu'il était persuadé que l'homéopathie et l'acupuncture avaient une efficacité thérapeutique indiscutable, au-delà de l'action placebo. Il témoigna que certains enfants atteints de leucémie dans son service retiraient un grand bénéfice de traitements complémentaires. Mais il se déclara totalement opposé à ce qu'une recherche « scientifique » soit entreprise sur ces médecines, car, d'après lui, leur validation remettrait en question le socle paradigmatique sur lequel reposent les institutions médicales universitaires. Sa position était donc : tolérance et ouverture d'esprit à l'égard de ces pratiques marginales, mais à condition qu'on les laisse en dehors du champ de la science !

L'homéopathie ouvre sur des phénomènes « ondulatoires » en attente d'explication par les lois de la physique particulaire

On comprend mieux la levée de boucliers à laquelle Jacques Benveniste a fait face quand il a trouvé le moyen d'ouvrir les portes des lois potentielles de l'infiniment petit et d'une biologie fondée sur des lois électromagnétiques ou électro-ioniques, et non sur des structures moléculaires. Pourtant, aurait-on oublié que c'est à un dilemme semblable que la physique a été confrontée quand l'univers quantique a été découvert ? Rappelons-nous en effet les polémiques violentes et la résistance obstinée des physiciens classiques face à la découverte de Max Planck. Celui-ci, en introduisant avec sa « constante » une discontinuité de l'énergie, remettait en question la distinction classique entre composantes et ondes, avec ses conséquences : l'onde n'est pas une onde de « matière », mais une onde de probabilité.

Cette référence à l'histoire de la physique n'est pas anodine, car elle permet d'imaginer ce que sera, dans quelques années, la révolution conceptuelle de la biologie accrochée à un niveau d'organisation, celui de la molécule d'ADN, et fermée à tous les espaces sous-jacents – atomiques, électroniques, particulaires –, qui constituent à l'évidence les briques de structuration des molécules. Nous pourrions voir apparaître une nouvelle médecine non plus moléculaire, mais atomique, voire particulaire !

Or, paradoxalement, l'homéopathie, cette « vieillerie » fidèle à la démarche d'Hippocrate, ouvre une brèche dans l'action « vibratoire » ou « ondulatoire » des supports thérapeutiques. Il est vrai qu'il n'y a plus de molécules dans une dilution au-delà de la neuvième CH, mais démonstration a été faite, grâce aux techniques modernes de spectrographie (RMN[1], Raman laser, thermoluminescence[2]), que la « structure » du solvant des dilutions (l'eau ou l'alcool) est modifiée par la dynamisation indispensable à la préparation des remèdes (agitation-« succussion » entre deux dilutions), sans quoi aucune action pharmacologique n'est constatée.

Il y aurait donc dans les dilutions une information vibratoire dont le support est le réaménagement des molécules d'eau entre elles selon une structure liée aux spécificités des molécules du produit initial (végétal ou minéral)[3]. L'hypothèse selon laquelle cette information est le support de l'activité thérapeutique de l'homéopathie reste à confirmer. Mais la probabilité de sa « véracité » est forte, car les premiers travaux de Benveniste, partis de cette intuition, ont reçu l'appui de nombreuses équipes « étrangères », en particulier de celle du professeur Brian Josephson, prix Nobel de physique en 1973 et directeur du prestigieux laboratoire Cavendish de l'université de Cambridge. Il en parle en ces termes :

> Je suis persuadé que la contribution scientifique du docteur Benveniste sera un jour reconnue à sa juste valeur. [...] Que nous dit la science sur la possibilité de l'existence de

1. Résonance magnétique nucléaire, qui permet d'objectiver les modifications de l'organisation des relations entre les molécules d'eau. Des études menées en France par Yves Lasne, à l'université de Lyon, ont pris la suite de travaux réalisés aux États-Unis par Smith, Boericke et Young.

2. L. Rey, « Thermoluminescence of ultra-high dilutions of lithium chloride and sodium », *Physica A*, vol. 323, 2003, p. 67-74.

3. Roland R. Conte, Henri Berliocchi, Yves Lasne, Gabriel Vernot, *Théorie des hautes dilutions*, Polytechnica, 1996.

la "mémoire de l'eau" ? [...] L'eau est complexe, avec des molécules individuelles s'agglutinant temporairement pour former un réseau. [...] Que ces molécules puissent interagir de façon à produire un mécanisme permettant la mémoire de l'eau n'aurait rien d'inconcevable. Les scientifiques bien informés au sujet de l'eau prennent beaucoup plus au sérieux la proposition de mémoire que ceux qui ne le sont pas... Ceux qui affectent de croire que Benveniste était condamné au déclin dès lors qu'il s'aventurait en dehors des domaines conventionnels où il avait recueilli tant d'approbations et de succès, se trompent totalement[1].

30 000 médecins français prescrivent de l'homéopathie

Le débat sur l'homéopathie, resté longtemps confidentiel, voire ésotérique, est arrivé sur la place publique par la médiation des consommateurs. À travers plusieurs sondages, ceux-ci ont exprimé le souhait de voir officialisées les médecines dites alternatives. Mais depuis la polémique qu'a déclenchée l'article de Jacques Benveniste et Bernard Poitevin, paru dans la revue *Nature*, sur la mémoire de l'eau et l'action d'une dilution homéopathique sur un modèle biologique, le silence règne, car aucun chercheur ni aucune équipe universitaire n'a vraiment repris le dossier.

L'homéopathie, cependant, entre dans le champ de nouvelles recherches menées aux États-Unis ; en effet, des équipes universitaires développent de nouveaux protocoles à l'université Stanford, sous la direction du professeur Kenneth Pelletier[2]. Signalons également qu'en

---

1. Professeur Brian Josephson, introduction à l'ouvrage de Jacques Benveniste, *Ma vérité sur la mémoire de l'eau*, Albin Michel, 2005.

Inde une école créée par Rajan Sankaran renouvelle les bases de l'homéopathie en partant de l'inscription phylogénétique de la mémoire cellulaire et des conséquences sur le vécu individuel des sensations. Tout cela se développe discrètement, loin des médias, mais intensément.

En France, certains courants médiatiques laissent entendre sournoisement que la pratique de l'homéopathie cacherait ou favoriserait l'influence des sectes. Cet argument semble de peu de poids sur le tiers de la population française qui expérimente et vérifie depuis plusieurs décennies, de manière empirique, certes, l'efficacité de ces petits granulés pour soigner les pathologies de la vie quotidienne.

Ces patients sont d'ailleurs confortés dans leurs choix personnels par le fait que l'homéopathie, loin d'être « marginale », est prescrite complémentairement par 25 000 médecins généralistes, et exclusivement par 5 000 d'entre eux (d'après une enquête Ipsos). L'action placebo de l'homéopathie est évidente, et elle est peut-être renforcée par le contexte de sa prescription. Mais il en est ainsi de tous les médicaments, en particulier des somnifères qui présentent, eux, un réel danger d'addiction... Mieux vaut donc laisser chaque patient compléter son traitement par les moyens de son choix.

---

2. Bill Gray, *Homeopathy, Science or Myth ?*, North Atlantic Books, Berkeley, 2000.

L'OSTÉOPATHIE : SOIGNER L'ARCHITECTURE DE NOTRE « MAISON » CORPORELLE[1]

Pour répondre à la question « D'où vient la maladie ? », l'ostéopathie apporte une contribution précieuse, car elle se propose d'évaluer l'état de l'*architecture* de notre maison corporelle, d'y détecter les « brèches », traces des traumatismes mémorisés par notre système neuromoteur depuis notre arrivée au monde et qui ont pu induire des troubles fonctionnels, voire des pathologies organiques.

La grille de lecture ostéopathique est globale et spatio-temporelle : elle concerne l'armature des liens qui « tiennent ensemble » tous nos organes, soumis inexorablement à la loi de la gravitation universelle.

Le traitement ostéopathique vise donc à corriger tout déséquilibre de l'infrastructure afin de maintenir un contenant résistant aux agressions extérieures. Il peut être utile à titre préventif quand on a été victime d'un choc, d'une chute ou d'un accident, mais aussi à titre de soutien en cas de maladie grave ayant un impact sur le système neuromusculaire.

L'ostéopathie est la « troisième thérapeutique complémentaire » après l'acupuncture et l'homéopathie, et elle présente une image moins ésotérique que les deux

1. Cette section a été élaborée avec la collaboration de Danièle Cazanave, ostéopathe à Lavalette, dans l'Aude.

autres dans la mesure où elle intervient sur la *structure* ostéoarticulaire, qui peut être déstabilisée par des microtraumatismes à répétition : sédentarité, conduite automobile intensive, postures viciées ou gestes répétitifs au travail, mais aussi tensions nerveuses ou émotionnelles. En effet, le stress a des conséquences sur l'équilibre structural de notre squelette, relié à notre corps par les ligaments, les tendons, les muscles, mais surtout les fascias, dont le rôle fonctionnel n'est toujours pas enseigné en cours d'anatomie et de physiologie dans les facultés de médecine. Pourtant, le docteur Andrew Still, qui a fondé l'ostéopathie dans le Missouri en 1874, à l'âge de quarante-six ans, après vingt ans de déception dans sa pratique médicale orthodoxe, a proposé une nouvelle méthode de diagnostic des troubles fonctionnels, à partir de l'unité corporelle du squelette relié aux organes par les fascias.

Que sont les *fascias* ? Ce sont les membranes qui enveloppent tous les éléments du corps – les os, les muscles, les viscères, les vaisseaux, le cerveau, la moelle épinière... – et les relient entre eux comme une toile d'araignée. On comprend ainsi qu'un problème dans une partie du corps puisse avoir une répercussion sur les autres parties : lors d'un choc ou d'un stress, les fascias se rétractent, augmentent ou réduisent leur densification en modifiant leur élasticité. Ces réactions sont plus ou moins fortes selon l'intensité des tensions, mais elles sont le plus souvent imperceptibles à la conscience. Elles détermineront plus tard des douleurs articulaires, vertébrales, mais aussi des troubles fonctionnels digestifs, respiratoires, cardiaques ou circulatoires.

La réalité anatomo-physiologique des fascias, constitués par le tissu conjonctif, reliés en permanence au reste du corps, est le fondement de la *conception holis-*

tique de l'ostéopathie. Cette réalité s'est concrétisée plus tard lorsque William Garner Sutherland, élève écossais d'Andrew Still, découvrit le « mouvement respiratoire primaire » (MRP) et appliqua les concepts ostéopathiques à la dynamique des os du crâne pour développer ce qui est devenu l'*ostéopathie crânienne*. L'hypothèse est que les mouvements propres du crâne, du liquide céphalo-rachidien, des membranes de la dure-mère et du sacrum se propagent dans toutes les autres parties du corps par les fascias.

D'autres mouvements rythmiques ont été étudiés ultérieurement par différentes écoles et permettent le plus souvent d'établir des stratégies thérapeutiques plus adaptées à chaque situation pathologique.

Les trois principes de l'ostéopathie

L'ostéopathie n'a jamais été aussi bien présentée que par Lionelle Issartel à travers un dialogue avec sa sœur Marielle, cinéaste, devenu un ouvrage intitulé *L'Ostéopathie exactement*[1].

Lionelle Issartel définit très clairement les trois principes de base de l'ostéopathie :

- une conception *holistique* de la médecine : le corps est une « unité dynamique » ;
- une méthode *systémique* fondée sur l'interaction permanente entre la structure et les fonctions organiques ;
- une stratégie thérapeutique visant à rendre les fonctions naturelles d'*autorégulation* et d'autoguérison opératoires.

---

1. Lionelle et Marielle Issartel, *L'Ostéopathie exactement*, Robert Laffont, 1983.

L'unité dynamique du corps

Ce premier principe repose concrètement sur la réalité anatomique des fascias, ces enveloppes dans lesquelles nous vivons et qui inscrivent physiquement la mémoire de toutes nos interactions avec notre environnement physique et émotionnel depuis notre naissance[1]. « Par la réponse dynamique des fascias, les tensions quotidiennes sont corrigées pendant le sommeil. Par les fascias, le mécanisme total du corps s'adapte aux exigences posturales constantes des sports, de la danse ou du travail manuel[2]. »

Le système myo-fascio-squelettique joue un rôle de soutien et de maintien des formes organiques, dont l'état d'équilibre peut être évalué par la perception-palpation des mouvements rythmiques (le MRP). Ceux-ci, selon Sutherland, sont induits par la mobilité du système nerveux central et la fluctuation du liquide céphalo-rachidien (LCR), lequel circule dans les cavités du crâne et de la moelle épinière et se trouve de ce fait en contact avec les centres nerveux du tronc cérébral qui régule les fonctions végétatives (respiratoires, circulatoires, digestives) et les centres de l'homéostasie (faim, température, hypothalamus...).

---

1. Les accouchements difficiles peuvent laisser des traces traumatiques dans la dynamique des os du crâne et avoir des répercussions ultérieures sur le développement psychomoteur et psycho-émotionnel de l'enfant, entraînant parfois des troubles de la communication. C'est pourquoi l'ostéopathie est de plus en plus souvent introduite dans les maternités, afin que les éventuelles souffrances crâniennes du bébé soient traitées précocement.

2. Viola Frymann, College of Osteopathic Medicine of the Pacific (Californie).

« Les membranes intracrâniennes et le liquide céphalorachidien sont des acteurs propagateurs de ce mouvement (le MRP) [...] perceptible partout dans le corps et transmis par les fascias [...], et qu'on peut capter sur le sacrum, les jambes, les bras, la poitrine, l'abdomen, etc.[1]. »

Ces mouvements rythmiques sont assimilables aux flux et reflux d'autres rythmes corporels (expir-inspir des poumons, diastole-systole du cœur, vasodilatation-vasoconstriction, et plus généralement système sympathique et parasympathique).

Encore fallait-il démontrer que le mouvement respiratoire primaire était objectivable par des méthodes de mesure. Les recherches scientifiques ont commencé aux États-Unis par la création des Research Laboratories de l'American Osteopathic Association. Mais elles ont pris leur essor avec Louisa Burns, qui publia en 1948 son ouvrage *Pathogenèse des maladies viscérales après lésions ostéopathiques*[2]. Elle y rapportait les résultats de trente années de recherches sur l'animal, mettant en évidence les actions « à distance » de microlésions crâniennes et vertébrales sur l'électrocardiogramme, l'élimination urinaire, le tissu lymphatique, le sacrum, les articulations, etc.

Des travaux neurophysiologiques ont été menés par John Denslow puis par Irving Korr montrant, grâce à la méthode des potentiels évoqués, par quels mécanismes le système nerveux sympathique transmet les informations des distorsions craniorachidiennes aux organes périphériques.

---

1. Lionelle et Marielle Issartel, *op. cit.*

2. Ouvrage publié par le College of Osteopathic Medicine of the Pacific.

Des recherches plus récentes, initiées par une équipe américaine d'Indianapolis, étudient les variations de l'onde de Traube-Hering-Mayer (qui est une oscillation dans la pression artérielle) en rapport avec la vélocité du flux sanguin et la fréquence du rythme cardiaque chez des sujets, avant et après traitement ostéopathique[1]. En effet, le MRP présentant une ressemblance frappante avec les ondes de Traube, des protocoles ont pu être mis au point qui ont permis d'objectiver l'activité neurosympathique des manipulations ostéopathiques crâniennes. En France, ce travail a été initié par Daniel Fernandez et Annette Lécine[2].

Interaction structure-fonction

L'analyse *systémique* des interactions permanentes entre la structure et la fonction n'est pas spécifique à l'ostéopathie, mais elle est fondée sur une conception originale de la *lésion ostéopathique*. Celle-ci n'est ni un symptôme ni un signe, mais une altération localisée des tissus (modification de l'élasticité des fascias, douleurs diffuses dans une zone, contractures musculaires...) qu'il faut évaluer en rapport avec l'ensemble de la structure neuro-myo-fascio-squelettique, car le déséquilibre peut atteindre à distance les fonctions organiques cardiaques, respiratoires, endocriniennes, digestives et rénales (la communication se fait par le système nerveux, la circulation sanguine et les fascias).

---

1. K.E. Nelson, N. Sergueef, T. Glonek, « Changes in the Traube-Hering wave following cranial manipulation », *AAO Journal*, 11, 1, 2001.

2. Daniel Fernandez et Annette Lécine, « L'enregistrement de l'onde de Traube-Hering et de la palpation crânienne simultanée », *OSTÉO, la revue des ostéopathes*, n° 9, novembre 1990.

Par exemple, vous avez une *douleur à l'épaule*. Cette douleur n'est pas obligatoirement causée par une inflammation des tendons ou des ligaments qui relient le bras (l'humérus) à la clavicule. Identifier l'origine de cette douleur conduit l'ostéopathe à considérer les liens que l'épaule entretient avec la base du crâne, les vertèbres cervicales et dorsales, l'omoplate, le trapèze, etc. Ainsi, le muscle appelé « grand dorsal » met l'épaule en relation avec le bassin, donc avec les membres inférieurs. Par ailleurs, l'épaule est en lien avec le crâne par la XIe paire de nerfs crâniens, qui régule les mouvements de tous les muscles en contact avec l'épaule et le trapèze en particulier. Enfin, l'innervation orthosympathique assure la vasomotricité par le relais des ganglions sympathiques situés au niveau de chaque vertèbre cervicale et dorsale, ce qui explique les interactions possibles entre les dysfonctionnements de l'épaule et le cœur : en effet, l'innervation sympathique du cœur part des mêmes ganglions que ceux qui contrôlent l'épaule.

On voit qu'une douleur à l'épaule raconte une histoire qui peut concerner tout le reste du corps. Pour la soigner, il faudra prendre en compte la « racine » et les « branches », et non pas seulement la « feuille » que représente une « tendinite »... Cela conduira l'ostéopathe, dans certains cas, à rectifier des fascias abdominaux ou des déplacements de vertèbre... très loin de l'épaule !

Mais le plus souvent nous n'avons pas conscience de la lésion ostéopathique, présente dès que les éléments structurels commencent à se mouvoir d'une façon anormale. Seule la palpation-perception permet de détecter le point de départ de ce microtraumatisme, complétée par une palpation crânienne et rachidienne, qui donne souvent une indication sur les zones corporelles en souffrance. Plus l'intervention thérapeutique est précoce, moins les tensions qui peuvent être à l'origine de douleurs chroniques ou de troubles fonctionnels ont de chances de s'installer. Nous sommes donc en présence d'une véritable médecine préventive.

Une stratégie thérapeutique à visée autorégulatrice

Le troisième principe de l'ostéopathie est fondé sur le postulat de l'*autorégulation des systèmes vivants*.

> L'ostéopathie est une assistance à ces systèmes de contrôle et de régulation que sont les systèmes nerveux et hormonaux. Elle libère les communications qui informent et permettent les rectifications. [...] Elle facilite les échanges liquidiens, elle active les réactions biochimiques entre la cellule et le milieu intérieur, elle intervient sur le métabolisme cellulaire et la régulation endocrinienne[1].

L'ostéopathie a donc pour finalité de maintenir ou de rétablir l'*homéostasie*[2].

À chaque instant, notre organisme s'adapte aux mouvements que nous générons : par exemple, si le biceps se contracte pour plier le bras, son antagoniste, le triceps, résiste et amortit le mouvement. C'est une autorégulation automatique dont nous n'avons pas la moindre perception. Les nerfs moteurs et proprioceptifs (sensitifs) sont impliqués, informant en permanence les tendons, les ligaments et les fascias de la position des

---

1. Lionelle et Marielle Issartel, *op. cit.*
2. Fonction biologique définie par Claude Bernard, qui postule que l'organisme tend à maintenir un équilibre métastable par un ajustement permanent de toutes les constantes après une perturbation.

articulations et de l'état de contraction des muscles. Le système nerveux intègre toutes ces informations et rectifie les messages envoyés aux muscles : la moindre altération va entraîner la mise en route d'un dispositif d'alerte de la moelle épinière qui, en retour, va essayer de commander des actions neuromusculaires correctrices.

Cependant, dès qu'il y a lésion ostéopathique, ces mécanismes d'autorégulation sont insuffisants, comme le décrit très bien Lionelle Issartel :

> Travail quotidien, concentration prolongée sur l'ordinateur. [...] Raideur dans la nuque en se redressant à la fin de la journée, puis toute trace disparaît. Apparemment. [...]
>
> Le bébé commence à grandir et, en le soulevant du fond de son lit à hauts barreaux, un élancement soudain perce les reins ; puis toute trace disparaît. Apparemment. [...]
>
> Au long de l'année, quelques chevilles se tordent, gonflent, font mal, puis tout revient dans l'ordre en huit jours. Les chevilles sont coutumières de la lésion ostéopathique parce qu'on ne peut faire un pas sans elles.
>
> Rappelez-vous : une entorse à la cheville, des massages et un bandage ou même plus, un plâtre et des séances de rééducation, la douleur qui disparaît... sauf quand vous allongez le pied en danseuse, attitude rare, gêne minime, négligée. Et puis d'autres foulures ont suivi, toujours sur la même cheville.
>
> Plus tard, en jouant au tennis, vous l'avez sentie un peu douloureuse et vous avez insisté, soit courageux, soit méprisant, et la douleur aussi a insisté. Vous avez alors consulté : radios, examens, il n'y avait rien, tout au plus une tendinite, et on vous a proposé du bout des lèvres une opération...
>
> Rappelez-vous : l'opération ne vous tentait pas, vous ne jouez plus au tennis. D'ailleurs, maintenant vous avez trop

mal au dos. L'opération vous tentait par son aspect définitif, mais la guérison ne fut pas définitive.

Au-delà des sensations et des souvenirs, que s'était-il passé ?

La cheville ne s'était pas rectifiée complètement, il y restait une mini-entorse, un jeu articulaire si peu faussé qu'il fallait infliger des efforts particuliers ou répétés à la cheville pour qu'il se manifeste. Alors, la douleur se réveillait pour avertir, signaler le déséquilibre, mais [...] on n'écoute pas la douleur, et le déséquilibre s'aggrave.

Si on continue à braver la douleur, soit par ignorance, soit par obligation, le déséquilibre peut impliquer le genou, la cuisse, le bassin, la colonne vertébrale et en fin de course [...] le crâne.

Puis s'installent une arthrose et des douleurs chroniques de plus en plus invalidantes qui grèvent la vie quotidienne.

Pour comprendre les deux termes de la contradiction, une lésion ostéopathique discrète au départ peut déclencher des troubles importants en chaîne qu'il est possible d'arrêter avant que ne s'installent des lésions organiques irréversibles[1].

L'ostéopathie enfin légalisée en France

L'ostéopathie aujourd'hui n'est plus une pratique marginale. En France, elle a longtemps été pratiquée plus ou moins légalement par des kinésithérapeutes ou des ostéopathes formés dans des écoles reconnues par les fédérations internationales d'ostéopathie. Un long combat des ostéopathes non-médecins a enfin abouti à une reconnaissance officielle de cette profession par la loi du 3 mars 2002, qui valide le titre d'ostéopathe.

1. Lionelle et Marielle Issartel, *op. cit.*

Alors qu'aux États-Unis les médecins ostéopathes sont reconnus officiellement depuis 1948 et sont formés dans des facultés de médecine spécialisées, le diplôme de médecine manuelle-ostéopathie n'a été créé en France qu'en 1984. Il est délivré par quatorze universités après deux ans d'études et est reconnu par l'Ordre des médecins.

Il faut du temps pour que les préjugés et les tabous se dissolvent...

Quoi qu'il en soit, si nous le souhaitons, nous pouvons désormais avoir accès à des soins d'ostéopathie. Reste, là encore, à trouver *la* personne compétente (les diplômes, nous le savons, ne font pas tout !), dont les qualités seront non seulement en rapport avec sa formation, mais surtout déterminées par sa capacité à percevoir les zones de mon corps en souffrance, par la sensibilité de ses mains et leur aptitude à trouver les manipulations subtiles qui rétabliront, à partir du crâne, du sacrum ou des fascias, les mouvements rythmiques bloqués par ces lésions dites ostéopathiques.

Cherchez bien... jusqu'à ce que vous trouviez l'ostéopathe avec qui vous vous sentirez en résonance !

5

De la société ? De l'environnement ?

Pourquoi parle-t-on de maladies « de civilisation » ?

« Si tu es malade, c'est à cause du stress... c'est à cause de la pollution... c'est à cause de la nourriture... c'est à cause de ton patron... c'est parce que tu ne fais pas de sport... » Nous entendons cela autour de nous dès qu'une maladie grave se manifeste.

La plupart des maladies « modernes », en particulier celles dont meurent la majorité de nos concitoyens, sont considérées comme liées à nos conditions de vie : stress et désordres nutritionnels pour les maladies cardio-vasculaires et métaboliques, toxicopollutions pour les allergies et le cancer, précarité alimentaire et sociale pour la tuberculose et le sida. L'« infarctus du cadre » est souvent rattaché aux exigences de performance, au contexte de compétition professionnelle ou à la pression de la hiérarchie dans l'entreprise. L'augmentation du nombre des suicides sur les lieux de travail oblige — et n'est-ce pas justement le message envoyé par ces désespérés ? – à s'interroger sur leur lien avec la structure relationnelle des équipes de salariés. La réponse des dirigeants des entreprises concernées exprime certes de la compassion, et c'est la moindre des choses, mais elle évoque toujours les « problèmes personnels » des victimes. Or, si ces derniers sont réels, comment nier que la responsabilité de l'entreprise est également engagée dans le processus qui a généré l'état de désespoir ?

Nous rencontrons au niveau individuel la même problématique qu'au niveau collectif. Il n'y a pas une cause, ni même des causes, à une maladie. Il y a des « raisons », un ensemble de facteurs déclenchants qui déterminent un contexte d'émergence de la maladie. Parmi ces facteurs, les contextes familial, socioprofessionnel et écoclimatologique ont une incidence considérable, même si, *in fine*, le sujet malade qui veut guérir est tenu de se réapproprier les effets psychologiques qu'ont sur lui tous ces facteurs.

Dans notre société de consommation, le travail n'a plus pour finalité l'entretien et la transmission de la vie, mais la production de plus en plus intense de richesses pour satisfaire des besoins nouveaux créés par les marchands. En 1990, dans *L'Autre Journal*, Michel Butel s'étonnait, avec son regard incisif et dénonciateur, de ce que le « génie » humain, incarné dans des cohortes d'ingénieurs et de créateurs, soit mis au service de la fabrication de nouveaux objets en quantités de plus en plus grandes, avec au fond un seul objectif : augmenter le bénéfice de quelques centimes pour les sociétés et leurs actionnaires[1]... La créativité humaine pourrait être mise au service de projets plus enthousiasmants !

1. Michel Butel, *L'Autre Journal*, n° 3. Michel Butel est aussi l'auteur d'un livre, *L'Enfant* (Melville, 2004), qui illustre poétique

Pour conditionner des masses de travailleurs qui, pour vivre, ont un besoin impératif de leur salaire, assuré par la vente d'objets de plus en plus éloignés de la seule nécessité vitale, la société établit de nouvelles valeurs : compétition, compétitivité, augmentation des exigences de production, rentabilité, mécanisation (robots, informatisation, délocalisation). Comment le corps humain s'adapte-t-il à cette transformation collective des investissements énergétiques ?

Les maladies expriment l'ombre de la société

De même qu'une maladie peut être vue comme l'ombre de la vie surgissant chez une personne, de même chaque époque de l'histoire de l'humanité produit une maladie qui exprime l'« ombre » d'une société ou d'un peuple.

Nul mieux que René Dubos[1] n'a étudié les rapports entre la maladie et l'environnement depuis le Néolithique. L'homme préhistorique semblait ne souffrir que de rhumatismes et de rachitisme. Les tumeurs des os existaient déjà, mais elles étaient exceptionnelles. La plupart des maladies que nous connaissons aujourd'hui existaient déjà il y a deux mille ans, mais leur développement était très limité et toujours lié à des facteurs

ment et gravement les propos du présent ouvrage à travers le récit d'un enfant, « qui voit sa mort venir parmi les fleurs, les nuages, les soucis de l'été... ».

1. René Dubos, *L'Homme et l'adaptation au milieu, op. cit.* Médecin et biologiste américain d'origine française, René Dubos a d'abord travaillé en bactériologie sur les mécanismes de l'immunité acquise, puis il en est venu à étudier les effets que les forces environnementales exercent sur la vie humaine.

environnementaux : c'était le cas de la malaria, de la lèpre (grand fléau du Moyen Âge, décrit dans le Lévitique), de la schistosomiase (maladie parasitaire) dans les pays chauds et marécageux, ou encore de la peste (décrite par Thucydide à Athènes). La goutte, très répandue dans les familles de l'aristocratie et du clergé de la Renaissance, était liée aux excès alimentaires, alors que les familles pauvres de la même période souffraient de rachitisme et de « chlorose ».

On constate que des communautés traditionnelles restées dans l'équilibre naturel de leur environnement, telles que les Xavantes ou les Caraï-Guarani (Amérindiens d'Amérique du Sud[1]), les Mebans[2] (tribu soudanaise) ou les Hounzas[3] (communauté endogamique enclavée dans les contreforts de l'Himalaya, dans le nord du Cachemire), ne connaissent pas les maladies et vivent en bonne santé jusqu'à quatre-vingt-dix ans en moyenne. À l'inverse, par suite de maladies cardio-vasculaires et de cancers, les populations autochtones de Porto Rico ont vu leur taux de mortalité augmenter rapidement à mesure que l'île sortait de la misère et de la sous-nutrition grâce au développement économique et urbain.

« Les fluctuations historiques de diverses affections montrent bien que chaque civilisation est caractérisée par un type particulier de maladies[4]. » Et ce n'est pas par

1. Bertoni, *Wendepunkt*, XIe année, 1934.

2. René Dubos, *op. cit.*

3. Les Hounzas ont fait l'objet de nombreuses études ethnologiques à partir de 1936, quand le professeur Robert McCarisson d'Oxford eut énoncé que « ce peuple ne connaît pas la maladie ». Cf. John Clark, *Hunza. Lost Kingdom of the Himalayas*, Funk & Wagnalls Company (New York), 1956, et Ralph Bircher, *Les Hounzas. Un peuple qui ignore la maladie*, Attinger, 1961.

4. René Dubos, *op. cit.*

hasard que ces maladies particulières arrivent à telle période et dans tel lieu.

Il n'est donc pas étonnant que les « temps modernes » produisent des maladies dites « de civilisation » bien identifiées. Elles sont enseignées comme telles dans les facultés de médecine depuis les années 1970[1], et leur évaluation va nous permettre d'examiner les relations qui peuvent exister entre l'impact individuel de la maladie et l'environnement socio-économique.

N'ayant pas la prétention d'être exhaustif, nous n'aborderons ici que quelques-unes des maladies actuelles qui nous paraissent significatives de l'évolution de nos sociétés : la tuberculose, les maladies cardio-vasculaires, le cancer et la dépression. Puis nous mettrons délibérément l'accent sur l'autisme, maladie préoccupante et énigmatique, renvoyant elle aussi à ce que peut vivre tout être humain qui se met en état de repli dans sa bulle.

1. Henri Péquignot, « Maladie de civilisation et progrès de la médecine », *La Nef*, n° 49, 1972. Henri Péquignot est professeur à la faculté de médecine de Paris et auteur, avec Pierre de Graciansky, de *Médecine* (Gallimard, « Bibliothèque de la Pléiade », 1979).

La tuberculose : de la misère triste au bacille de Koch

Parmi les maladies qui peuvent être l'expression d'une résistance adaptative aux conditions imposées par l'environnement géoclimatique et socio-économique, la tuberculose occupe une place de choix. En effet, connue depuis l'Antiquité, elle ne s'est développée de manière épidémique que vers le milieu du XIXe siècle et jusque dans les années 1950.

La tuberculose a été la hantise de toutes les générations d'avant guerre : quand elle ne signait pas un arrêt de mort, elle provoquait impitoyablement une exclusion de la famille, de la société et du milieu professionnel. Jusqu'en 1950, 35 pour cent des décès parisiens étaient dus à cette maladie. Il a fallu attendre les années 1946-1950 pour que des traitements antibiotiques agissant spécifiquement sur le bacille de Koch (BK) permettent d'arrêter le processus d'invasion bacillaire et la contagion. Progressivement, la tuberculose cessa d'être un problème médical majeur, et ce succès thérapeutique alimenta le triomphalisme de la médecine « moderne » des années 1970, qui se vantait de pouvoir enfin faire disparaître définitivement une maladie qui avait généré peur et désespoir dans la première moitié du XXe siècle.

Pourtant, trente ans plus tard, à la fin du XXe siècle, la tuberculose a refait son apparition de manière endémique sur la planète, tout particulièrement dans les pays les plus pauvres, mais également dans les populations fragiles des pays riches.

Comment ne pas faire le lien entre la pauvreté croissante de la population mondiale (plus de deux milliards d'habitants de la planète vivent sous le seuil de pauvreté), qui se manifeste d'abord par une dénutrition, et la situation de la fin du XIXe siècle en Europe, où la tuberculose est apparue avec le développement industriel sauvage ? Des masses d'ouvriers mal payés travaillaient de longues journées dans les mines ou les ateliers, dans des conditions d'hygiène déplorables (les découvertes de Pasteur n'avaient pas encore été transformées en réglementation médico-sociale). Les femmes et les enfants ont rejoint les hommes dans les usines pour compléter des revenus familiaux qui ne permettaient pas de se nourrir correctement : l'univers romanesque de Zola nous en apporte une illustration dramatiquement vivante. Puis l'industrie s'est développée de manière considérable au début du XXe siècle, et les conditions de vie se sont améliorées. Mais la guerre de 1914-1918 a compromis pour un temps cette expansion économique. Elle a laissé de nombreux blessés et malades dans les pays européens, mais surtout une grande pauvreté en Allemagne, ce qui a largement contribué au succès du nazisme et d'Hitler. Les autres pays capitalistes occidentaux se sont remis plus vite, mais la crise boursière de 1929 a fait des ravages dans tous les États industrialisés, où villes et campagnes ont revécu la peur ancestrale de la famine et où le nombre de malades atteints de tuberculose a augmenté.

J'ai eu l'occasion au Québec de découvrir les conséquences de cette crise économique sur le vécu psychopathologique actuel de certains patients, descendants de familles qui avaient été déplacées dans le nord-ouest du pays (l'Abitibi) pour travailler dans les mines d'or, et dont les grands-parents étaient morts de faim. Après la fermeture des mines, les terres ensevelies sous la neige et le froid pendant sept mois ne pouvaient nourrir la population. Le nombre des malades atteints de tuberculose a décuplé dans toutes les régions et la famine a fait de nombreuses victimes. Les traumatismes subis par cette génération ont laissé des traces chez les petits-enfants ou arrière-petits-enfants, dont les angoisses archaïques remontent à cette crise financière.

« La cause de la tuberculose n'est pas le BK : c'est d'abord la misère » (René Dubos)

Il n'est pas étonnant que de grands bactériologistes comme René Dubos aient relativisé l'effet causal du BK :

> La tuberculose est d'abord une maladie de la misère. [...] Dans les années 1920, l'inflation allemande fournit une illustration spectaculaire de l'influence des facteurs sociaux sur la *résistance aux maladies* : après une chute abrupte après la Première Guerre mondiale, la mortalité par tuberculose remonta en flèche pendant les années d'inflation et elle retomba dès que la stabilisation de la monnaie permit un retour à des conditions de vie plus normales. [...] L'explication est que, dans nos sociétés, un plus grand nombre de personnes *vivent en équilibre* [...] *avec le bacille de Koch* [...] et que cet équilibre s'effondre dès qu'un facteur *vient diminuer la résistance générale des populations*[1].

1. René Dubos, *op. cit.*

Quel que soit le rôle du BK dans le développement de la tuberculose, là comme ailleurs, en faire la « cause » unique de la maladie revient à occulter, ou en tout cas à minimiser, la complexité des autres facteurs en jeu : chômage, crises sociales ou économiques génératrices de pauvreté, de dénutrition, de promiscuité, avec les conséquences que cela implique sur la qualité de l'eau et du lait pour les enfants.

Nous sommes donc confrontés aujourd'hui à une recrudescence considérable de la tuberculose dans tous les pays du tiers-monde, déjà décimés par le sida, particulièrement dans les pays les plus pauvres de l'Afrique, les Caraïbes, l'Inde et le Sud-Est asiatique. Mais l'épidémie touche aussi les populations pauvres et dénutries des grandes métropoles occidentales. On voit à nouveau des malades tuberculeux arriver dans les hôpitaux parisiens, qui sont obligés d'organiser des salles d'isolement pour éviter la contagion. D'après l'OMS, un tiers de la population mondiale héberge dans ses poumons le bacille de Koch (*Mycobacterium tuberculosis*). Chaque année, 9 millions de personnes développent cette maladie et 3 millions en meurent, dont 98 pour cent dans les pays en développement.

Les mêmes causes reproduisent les mêmes effets

Le début du XXIe siècle présente ainsi un contexte analogue à celui de la montée du capitalisme à la fin du XIXe siècle : la course à la survie incite à travailler toujours plus, et à faire travailler les enfants et les femmes dans des conditions d'hygiène et de nutrition déplorables. On retrouve également le phénomène d'émigration des populations rurales, poussées vers les villes à la fois par la pauvreté (liée au nombre de bouches à nourrir dans une famille) et par la peur de récoltes insuffisantes (années de vaches maigres ou de famine). Un besoin naturel et *instinctif*[1] de se nourrir pour vivre, voire pour survivre, conduit ces populations à *fuir* à la recherche d'un lieu plus sécurisant. Elles pensent le trouver dans les villes, lesquelles, de loin (à travers la télévision), donnent l'image de l'abondance. Celles-ci deviennent ainsi surpeuplées, les masses humaines s'entassant dans des logements insalubres, sans aucune sécurité sociale, ni soins médicaux adaptés, ni aides pour les enfants. L'alcoolisme et la toxicomanie deviennent un autre mode de fuite, toujours déterminée par la pulsion de survie. Ce contexte contribue à créer de nouvelles insécurités génératrices de désenchantement, de peur et de désespoir, ce qui fait, notamment, le lit de la tuberculose.

Face à cette misère qui appellerait une « thérapeutique » sociale et politique d'envergure mondiale, les moyens médicaux sont souvent dérisoires ou dépassés, et le BK court toujours ! D'autant que le BCG, découvert dans les années 1930 et qui fut longtemps l'outil préventif, n'est plus un vaccin efficace. Il n'est pratiquement plus utilisé dans le monde, excepté en France, où l'on commence seulement à débattre de son utilité.

Pourquoi la plupart des antibiotiques, autrefois présentés comme le fruit d'une médecine scientifique capable d'éradiquer une maladie, ne sont-ils plus efficaces ? Les bacilles résistent à ces produits, et la résistance aux nouveaux antibiotiques apparaît de plus en

1. Rappelons que le cerveau reptilien déclenche impérativement toutes sortes de conduites pulsionnelles susceptibles d'assurer la survie.

plus rapidement[1]. Il faut actuellement une trithérapie pour espérer arrêter l'évolution de la maladie. Mais, malheureusement, les pays où la tuberculose est devenue endémique n'ont pas les moyens financiers ni humains de fournir des remèdes à leurs malades, lesquels, par ailleurs, n'arrivent pas à suivre correctement les prises médicamenteuses, ce qui augmente les risques de résistance des bactéries, d'autant que la tuberculose survient le plus souvent chez des sujets déjà atteints du sida ou séropositifs.

Ici, le *sens* de la maladie est plutôt clair : il s'agit d'un problème collectif et de santé publique. Sauver des vies ne devrait pas seulement consister à diagnostiquer et à prescrire des antibiotiques dans l'espoir de « guérir » la tuberculose, mais avant tout à donner à manger, à proposer du travail, à améliorer les conditions matérielles de vie et à développer une éducation sanitaire. Le « traitement » ne peut être que politique... mais une politique à l'échelle mondiale, fondée sur une philosophie humaine mettant en œuvre les trois principes fondateurs de la Déclaration des droits de l'homme : liberté, égalité, fraternité.

1. L'OMS vient de publier un rapport qui établit que 500 000 malades dans le monde sont résistants à tout traitement et 40 000 ultrarésistants.

Les maladies cardio-vasculaires : de la croissance économique au stress

Les maladies cardio-vasculaires se sont développées progressivement à partir des années 1950 et sont devenues la première cause de mortalité dans les années 1970, avant d'être détrônées par le cancer en 2006. Leur expansion est concomitante du « boom économique » des pays occidentaux, qui a favorisé une course à la productivité dans les entreprises, ainsi qu'une idéologie fondée sur la compétitivité des salariés et sur une organisation du travail visant essentiellement à une croissance exponentielle de la production d'objets de consommation de plus en plus variés et raffinés.

L'augmentation des profits et de la richesse a permis à la planète de sortir des situations de précarité et des angoisses de survie du lendemain de la Seconde Guerre mondiale, et elle aurait dû selon certains, par ricochet, résoudre la pauvreté dans les pays en voie de développement. Mais d'autres besoins ont émergé ou ont été créés artificiellement, conditionnant l'achat de plus en plus compulsif d'objets d'abord superflus, puis devenus nécessaires. La société de consommation s'est installée. À quel prix ?

> Il faut reconnaître que la civilisation industrielle a toutes les raisons d'être génératrice d'angoisse. [...] On cherche à posséder des objets gratifiants sous l'influence de la publi-

cité ou des classes plus favorisées. [...] Mais on ne peut le faire qu'en s'élevant dans les échelles hiérarchiques, en acquérant une dominance, toujours de façon conflictuelle, avec l'angoisse de l'échec possible et de la concurrence. [...] L'appartenance à un groupe, le militantisme, le conformisme peuvent de façon temporaire camoufler l'angoisse, mais à l'intérieur même du groupe la compétition surgit à nouveau, et l'incertitude qui l'accompagne est génératrice d'angoisse par l'inhibition de l'action[1].

Le système cardio-vasculaire essaie de s'adapter à la demande sociale d'une production croissante

Notre organisme tente par tous les moyens de s'adapter aux fluctuations de l'environnement. C'est le système cardio-vasculaire qui lui permet de réagir aux exigences de production excessives, en assurant la régulation des équilibres énergétiques nécessaires au fonctionnement des métabolismes cellulaires : oxygène, apports nutritionnels et élimination des déchets cataboliques.

Le premier mécanisme d'adaptation fait intervenir le système neurovégétatif ortho- et parasympathique[2], qui doit ajuster les entrées successives en régulant le flux sanguin, chargé d'apporter les matériaux nécessaires au fonctionnement des usines cellulaires. Or cette régulation utilise les mécanismes physiologiques de la tension artérielle, témoin de la dynamique de circulation san-

1. Henri Laborit, *L'Inhibition de l'action*, Masson, 1981.

2. C'est le système nerveux végétatif qui régule de manière permanente et automatique les mécanismes d'adaptation de chacun de nos organes, comme l'expir et l'inspir, la dilatation des vaisseaux, les mouvements digestifs, etc.

guine, et du *servomécanisme*[1] neuroendocrinien de gestion du stress, mis en évidence par Hans Selye[2]. Le stress est une réaction naturelle et normale d'ajustement aux effets de l'environnement. Mais ce sont ses excès ou ses déficits qui peuvent perturber, quand ils se répètent, les équilibres homéostatiques.

Dès qu'il y a menace ou simple sensation d'agression, qu'elle soit psychologique, émotionnelle ou physique, la réaction d'alarme déclenche, à partir de l'hémisphère cérébral droit, une libération de CRF (Corticotrophin Releasing Factor) par l'hypothalamus. Celle-ci provoque à son tour une libération d'ACTH, une hormone de l'hypophyse, qui déclenche une sécrétion de *cortisol* par la glande corticosurrénale et, parallèlement, une sécrétion d'*adrénaline* au niveau de la médullosurrénale. La sécrétion de cortisol, qui est réactionnelle au stress, induit une diminution des réactions émotionnelles et agit un peu comme un anxiolytique. L'adrénaline, au contraire, stimule le système activateur de l'action, provoquant la fuite ou la lutte pour s'adapter aux situations conflictuelles. Ces deux hormones permettent à l'organisme de réagir à toute menace et à toute peur afin de maintenir l'équilibre homéostatique.

Du stress à l'inhibition de l'action, source des somatisations cardiaques

Si la lutte ou la fuite ne sont pas possibles et si aucune action ne peut être entreprise, se met alors en

1. C'est le terme utilisé par les cybernéticiens pour signifier l'action et la rétroaction en feed-back.

2. Hans Selye, *The Stress of Life*, MacGraw-Hill (New York), 1978.

route le *système inhibiteur d'action* (SIA), dont Henri Laborit a démontré l'organisation neurophysiologique et biochimique. La manifestation comportementale en est l'anxiété ou l'angoisse intériorisée, car cette peur sans objet ne peut s'exprimer. Le SIA déclenche une sécrétion de noradrénaline qui favorisera l'installation progressive d'une hypertension artérielle, alors que la répétition de sécrétion du cortisol aura à terme un effet *immunodépressif.*

Le fait de ne pouvoir agir ou réagir dans certains contextes — la peur du jugement ou de la punition, la soumission du dominé, l'impossibilité d'assouvir un besoin qui conduirait au bonheur ou au plaisir — crée une situation de frustration, de dépendance et, progressivement, d'implosion qui va obliger le corps à s'organiser.

Or c'est dans ce domaine que les processus de « genèse » de la maladie sont le plus repérables et le plus évidents : un stress dû à la compétition ou à des frustrations répétées, des comportements compensateurs induisant une consommation excessive de glucides, de lipides, d'alcool et de tabac, la sédentarisation des activités professionnelles, qui deviennent moins manuelles et plus intellectuelles... Le corps envoie des signaux d'alerte : hypertension artérielle, tachycardie, vertiges, insomnies, agressivité, instabilité, hyperactivité compulsive.

Pourtant, cela ne fait que deux ou trois décennies que les médecins intègrent dans leur pratique des stratégies de modifications alimentaires et psychocorporelles. Dans les années 1960-1970, l'un de mes professeurs de médecine ironisait sur les régimes, affirmant qu'une maladie apparaissait comme un accident corporel et qu'il ne fallait s'en occuper que lorsqu'elle était diagnostiquée. C'est grâce à de longues enquêtes sur les corrélations entre nutrition et maladies cardiovasculaires, menées aux États-Unis dans les années 1970-1980, qu'ont pu être établis le rôle des lipides saturés, mais aussi celui des glucides rapides, dans la lipogenèse. Il a également été démontré que les situations chroniques de stress et d'inhibition de l'action déclenchaient des synthèses excessives de « mauvais » cholestérol, ce qui se matérialisait par des plaques d'athérome sur les artères.

Tout cela est désormais admis et reconnu, mais pendant de nombreuses années – et c'est encore le cas aujourd'hui – le traitement privilégié de ces symptômes a été pharmacologique : il repose sur les hypocholestérolémiants (les statines entre autres), dont les prescriptions ne cessent d'augmenter pour atteindre désormais 5,5 pour cent des dépenses de remboursement, soit 658,3 milliards d'euros. Pourtant, des études contrôlées ont montré qu'une modification des habitudes alimentaires, par exemple l'adoption du « régime crétois », associée à des exercices physiques adaptés à chaque personne, avait sur la normalisation des chiffres du cholestérol le même effet que les médicaments, effet qui peut être renforcé par la prise quotidienne d'Oméga 3. L'industrie pharmaceutique a tenté de minimiser l'impact thérapeutique de ces mesures, qui ont dû être validées par plusieurs études épidémiologiques avant de devenir crédibles. Il a donc fallu mener un combat acharné pour imposer l'idée que les maladies cardio-vasculaires peuvent être prévenues et soignées par un simple changement des habitudes de vie.

Désormais, une partie de la population occidentale, avec ou sans l'aide du corps médical, applique sans le savoir les consignes d'Hippocrate : « Si tes conditions de vie déclenchent certaines maladies, modifie ou change tes conditions de vie. » Cette évolution, liée à une prise de conscience, mais aussi à des campagnes d'information et de prévention, a des résultats significatifs, à commencer par la diminution progressive de la mortalité par maladies cardio-vasculaires ainsi que du nombre de malades soignés.

Le cancer : des cellules à la recherche de l'immortalité

Si les accidents cardio-vasculaires sont violents et précédés de signaux d'alerte aujourd'hui bien repérés, permettant de mettre en place des traitements efficaces et des stratégies préventives, le cancer, lui, se développe de manière silencieuse, insidieuse, et le plus souvent sur un temps très long.

Il y a différentes raisons à cela, mais l'une d'elles est en rapport avec le mécanisme complexe du stress, décrit précédemment. Rappelons que cette réaction naturelle face à des agressions de l'environnement provoque des réponses adaptées visant à établir un autre équilibre. Parmi ces réponses, il y a la sécrétion de cortisol par les corticosurrénales. Dans un premier temps, elle est très utile puisqu'elle diminue les réactions inflammatoires et la production de radicaux libres (toxiques)[1]. Mais, dans un deuxième temps, si le stress se répète et devient permanent, le cortisol, qui est immunodépresseur, désorganise le système de défense immunitaire, ce qui rend la personne stressée plus vulnérable aux fluctuations de son environnement : virus, toxiques, chocs émotionnels, conflits professionnels ou conjugaux, etc.

1. Les radicaux libres sont des substances très actives capables d'oxyder les protéines, les acides nucléiques et les lipides, et dont l'excès aboutit à l'installation d'un stress oxydant.

S'installe alors un *stress oxydant* qui induit la genèse du cancer, et ce de trois manières : une dépression du système immunitaire, une activation de la croissance cellulaire, une mutagenèse due à la transformation par oxydation. Si ce stress oxydant n'est pas corrigé par les mécanismes d'autorégulation à l'œuvre pendant les périodes d'équilibre et de bien-être, par des activités génératrices de plaisir et de créativité ou par des thérapeutiques antistress, il peut faire le lit du syndrome de « fatigue chronique », du sida, des maladies auto-immunes ou du cancer.

Les cellules cancéreuses à la recherche de... l'éternité

Les perturbations liées au stress ne sont évidemment pas la « cause » du cancer. Mais elles peuvent largement contribuer à la fragilisation de l'organisme[1]. Le cancer se développe parce qu'il y a une « perte de vigilance » du système d'autorégulation de la reproduction cellulaire. Le système immunitaire n'est alors plus capable d'éliminer des cellules immatures, anormales, embryonnaires, dont certaines se développent de manière anarchique en se soustrayant aux lois de la reproduction naturelle. L'organisme qui a laissé échapper ces cellules rebelles ne peut mettre en place des réactions inflammatoires qui en limiteraient le développement et qui détruiraient les cellules anormales grâce à des globules blancs appelés NK (*natural killer*)[2]. C'est ce qui explique

1. Thierry Janssen fait le point sur les hypothèses concernant le rôle du stress dans *La Solution intérieure*, *op. cit.*

2. Voir plus haut, note 2 p. 109.

que des tumeurs puissent rester latentes, voire régresser naturellement. L'organisme se débrouille avec elles, sans produire aucun symptôme, pendant plus ou moins longtemps.

Mais de nouveaux stress ou un événement traumatisant peuvent déclencher à nouveau la croissance de cellules. Et quand cette croissance atteint un certain stade, elle devient irréversible : c'est « trop tard », « comme l'orage qui éclate dans un ciel bleu », selon l'expression familière. Le cancer est alors perçu comme un envahisseur doté d'une énergie de destruction aveugle. Il déplace les limites imposées naturellement par les réactions biologiques de nos organes, qui continuent à vivre normalement parce qu'ils ont intégré la « mort » en eux !

En effet, le mécanisme de l'*apoptose*[1], découvert il y a une trentaine d'années seulement, permet une élimination naturelle de toutes les cellules endommagées, mutées ou déficientes. Ce mécanisme est absent dans le processus de reproduction des cellules cancéreuses. Ces dernières, échappant à la mort cellulaire programmée, se reproduisent sans fin dès que le système immunitaire de l'organisme est dépassé. À ce stade, celui de l'irréversibilité de la croissance, il n'est pas surprenant qu'une logique de *guerre* soit valorisée par la médecine, avec tout l'arsenal de métaphores bien connu : bombarde-

1. « Le terme d'apoptose (littéralement la "chute d'en haut", un mot utilisé en grec ancien pour désigner la chute des feuilles en automne) a été utilisé pour nommer la manière dont une cellule qui s'autodétruit disparaît : la succession de transformations stéréotypées – de métamorphoses – que réalise le plus souvent la cellule au fur et à mesure qu'elle se détruit » (Jean Claude Ameisen, « La mort au cœur du vivant », *Revue française de psychosomatique*, n° 32, 2007, p. 11-44).

ment de rayons X, destruction jusqu'à la dernière des cellules tumorales grâce à des armes chimiques cytotoxiques, éradication chirurgicale de la tumeur, etc. D'autant que, à peine le diagnostic posé, le patient cancéreux est perçu par la société, à travers le système médico-social, comme entrant dans le couloir de la mort, même s'il est établi statistiquement que les chances de guérison tournent autour de 50 pour cent en moyenne — elles sont variables selon la localisation du cancer — dans les cinq ans qui suivent.

On peut faire ce rapprochement étonnant : nous vivons dans une société embarquée dans une course effrénée à la croissance, comme si celle-ci pouvait être sans fin, sans limite, dans un environnement de plus en plus chaotique, et dans ce contexte nous assistons à une autre forme de croissance, la croissance exponentielle de cellules mortifères mais éternelles, échappant aux lois naturelles de la reproduction[1] ! D'où ce paradoxe vertigineux : alors que l'idéologie de la croissance économique prétend apporter richesse et bonheur, elle génère parallèlement une maladie caractérisée par une croissance de cellules en quête d'immortalité et qui aboutit à la mort du sujet.

Le contexte éco-socio-environnemental de la genèse du cancer

Cette déroute dramatique du système d'autorégulation se rencontre chez un nombre croissant de malades. À tel point que le nombre de cancers augmente réguliè-

1. La courbe de croissance des cellules cancéreuses est la même que celle de la croissance de la population mondiale...

rement depuis les années 1970 : une personne sur trois est concernée un jour ou l'autre, dans nos sociétés occidentales. Les enquêtes prospectives menées au Canada et aux États-Unis prévoient que, s'il n'y a aucun changement de l'environnement écobiologique, ni découverte de nouvelles thérapeutiques, une personne sur deux sera concernée en 2030. En France, on compte 2 millions de personnes qui vivent avec ou ont eu un cancer – 1 153 000 décès et 300 000 nouveaux cas par an. Le cancer est depuis 2006 la première cause de mortalité, avant les maladies cardio-vasculaires.

Il s'agit bien de la maladie des temps actuels et de la postmodernité, en résonance avec les autres maladies « écologiques » de la planète. Les autorités de santé publique dans les pays occidentaux considèrent que deux tiers des cas de cancer sont en rapport avec le mode de vie (tabagisme, mauvaise alimentation, sédentarité, obésité...) et avec l'impact des facteurs toxiques (amiante, benzène, arsenic, pesticides, substances radioactives, exposition exagérée au soleil...). Des facteurs héréditaires interviendraient dans 5 à 15 pour cent des cas[1]. Dans les pays en voie de développement, l'incidence du cancer augmente rapidement avec l'industrialisation et l'adoption d'un mode de vie à l'occidentale. Certains spécialistes, comme le professeur Dominique Belpomme[2], considèrent la pollution de l'air et des sols comme le facteur dominant de l'augmentation du nombre

1. Rapport de l'OMS, décembre 2005.

2. Dominique Belpomme, *Guérir du cancer ou s'en protéger*, Fayard, 2005. Chef de service de cancérologie à l'hôpital Georges-Pompidou, Dominique Belpomme est à l'origine de l'« Appel de Paris », qui propose de faire l'inventaire des facteurs environnementaux susceptibles d'induire des menaces graves pour la santé des enfants et des générations futures.

des cancers, même s'il est encore difficile de mener des enquêtes épidémiologiques rigoureuses, par manque de marqueurs de corrélation, mais aussi et surtout par manque de moyens financiers, du fait des risques politiques et économiques de ce type d'investigation.

Parmi les facteurs collectifs à prendre en considération, la consommation croissante depuis les années 1960 de médicaments de synthèse chimique ayant une activité immunodépressive n'est certainement pas étrangère à l'augmentation du nombre de malades cancéreux. Il est établi que des traitements répétés aux antibiotiques, aux corticoïdes, aux antidépresseurs et autres psychotropes affaiblissent certaines fonctions du système immunitaire.

Stress, structure de personnalité et cancer

Il faut ajouter à cela l'impact de facteurs psycho-émotionnels liés à des événements traumatiques ou au stress chronique. Ces facteurs ont forcément une incidence sur le système de défense, qui implique des interrelations complexes entre les systèmes nerveux et les régulations endocrino-immunitaires. Un autre élément entre en jeu : la capacité de réparation de l'ADN des chromosomes endommagés par les agents cancérigènes. Les publications contradictoires à propos de l'impact du stress sur le départ des cancers ne permettent pas aujourd'hui d'avoir une idée claire sur la question. Chez l'homme, la singularité des situations et la complexité des histoires individuelles empêchent de faire des corrélations significatives. Mais chez l'animal de laboratoire c'est plus facile. Ainsi, le professeur Martin Seligman, de l'université de Pennsylvanie, a démontré l'effet d'un choc traumatique (électrique) sur des rats auxquels on avait greffé des cellules cancéreuses : 63 pour cent des rats auxquels on avait appris à contrôler la situation de choc ont survécu, contre 23 pour cent de ceux qui subissaient le choc sans possibilité de lutter[1].

L'hypothèse a été émise par plusieurs chercheurs que certaines structures de personnalité pouvaient induire le risque de cancer. Ainsi, des sujets qui contrôlent ou refoulent leurs émotions et se résignent facilement seraient plus vulnérables que les autres. D'autre part, de nombreuses études cliniques[2] ont mis en évidence le fait que, dans la plupart des cas, le malade avait vécu une perte dramatique ou traumatique (mort d'un proche, séparation brutale, départ d'un enfant ou d'un conjoint, faillite, perte d'emploi...) dans les deux ou trois ans ayant précédé le surgissement du cancer. Une perte aussi grave et violente, qui rompt des liens affectifs ou sociaux, est l'expérience métaphorique d'une mort symbolique. Or certains sujets semblent « encaisser » l'événement et n'entreprendre aucun travail de deuil, jugé superflu. Le refoulement des émotions et la difficulté ou l'impossibilité de verbaliser le traumatisme obligent alors l'organisme à réagir pour dissoudre cette menace vitale, concomitante de la rupture des liens de sécurité. Cette forclusion de la mort n'est-elle pas comme la cellule qui échappe à la mort cellulaire pour continuer aveuglément sa croissance vers l'éternité – éternité impossible puisque la vie ne peut se poursuivre sans cette « mort » programmée ?

---

1. *Science*, n° 216, 1982, p. 437-439.

2. Une synthèse de ces travaux a été présentée dans la thèse de médecine du docteur D. Blet (Montpellier, 1979).

C'est « ma » vie qui est en jeu

Malgré tous ces facteurs externes, la problématique du cancer demeure une affaire individuelle. *In fine*, c'est moi qui peux un jour être menacé, dans « ma » vie, par ces cellules en révolte !

Heureusement, le cerveau veille et fait son travail de transmission des messages du corps. Mon cerveau reptilien se met en action en déclenchant des pulsions de lutte pour la vie. Elles s'expriment par de l'angoisse et des douleurs, et m'obligent à affronter le danger de mourir et à sortir des refoulements émotionnels face aux traumatismes antérieurs. Cette violence de la prise de conscience qui aboutit à une régression, une peur, représente aussi un combat qu'il s'agit de transformer en lutte pour la vie.

À nous d'en tirer les conséquences. En premier lieu, dès que la maladie est annoncée et parallèlement aux traitements proposés, il est très important d'être guidé par un médecin généraliste digne de confiance, de se mobiliser pour établir des espaces de sécurité physique, matérielle ou affective qui rompent la solitude. C'est ce qui permet d'échapper aux risques graves que font courir la tentation d'un repli égotique, avec la certitude de ne pouvoir compter que sur soi-même, ou une démarche volontariste qui viserait à contrôler tout le débordement émotionnel, les réflexes de lutte et de combat. Le malade atteint de cancer a besoin, plus que d'autres, d'être apprivoisé, puis enveloppé sensoriellement, de trouver une sécurité affective, afin de nouer progressivement des liens lui permettant d'expérimenter la confiance en l'autre.

Un de mes patients avait traversé pendant plusieurs années des difficultés professionnelles dans un poste à responsabilités où il se sentait seul et ne parvenait pas à partager avec ses proches les angoisses qu'il vivait. Lorsqu'il a appris qu'il était atteint d'un lymphome, il a réuni tous ses amis et leur a parlé de manière très solennelle : « Si je veux m'en sortir, j'ai besoin de vous tous. Je vous demande d'être présents à l'hôpital, et auprès de ma femme et de mes fils, chaque semaine. Je sais que si vous respectez ce contrat, je pourrai guérir. » Contrat rempli par ses amis, qui se sont relayés à ses côtés durant deux années, même quand il était en chambre stérile pour une greffe de moelle osseuse. Il a ensuite été considéré comme étant en rémission, puis, au bout de quelques années, comme étant guéri, et il a repris son activité professionnelle, veillant cette fois à ne plus garder pour lui seul ses préoccupations, parfois trop lourdes à gérer. Il s'est aussi investi dans des activités bénévoles pour aider des malades en difficulté.

Ce qui compte, par conséquent, c'est de lutter pour la vie, et non contre la mort. En effet, l'énergie pulsionnelle de survie qui se mobilise est archaïque. Elle renvoie à des insécurités ancestrales, transgénérationnelles[1]. Conscientiser ces insécurités est certes nécessaire, mais au préalable il s'agit surtout de créer un espace-temps de calme, de douceur, de musique, de tendresse, cette tendresse dont a besoin le petit enfant qui arrive sur terre, perdu dans un univers inconnu. Le patient atteint de cancer, lui, perdu avec des cellules embryonnaires mais éternelles qui menacent son existence, doit renaître

1. Voir Anne Ancelin Schützenberger, « Stress, cancer, liens transgénérationnels », in *Médecines nouvelles et psychologies transpersonnelles*, Albin Michel, 1986.

et mobiliser une autre partie de lui-même, et pour cela établir un environnement de sécurité analogue à celui dont a besoin l'enfant.

Les rémissions spontanées existent pourtant

Ce qui est arrivé à une de mes amies québécoises illustre de manière étonnante la capacité qu'a un organisme atteint de cancer à trouver une autre voie que celle de l'installation de la maladie.

Il y a une dizaine d'années, cette amie va faire un bilan biologique et gynécologique, comme tous les ans, avant de partir pour un long séjour au Nouveau-Mexique. Au Québec, lorsque le médecin ne rappelle pas son patient dans les dix jours qui suivent l'examen, c'est que les résultats sont bons. Au bout d'une quinzaine de jours, n'ayant rien reçu, mon amie se met en route. Elle passe plusieurs mois merveilleux au Nouveau-Mexique, vit en pleine nature, se forme à différentes thérapeutiques alternatives, s'initie à des danses et techniques corporelles d'origine amérindienne. De retour à Montréal, elle trouve une lettre qui lui avait été envoyée par son médecin quelques jours après son départ, et dans laquelle il lui demandait de le contacter de toute urgence. Elle prend donc aussitôt rendez-vous avec lui. Tout surpris de la voir, il lui demande : « Où en est votre cancer ? » Et elle apprend, stupéfaite, que les examens avaient décelé un cancer du col de l'utérus à un stade déjà avancé... Elle refait alors toute la batterie de tests : il n'y a plus aucune cellule cancéreuse au niveau du col ni aucun signe de risque pathologique !

De telles rémissions spontanées peuvent paraître bizarres. En fait, le professeur Luc Montagnier, de l'Institut Pasteur, qui a découvert le virus du sida[1], explique comment les cellules cancéreuses peuvent trouver une autre voie que la mutation irréversible et mourir après apoptose[2]. Pour favoriser cette mort cellulaire (naturelle) qui arrête la reproduction de la cellule cancéreuse, Montagnier propose de manière très logique des traitements naturels du stress oxydatif qui détruisent les radicaux libres toxiques : le glutathion, l'extrait de papaye fermenté et le superoxyde dismutase[3].

Les voies ouvertes par ce type de recherche confirment que le corps peut s'organiser et trouver des réponses adaptées à une situation à risque. C'est aussi une preuve indirecte que des cellules cancéreuses peuvent disparaître, être éliminées, voire redevenir normales... Comment ne pas y voir une invitation à cesser de se résigner devant l'inéluctable ?

1. Ce qui lui a valu le prix Nobel de médecine 2008.

2. Luc Montagnier, *Les Combats de la vie*, *op. cit.*

3. Cette histoire et cette découverte ne sont pas sans rappeler les recherches menées à l'hôpital Saint-Louis, à Paris, et celles du professeur Steven A. Rosenberg, évoquées au chapitre 2 de la première partie.

La dépression : fatalité ou chance ?

Devant l'horloge abattue de nos millénaires, pourquoi serions-nous souffrants ?
La masse d'aventure humaine aujourd'hui brisée, ce soir ressoudée, passe sous nos ponts géants.

René Char

Nous sommes tous confrontés à des moments de découragement, de désarroi ou de déprime, dans des circonstances « ordinaires » de crise existentielle, à la suite d'un grave échec, d'une maladie ou d'un deuil. Mais, aujourd'hui, cette « humeur » dépressive est un phénomène dominant des sociétés occidentales. L'enquête DEPRES (Depression Research in European Society), réalisée en 1994-1995, met en évidence le fait que 22 pour cent de la population en France et en Grande-Bretagne souffre de dépression, les femmes étant deux fois plus touchées, avec deux facteurs aggravants : la solitude et la précarité financière.

Parmi ces déprimés, certains éprouvent de la honte pour cet état de faiblesse ou de vulnérabilité qui porte une atteinte inacceptable à leur image, d'autres se résignent, soulagés d'avoir enfin un diagnostic, de trouver une explication, voire une excuse à leur fatigue et à leur découragement. Et, entre les deux, on observe de multiples profils d'état dépressif selon l'histoire singulière de chacun.

Le terme de « dépression » a aujourd'hui une acception sociologique beaucoup plus large et beaucoup plus floue que celle de ses racines cliniques et historiques. Au XIXe siècle et jusque dans les années 1950, on distinguait deux formes de dépression : d'une part, la dépression mélancolique psychotique, qui induisait chez le malade une certitude délirante, celle que seule la mort pouvait le libérer d'une souffrance insupportable ; d'autre part, la neurasthénie, dont l'origine a suscité des controverses entre Sigmund Freud et Pierre Janet. Janet pensait qu'il s'agissait d'un épuisement physique et psychique aboutissant à une incapacité d'agir. Freud, pour sa part, la rattachait à une névrose et à un conflit dans l'expression du désir. Tous deux avaient néanmoins perçu, chacun à sa façon, deux facettes complémentaires de cette atteinte à la liberté individuelle, qui prend aujourd'hui une forme plus dramatique :

> La dépression est le produit de la modernité qui contraint l'individu à agir comme un tout autonome, comme s'il était devenu une petite société à soi tout seul établissant des relations de négociations, de contrat ou de rapports de force avec d'autres individus ou d'autres petites sociétés[1].

En effet, nous nous trouvons face à un désespoir existentiel, en partie déterminé par un contexte socio-économique qui provoque de multiples coupures des

1. Alain Ehrenberg, *La Fatigue d'être soi. Dépression et société*, Odile Jacob, 1998.

liens interindividuels et sociaux en morcelant le sujet, le cantonnant dans des rôles ou des fonctions qu'il n'a pas réellement choisis, ce qui induit une sensation de fragilité, d'insécurité et d'impuissance devant la complexité des problématiques sociétales. La société fonctionne en effet selon un modèle machinique, fondé sur une idéologie capitaliste imposant performance, compétition, rentabilité et ne supportant pas que le sujet exprime sa singularité, son pouvoir personnel, voire sa folie.

Et, parallèlement et contradictoirement, nous assistons à l'éveil de plus en plus exigeant d'une conscience individuelle qui met en question les croyances traditionnelles, d'une valorisation du Moi à tout prix et d'une implication personnelle dans la vie professionnelle, qui devient le lieu de l'exercice d'une « barbarie douce[1] ».

Derrière le mal-être des enfants et les dérapages de l'adolescence, un processus dépressif

Cette tension entre l'affirmation identitaire du Moi et la contrainte d'adaptation aux modèles sociaux homogénéisants est particulièrement visible pendant l'adolescence. Cette période de « crise » et de mutation plus ou moins explosive cache en fait un passage dépressif, voire mélancolique, *naturel*. Ce n'est pas un hasard si la couleur noire constitue souvent l'ambiance de vie quotidienne des adolescents – vêtements, maquillage, posters... Il ne s'agit pas d'une maladie, mais d'un passage initiatique.

---

1. Jean-Pierre Le Goff, *La Barbarie douce. La modernisation aveugle des entreprises et de l'école*, La Découverte, 1999.

Malheureusement, la société occidentale confrontée à cette problématique ne sait faire autrement que de médicaliser ce phénomène, qui s'exprime par des comportements anormaux : beaucoup de bruit (musiques, cris, fêtes...), des actes provocateurs, des conduites à risque (alcool, vitesse...), des signes de détresse (anorexie, boulimie, tentatives de suicide...). Certes, ces problèmes sont graves, mais ils mériteraient un traitement social et non pas uniquement médical. La création récente de Maisons des adolescents offre un espoir. Le problème est que la plupart de ces maisons restent intégrées à des services hospitaliers, qui accueillent seulement des ados vraiment malades ; elles existent donc en nombre très limité, dans quelques rares villes. Il faudrait des lieux plus ouverts et plus conviviaux, qui permettent d'accueillir les difficultés avant qu'elles ne se médicalisent et qui s'organisent autour d'activités créatives.

C'est d'autant plus urgent que le nombre d'enfants et d'adolescents décalés par rapport au système scolaire (20 pour cent en moyenne) est en augmentation, signe d'une société qui est incapable de trouver des solutions adaptées à ces symptômes individuels et collectifs d'exclusion. Ces derniers sont encore souvent interprétés comme des « fautes », résultat de la paresse, de la négligence des parents, des fautes qu'il serait possible de corriger par le recours à l'autorité et à la discipline. Au contraire, ces symptômes expriment plutôt un manque de confiance dans la vie, dans l'avenir, au sein d'une société qui génère à la fois un climat d'insécurité (chômage, crises sociales et financières, discriminations, conflits géopolitiques...) et des images médiatisées valorisant la « toute-puissance » de la réussite individuelle (champions sportifs, idoles, leaders politiques, découvertes médicales spectaculaires...).

Les parents sont eux-mêmes pris dans ces contradictions, qui les conduisent implicitement à se situer en individus performants et compétitifs, selon le modèle dominant. Proposer cette image aux enfants et adolescents alors que ceux-ci sont les témoins quotidiens des failles de la carapace de leurs parents, de leurs doutes et de leurs fragilités bien naturelles[1], devient une source de conflits générationnels et souvent conjugaux. On voit émerger chez beaucoup de parents des blessures de leur enfant « intérieur » jusque-là cachées, refoulées ; les reconnaître peut permettre d'amorcer un dialogue de personne à personne et non plus d'enfant à parent.

Dans le meilleur des cas, les crises dépressives de l'adolescence peuvent être l'occasion d'une remise en question des relations intrafamiliales, figées dans des modèles surannés. Cela passe alors par un inventaire des zones de vulnérabilité, liées aux traces traumatiques inscrites dans l'histoire transgénérationnelle de la famille, dont chacun peut prendre conscience afin d'opérer un changement de perspective existentielle.

Toutefois, le passage dépressif de l'adolescent ne peut être traité exclusivement dans le cadre de la famille, d'autant que celle-ci, depuis trois ou quatre décennies, n'est plus toujours un lieu de sécurité et de transmission des valeurs morales et culturelles. Or l'institution scolaire, à quelques exceptions près, n'a pas réussi à prendre le relais : elle est restée dans son rôle traditionnel d'apprentissage des savoirs. Les objectifs qu'elle se fixe n'incluent pas l'éducation émotionnelle, qui pour-

1. Miguel Benasayag, *La Fragilité*, La Découverte, 2007.

rait être mise en œuvre par l'apprentissage des relations avec les autres[1] à travers des activités créatives de groupe intégrant les connaissances théoriques enseignées. L'école considère qu'il n'est pas dans sa mission d'assumer cette tâche, qui relève traditionnellement de la responsabilité de la famille. Autrefois, cette fonction était assurée de fait par les multiples organisations de jeunesse (scoutisme, auberges de jeunesse, clubs de sport, activités culturelles, musicales ou naturalistes) qui inscrivaient l'enfant dans une socialisation ludique et naturelle. Aujourd'hui, seule une minorité de jeunes évolue dans des réseaux associatifs. On comprend que de nombreux étudiants en première année d'université décompensent psychiquement : coupés de leur cadre familial et amical habituel, confrontés à un milieu inconnu et anonyme, ils vivent repliés sur eux-mêmes, focalisés sur leurs études. Ils ont pourtant du mal à réussir, car ils sont souvent pris, sans le savoir, dans un processus dépressif ou obsessionnel — lequel serait la vraie raison des échecs et des abandons de début de cursus universitaire[2].

---

1. Pourtant, les expériences d'« école nouvelle » initiées aux États-Unis par John Dewey (1859-1952), en Europe par Jean-Ovide Decroly (1871-1932), Maria Montessori (1870-1952) ou Célestin Freinet (1896-1966), reprises autrement par le courant de la pédagogie institutionnelle de Fernand Oury ou par la « pédagogie poétique » de Fernand Deligny, actualisées par des courants encore marginalisés comme celui de Philippe Malrieu, ont apporté des preuves de l'efficacité d'une école qui serait un lieu d'apprentissage des relations avec les autres, d'exercice de la dimension émotionnelle de l'intelligence et de développement des potentialités créatives individuelles.

2. La situation n'est pas nouvelle : elle a été à l'origine de la création des BAPU (Bureaux d'aide psychologique universitaires) par la Mutuelle nationale des étudiants de France (MNEF) en 1965. Cette

L'expérimentation des relations interindividuelles est indispensable à la préparation de tout sujet, de tout citoyen, à la vie sociale et professionnelle ainsi qu'à un développement de ses potentiels de créativité individuelle et collective. Or on ne voit pas aujourd'hui de meilleur lieu pour cet apprentissage de la citoyenneté que les établissements scolaires par lesquels passent tous les enfants[1]. Il faudrait donc étendre la mission de l'école à l'éducation du *cerveau émotionnel*. Cela constituerait l'application pratique des récentes découvertes de la neurophysiologie cérébrale. Celle-ci, en distinguant les fonctions intellectuelles et les comportements émotionnels, démontre bien que l'exercice de la volonté et du contrôle mental sur les réactions psychoaffectives inhibe les capacités cognitives et peut développer un processus dépressif.

C'est le cerveau émotionnel qui se mobilise chez un sujet dépressif

Avant d'être une maladie, la dépression ordinaire est un état dans lequel les émotions sont gelées ou parasitées : je suis atone, je n'ai plus d'énergie, je me sens vide, je suis triste, irritable, je tourne en rond, obsédé par des idées fixes, je deviens indifférent à mes proches, aux événements, je perds la mémoire. Par tous ces symptômes, le cerveau émotionnel essaie de signifier à la conscience la nécessité de changer les relations avec les autres...

---

structure continue à fonctionner mais elle est trop peu présente et quelquefois inconnue des étudiants !

1. Edgar Morin, *Les Sept Savoirs nécessaires à l'éducation du futur*, Seuil, 2000, et *Dialogues sur la connaissance. Entretiens avec des lycéens*, Éditions de l'Aube, 2002.

Car c'est bien le *cerveau émotionnel* – le système limbique – qui est impliqué dans l'état dépressif. En effet, ce repli sur soi qu'on appelle « dépression » est nourri d'épuisement physique ou moral, il est fait de stress face à l'adversité dans le travail, le voisinage ou même la famille, de doutes sur soi-même, sur les autres, sur les valeurs. Le cerveau émotionnel est aussi le lieu où s'inscrit la mémorisation de toutes nos expériences de plaisir ou de souffrance depuis notre enfance. C'est-à-dire que si le contexte psychosociologique est traumatique, conflictuel, insécurisant, la capacité de réguler les réactions émotionnelles sera plus ou moins grande selon la force de désir de chaque sujet. La mise en acte du désir peut être en souffrance ou en échec face à une pression familiale, professionnelle ou socio-économique qui laisse peu d'espace de respiration ou de liberté.

La conséquence de cette *adaptation* nécessaire, voire obligatoire, au contexte existentiel – et qui dans le meilleur des cas procède de la « résilience » – est une mise en réserve ou en attente de l'énergie vitale en suspens. Celle-ci est toujours là, mais inhibée par l'émotion dominante, la tristesse, qui s'accompagne dans le cerveau de réajustements neurophysiologiques indispensables à la survie. Ce qui est en jeu dans cet état n'est pas la pulsion de vie archaïque (celle du cerveau reptilien), mais la possibilité d'agir conformément à ses choix individuels, conscients ou inconscients.

Henri Laborit a démontré que c'est le *système inhibiteur de l'action* (SIA), dont on a déjà parlé, qui met en place des mécanismes biochimiques[1] d'adaptation à ce

1. Par l'intermédiaire de neuromédiateurs (principalement la sérotonine, la noradrénaline, l'acétylcholine...). Voir aussi le premier chapitre de la troisième partie, p. 293.

vécu dépressif, complémentairement aux circuits neuronaux de la *récompense* et de la *punition*. C'est l'ensemble de ce réseau cérébral qui assure une régulation permettant à chaque sujet de s'adapter pour maintenir son équilibre psychobiologique. Mais ces modifications métaboliques ne sont pas la *cause* de la dépression, contrairement à ce qu'affirment beaucoup de psychopharmacologues. Ces derniers forment souvent les visiteurs médicaux des laboratoires pharmaceutiques, lesquels à leur tour transmettent aux médecins l'idée que les antidépresseurs agissent sur un dysfonctionnement des récepteurs de la sérotonine ou de la noradrénaline, donc implicitement sur la cause de la « maladie » ! Ainsi est éliminée la question du sens de la dépression.

Que fait la médecine aujourd'hui face à la dépression ?

De fait, la dépression met la médecine dans l'embarras. Devant des symptômes flous ou atypiques comme l'insomnie, l'anxiété ou différentes formes d'asthénie, celle-ci conclut hâtivement à un diagnostic de « dépression » et, faute de mieux, considère cet état comme une maladie. C'est ce qui fait dire à Bernard Granger :

> La dépression se définirait alors en partie comme ce que soignent les antidépresseurs, ce qui est absurde, car à quoi bon détecter une affection que l'on ne sait pas soigner[1] ?

---

1. Bernard Granger, « La dépression est-elle une mode ? », *La Recherche*, n° 363, avril 2003, p. 35-37.

Cette remarque apparemment sibylline contient en fait la quintessence du paradigme médical contemporain : toute maladie ne se traite que par un médicament, et c'est ce dernier qui lui donne son statut. Claude Le Pen, professeur en économie de la santé à Paris-Dauphine, confirme :

> Il y a une dynamique entre la maladie et un traitement qui se crée. [...] Vous allez chez votre médecin en disant que cela ne va pas. Il vous donne un antidépresseur. Deux semaines plus tard, vous retournez le voir, cela va mieux. Il en conclura que vous étiez déprimé. C'est la référence aux critères du traitement qui devient le critère de la maladie. [...] Votre médecin et les médicaments deviennent votre tuteur. Ils lissent entièrement votre vie[1].

L'inhibition de l'action qui caractérise la dépression peut être levée par des antidépresseurs, qui relancent l'activité cérébrale bloquée par la peur ou la tristesse. C'est utile, mais ce n'est pas suffisant. Compter exclusivement sur l'antidépresseur pour guérir la maladie conduit le sujet à renforcer sa dépendance et sa soumission à un système qui veut le normaliser et l'adapter. Pour Michel Lejoyeux, professeur en psychiatrie à l'hôpital Bichat, « les réactions dépressives simples bénéficient surtout d'un soutien psychologique, et le traitement médicamenteux ne se justifie que si la perturbation de l'humeur persiste plus de six mois[2] ».

---

1. Voir *Psychologies magazine*, n° 277, septembre 2008. L'appel de 15 psychiatres contre l'abus d'antidépresseurs dénonce la banalisation de la prescription de ces produits et la surmédicalisation de cet « état existentiel ».

2. Malgré ces recommandations, la consommation d'antidépresseurs augmente chaque année de 5 pour cent en France, ce qui génère une dépense de 1,3 milliard d'euros pour la Sécurité sociale.

Pour ma part, j'ai pu observer l'évolution de maints patients qui avaient dû recourir à des antidépresseurs dans une phase difficile de leur vie. Et deux types particuliers de réaction ont retenu mon attention.

Il y a d'abord eu le cas d'une patiente qui, confrontée à la maladie et au décès de son conjoint, avait réussi à surnager grâce à un antidépresseur savamment dosé. Elle s'était battue pour tenir le coup et l'antidépresseur l'avait visiblement aidée à faire surface. Cependant, six mois plus tard, elle a eu l'impression presque épidermique que son énergie cherchait à revenir mais que quelque chose entravait son action, qu'elle était en quelque sorte parasitée par une torpeur étrangère à elle. Elle m'en a parlé et nous avons progressivement diminué le médicament. Très vite, son tonus naturel a pu se remettre en route. Il s'est donc révélé que l'antidépresseur qui l'avait aidée durant une période critique avait ensuite empêché son organisme de se défendre par lui-même.

L'autre cas a été celui d'une femme âgée, usée par un nombre incroyable de maladies et de décès familiaux, vidée de toute son énergie. Plusieurs fois par semaine, dès qu'elle avait des palpitations, des vertiges ou de petits troubles de la mémoire, elle faisait venir son médecin, alors que tous les examens médicaux étaient normaux. Celui-ci lui répondait immanquablement : « C'est la dépression, madame ! » Il ajoutait donc encore un antidépresseur, et, comme elle perdait de plus en plus les pédales, dans les moments d'anxiété elle doublait la dose prescrite, oubliant qu'elle avait déjà pris un comprimé. Un jour, elle s'est retrouvée aux urgences, dans un état comateux grave. Une fois de plus, les examens n'ont rien révélé... si ce n'est une intoxication médicamenteuse. Un bon lavage d'estomac et un sevrage de médicaments, associés à des perfusions pour lui redonner des forces, ont sorti la patiente de sa catalepsie en quelques jours. Elle a recouvré l'appétit et la mémoire et elle a pu reprendre sa vie normale, chez elle, sans antidépresseurs. Ceux-ci avaient tout bonnement fait d'elle, à son insu, une toxicomane.

La dépression : l'occasion de faire le point sur mon voyage sur terre[1]

La plupart des patients que j'ai vus passer dans mon cabinet au fil des années étaient beaucoup plus des âmes perdues ou des corps épuisés que des dépressifs. J'ai vu et entendu de la tristesse, du découragement, de l'envie de mourir, de l'angoisse, de la révolte plus ou moins contenue, de l'agressivité plus ou moins intériorisée, de la culpabilité, du désespoir, de la lucidité critique, du cynisme, de la volonté d'en découdre, de la violence intérieure... Pourquoi réduire tous ces désarrois existentiels au seul terme de « dépression[2] », qui banalise, normalise, aplatit une grande diversité de vécus et une vraie richesse intérieure, fût-elle mélancolique ?

Il est clair qu'un soutien psychologique n'est souvent pas suffisant. Il ne s'agit pas de considérer qu'une dépression n'est qu'un accident de parcours ou un dérèglement du cerveau. Si l'on veut la prendre au sérieux,

1. « Et si la dépression survenait dans ces moments où la vie cherche à se protéger et à se transformer ? » (Pierre Fédida, *Les Bienfaits de la dépression*, Odile Jacob, 2001.)

2. Elle rentre dans la catégorie des maladies mentales définies par le DSM IV. Ce manuel, importé des États-Unis, vise à objectiver, pour tous les pays de la planète, des signes cliniques sans aucune référence aux origines du trouble ni au vécu existentiel du patient.

il faut dans chaque cas évaluer le sens de ce que vit le patient et les raisons qui l'ont conduit à cette désespérance. Mais cela demande du temps, et cela exige de ne pas réduire la dépression à des symptômes décrits par un code de diagnostic.

Ce sont ces considérations qui m'ont guidé au début de ma pratique médicale, en 1973, à Paris. J'ai cherché une réponse qui soit adaptée à ces états de crise ou de sidération émotionnelle et qui permette à toutes les personnes à la dérive que je rencontrais de faire le point sur leur existence. Une simple consultation, même si le premier entretien durait au moins une heure, ne pouvait suffire à évaluer l'ensemble des raisons qui déterminaient les angoisses existentielles, les chutes d'énergie, les idées noires ou les sensations d'incapacité ou d'échec. La facilité aurait consisté, dès le diagnostic posé, à prescrire un antidépresseur. J'ai été parfois amené à le faire quand je le jugeais indispensable, mais je ne pouvais pas me contenter de cela. Au terme de l'entretien, seules quelques questions avaient pu être posées, et, quand le patient retournait chez lui, à son travail, il retrouvait tous les problèmes non résolus et l'ambiance quotidienne anxiogène. La mise en route d'une psychothérapie n'est pas toujours évidente dans ces états de sidération : non seulement 35 pour cent des patients refusent l'aide de la médecine[1], mais les listes d'attente chez les psy et l'engagement personnel et financier que cela représente constituent un véritable obstacle à une sortie de crise.

C'est pourquoi j'ai voulu créer un autre espace, en annexe de mon cabinet. En 1976, grâce à des amis, j'ai pu mettre en place, dans les Cévennes, à Montvaillant,

1. Source : CREDES.

un lieu d'accueil et de rupture avec le quotidien où, durant une semaine, une dizaine de patients en souffrance pouvaient venir « faire le point » avec une équipe pluridisciplinaire, réévaluer leur situation familiale, conjugale, professionnelle, en procédant également à un bilan biologique et clinique complet. Ils prenaient là le temps et la distance nécessaires pour s'interroger sur tous leurs désirs restés en suspens, souvent emportés par le flux des obligations et des habitudes quotidiennes, érigées en système de valeurs, voire en croyance.

En une semaine, dans un contexte de sécurité et de calme que rendait possible le cadre choisi — une belle demeure en pleine nature —, chacun pouvait reprendre le chemin de sa vie, oser se poser les questions essentielles : d'où viens-je, où suis-je, où vais-je ? Des ateliers psychocorporels, de musique, d'arts plastiques, d'arts martiaux, permettaient aux patients de se découvrir des potentiels ou des talents encore inconnus. Il s'agissait de profiter de ce temps d'arrêt et de retraite pour prendre conscience de la nécessité de changer de regard sur soi-même et sur les autres afin de sortir de l'impasse, sans attendre passivement l'effet « magique » de l'antidépresseur, même si ce dernier pouvait être utile comme « starter » pour enrayer les désordres métaboliques concomitants.

Cette expérience m'a permis de valider l'hypothèse selon laquelle la dépression peut être une chance ; pour certains, elle représente même la chance de leur vie. Cela a été confirmé par une enquête statistique rétrospective portant sur les résultats cliniques et par de nombreux témoignages de patients plusieurs mois après leur séjour. Ce lieu qui n'était ni une clinique, ni un cabinet médical, mais une « Maison de la parole », comme l'avait surnommé François Billetdoux, qui m'accompagnait dans cette aventure, permettait de transformer en expérience initiatique ce qui était vécu comme une maladie, et de vérifier l'énoncé de Georges Canguilhem selon lequel la maladie est l'expression d'une nécessité intérieure de mutation, et non un mal à supprimer.

Au-delà de ce parcours de mutation personnelle grâce auquel beaucoup de patients purent trouver un autre chemin de vie, ce séjour offrait aussi l'occasion, à travers les échanges sur le vécu familial et professionnel, d'évaluer l'impact des facteurs collectifs, socio-économiques, culturels, voire historiques (guerres, crises sociales, émigration, par exemple), sur le processus dépressif. En d'autres termes, de comprendre comment le système de production d'une société mobilisée par le profit et la course à la richesse aboutit à un conditionnement des « corps » pour que ceux-ci deviennent conformes aux exigences d'une croissance économique toujours plus forte. C'est ce que Michel Foucault a appelé l'installation d'un « biopouvoir[1] » : ce nouveau système d'aliénation, plus sournois que l'appropriation des forces de travail dénoncée par Karl Marx, se développe au nom de valeurs « libérales » qui prétendent promouvoir la liberté individuelle, à condition que celle-ci ne remette pas en question la dominance sociale et économique.

1. Michel Foucault, *Dits et écrits*, Gallimard, coll. « Quarto », 1997.

La vague dépressive, étape de la longue marche de la liberté depuis 1789

Accéder à une véritable liberté individuelle, corollaire de la responsabilité individuelle, n'est pas chose facile. Cet exercice est d'ailleurs très récent dans l'histoire de l'humanité et ne concerne pas encore tous les pays du globe. En effet, 1789 est tout proche de nous et la Révolution française a surgi après des millénaires pendant lesquels la plupart des populations ont été assujetties à des monarques, des chefs religieux ou des propriétaires (esclavage).

La Déclaration des droits de l'homme et du citoyen et, simultanément, le préambule de la Constitution américaine proclament que la liberté individuelle doit être dorénavant le socle de l'organisation de la société, chaque citoyen ayant des droits mais aussi des devoirs. Toutefois, pour que ces principes, qui ont fondé la « modernité[1] », se traduisent dans la vie quotidienne, il

1. L'irruption de la « modernité » – référence philosophique particulièrement bien étudiée par Michel Freitag, professeur de sociologie à Montréal – actualise dès 1789 « l'avènement de la liberté individuelle telle qu'elle s'exprime dans la propriété et dans la citoyenneté [...] et l'accession à l'universel ». Ce concept de révolution est inhérent à la modernité dans les deux significations : « Le premier sens embrasse tout le mouvement de transformation structurelle irréversible (révolution individualiste, révolution scientifique, révolution économique et industrielle, révolution des mœurs et de la culture...). Le second sens désigne le surgissement d'événements révolutionnaires à caractère toujours plus ou moins violent, [...] plus ou moins dramatisé, [...] accomplissement d'une rupture globale relativement aux conditions antérieures [...] (Révolution française, révolution d'Octobre...) » (Michel Freitag, *Société*, n° 12-13, hiver 1994, p. 20-127).

a fallu que plusieurs générations changent de système de valeurs à travers de multiples crises (Napoléon, la Restauration, les révolutions de 1830, 1848, 1917, la Commune, les Canuts...) et luttes politiques (l'abolition de l'esclavage, le vote des femmes, la décolonisation – encore en chantier –, le travail des enfants...). Et l'intégration de ces principes n'est pas encore acquise au niveau des États. Comment s'étonner alors qu'elle soit encore plus compliquée au niveau individuel ?

Ainsi, on pourrait voir dans la déferlante actuelle d'états dépressifs (plus de cent millions de personnes dépressives dans les pays occidentaux) une épreuve liée à l'accès à une autonomie personnelle, à une véritable responsabilité individuelle, à une pensée propre, critique vis-à-vis de toute tentative de domination par des « maîtres à penser », qu'ils soient religieux, politiques ou idéologiques. Ce passage du système collectif patriarcal, garantissant autorité, mode de pensée, sécurité matérielle et organisation sociale, à un système où chaque sujet est poussé à trouver par lui-même ses propres valeurs, ses moyens d'assurer sa sécurité, ses sources de plaisir et ses capacités de découverte et de créativité, ne peut se faire sans douleur ni sans résistance.

Certains s'adapteront en cherchant à se conformer au modèle, d'autres glisseront dans un repli solitaire misanthropique. D'autres encore se poseront de multiples questions, plus ou moins naïves ou confuses. Ces questions, ce sont celles qui s'étalent dans les magazines invitant à l'exploration d'autres chemins que ceux proposés par les pouvoirs en place. N'ironisons pas sur la démarche de certains de nos contemporains, qui passent de séminaires de développement personnel en séances de psychothérapie, qui recourent aux exercices de relaxation, de yoga ou d'arts martiaux, à l'astrologie et à toutes sortes d'autres expériences spiritualistes. C'est comme si une population entière était en chantier, à la recherche d'autres systèmes de valeurs après le passage d'un tsunami qui aurait balayé les croyances ancestrales transmises par les trois religions monothéistes – elles-mêmes en profonde crise intérieure[1]. La perte de la référence collective ou institutionnelle qui apportait des réponses à toutes les questions existentielles ou métaphysiques sur le monde, l'origine de la vie ou la mort nous oblige à chercher en nous et, à travers nos propres expériences, à déchiffrer les lois de l'Univers.

Ce que Socrate proposait – « Connais-toi toi-même, et tu connaîtras les dieux et l'Univers » – était révolutionnaire à son époque et difficilement compréhensible pour ses contemporains. Incompris, il fut condamné à boire la ciguë. Mais n'était-il pas un prophète des temps modernes ? Car le comportement suicidaire et mélancolique de cette population dépressive, mais aussi des zones dépressives présentes en chacun de nous, est peut-être une crise *implosive* qui nous contraint à expérimenter le potentiel de l'Énergie universelle en nous afin d'en découvrir les lois.

De même que la crise dépressive de l'adolescence exprime la nécessité d'une nouvelle « naissance » à soi-même après la phase de dépendance infantile naturelle, la dépression des populations occidentales soumises aux « biopouvoirs » et aux effets chaotiques des crises éco-climatiques, géopolitiques et financières pourrait être la phase préparatoire d'une « révolution » de l'esprit et d'une mutation de l'être humain, afin qu'il tire enfin les

1. Armand Petitjean, *Exode de l'Occident*, ouvrage posthume à paraître.

conséquences de son interdépendance avec le système solaire et... avec ses « frères ».

Pour la première fois dans l'histoire de l'humanité, la planète a la capacité de nourrir ses sept milliards d'habitants, donc de sortir de la quête compulsive de la survie. À condition que les gouvernants n'entretiennent pas la peur du manque et commencent à organiser à l'échelon mondial un partage solidaire et équitable des ressources nutritionnelles. L'espèce humaine pourrait ainsi se mobiliser pour mettre en œuvre son potentiel néocortical, qui lui donne accès à l'imaginaire et à la créativité, et l'homme pourrait devenir, comme le disait Ibn Arabi, « cocréateur de l'Univers »[1].

---

1. Ibn Arabi, poète et maître soufiste du XIIIe siècle, fut attaqué par les théologiens mulsulmans orthodoxes, qui voyaient dans sa théorie de l'« unité de l'existence » un véritable panthéisme. Son ouvrage *Le Livre du voyage nocturne*, qui décrit la traversée des trois mondes de l'au-delà, influença Dante dans la rédaction de *La Divine Comédie*.

L'AUTISME : LES MYSTÈRES DE LA « BULLE VITALE »

Énigme pour certains, injustice pour d'autres, symbole d'une société qui délaisse des enfants inutiles, l'autisme infantile prend une place de plus en plus grande dans l'espace public depuis deux ou trois décennies. Il représente un véritable champ de bataille entre chercheurs et médecins qui, à la recherche de la « cause », opposent biogénétique et psychanalyse.

Là encore, faut-il chercher *la* cause ?

Le fait qu'il existe des marqueurs génétiques de l'autisme[1] ne signifie pas qu'on l'ait vraiment identifiée. Mais les informations diffusées dans les médias entretiennent cette illusion, parfois alimentée par la conviction passionnée des équipes qui ont découvert ces marqueurs. Il est facile d'accuser les journalistes de caricaturer la subtilité des études et d'extrapoler les conclusions. Ils ne sont en fait que les porte-parole de l'idéologie dominante de la technomédecine moderne, fidèle à l'injonction de Claude Bernard : « chercher la cause des maladies dans un désordre d'un organe ».

C'est cette idéologie qui, en dernière analyse, fait naître des espoirs chez les parents d'enfants autistes, confrontés à tout ce que cette maladie représente

1. Pascal Saugier-Veber, « Les retards mentaux d'origine génétique », *Psychiatrie, sciences humaines, neurosciences*, vol. I, n° 2, 2003.

comme non-sens à leurs yeux. Donner l'espérance que l'on pourrait enfin libérer l'enfant de son problème ne peut qu'aboutir à la résignation, voire à la frustration, car aucune certitude ne permet aujourd'hui d'entrevoir la mise au point d'une thérapeutique génomique avant longtemps.

Un des arguments qui justifient ce type d'annonce est la déculpabilisation des parents – surtout de la mère –, qui auraient été malmenés par les milieux psychanalytiques parce que considérés comme responsables de la maladie de leur enfant.

On est surpris de constater que cette polémique, introduite dans les années 1960 à la suite de publications de Bruno Bettelheim[1], est réactualisée par certains courants adeptes du « tout organique[2] », alors qu'à la suite de Françoise Dolto et de ses élèves les psychologues de la petite enfance et les psychanalystes ont insisté sur l'importance d'accueillir et d'apaiser la souffrance des parents, afin de « travailler » les liens mère-enfant et père-enfant dès l'émergence de difficultés de communication ou de troubles psycho-émotionnels.

C'est pourquoi la découverte des facteurs génétiques de l'autisme ne réglera pas la question de la culpabilité des parents, qui relève d'un conditionnement culturel et religieux de la civilisation occidentale[3]. Elle ne fera que déplacer le problème, et c'est ce que l'on observe déjà. Dans le cadre de mes consultations en centre médico-psychologique (CMP) ou en centre d'action médico-

1. Comme *La Forteresse vide*, Gallimard, 1969.
2. Bernadette Rogé, *Autisme, comprendre et agir*, Dunod, 2003.
3. Ce sentiment de culpabilité déclenché par des maladies graves chez les petits enfants est très rare dans les populations asiatiques ou africaines.

sociale précoce (CAMSP)[1], j'ai remarqué que, si l'identification de facteurs génétiques dans des pathologies déficitaires rassure dans un premier temps, très souvent elle conduit ensuite les parents à rechercher chez eux l'origine de cette « tare ». Une enquête généalogique s'ensuit alors, toujours à la recherche de cette fameuse cause : « C'est de ton côté ou du mien que vient le problème ? » Si le couple parental est solide, la quête des origines se fait sereinement, mais il est fréquent que des conflits conjugaux ou intrafamiliaux soient réactivés autour de cette nouvelle information[2].

Nous constatons, une fois de plus, l'impasse d'une vision causaliste et la nécessité urgente de changer de mode de pensée pour « comprendre » l'enfant autistique.

1. Un CMP est un lieu de consultation pour les enfants en difficulté pour chaque secteur pédopsychiatrique. Un CAMSP est en fait une structure annexe à un service hospitalier de pédiatrie, qui accueille et traite tous les enfants de la naissance à cinq ans présentant des handicaps neuromoteurs ou psycho-émotionnels, des troubles de la communication ou des « troubles envahissants du développement » (TED) – nouvelle dénomination officielle de l'autisme.

2. Ce que dit Georges Canguilhem de la notion d'« erreur organique » n'est rien moins que rassurant. « Il faut beaucoup de lucidité, jointe à un grand courage, pour ne pas préférer une idée de la maladie où quelque sentiment de culpabilité individuelle peut encore trouver sa place à une explication de la maladie qui en pulvérise et dissémine la causalité dans le génome familial, dans un héritage que l'héritier ne peut refuser, puisque l'héritage et l'héritier ne font qu'un » (in *Le Normal et le pathologique*, PUF, 2005).

Perspectives systémiques de l'autisme

L'autisme, comme toute maladie, s'inscrit dans tout le corps, et l'on peut en repérer les traces à chaque « niveau d'organisation biologique » :

• au niveau *moléculaire* et *chromosomique* : on peut observer une fragilité d'un chromosome (2q, 7q, 15q, X) ;

• au niveau *cellulaire* : on peut constater des troubles de certains métabolismes (sérotonine, endorphines, créatine, GABA, sérine, etc.) ;

• au niveau *organique* : l'organisme peut présenter une anomalie du cervelet, une asymétrie fonctionnelle des hémisphères cérébraux, une absence d'activation de certaines aires corticales, notamment le lobe temporal ;

• au niveau des *intégrations systémiques* : certains retards de trois à quatre ans dans la maturation du lobe frontal peuvent expliquer les troubles cognitifs ;

• au niveau *comportemental* : on observe divers signes liés à la déprivation sensorielle, aux stéréotypies, à l'autoagression, à des angoisses archaïques, etc. ;

• au niveau *familial* : les modalités de réactivité des parents et des frères et sœurs aux conduites « traumatisantes » de l'enfant autiste ne sont pas sans conséquences sur la boucle des interactions comportementales ;

• au niveau *social*, selon l'accueil qui est fait à l'enfant autiste par le voisinage, l'école, les lieux publics ;

• au niveau *sociétal* : quelle politique médico-sociale est mise en œuvre pour accueillir ces enfants dont la nature semble rebelle à toute intégration ? Les sociétés traditionnelles ont-elles réservé une place spéciale à ces enfants qui restent « dans leur bulle » ?

À tous ces niveaux, une trace de la « maladie autistique » est déchiffrée, mais il serait absurde de faire de chacune de ces traces une cause. En revanche, il est indispensable de tenir compte de celles-ci pour agir si possible de manière spécifique à chaque niveau, d'autant que toute intervention aura un effet en feed-back sur les autres niveaux. C'est pourquoi il est légitime de parler de « stratégie thérapeutique ». Car, à l'exception de quelques rares troubles métaboliques bien identifiés, aucune des découvertes partielles faites jusqu'à maintenant ne permet de recourir à des traitements spécifiques. Alors, ne nous reste-t-il que nos yeux pour pleurer ?

Il nous reste en fait l'essentiel, qui se situe au-delà et en deçà de toutes ces couches organiques et psychosociales qui participent de la « constitution » de l'enfant autiste. L'essentiel, en effet, c'est le *sujet-enfant* lui-même, ce sujet qui émerge dans un rapport au monde singulier, puisqu'il manifeste très vite – au cours de sa première année – une sorte de « sagesse » totalement anachronique, caractérisée par une indifférence à l'égard des proches ou des objets présentés, par une absence d'anticipation des approches de la mère ou de toute autre personne, surtout par un évitement du regard, une absence de sourire, des troubles de tonicité (hypotonie, stéréotypies, retard psychomoteur), une absence des angoisses caractéristiques du huitième mois et une absence de l'exploration à quatre pattes.

Tous ces signes ne permettent en aucun cas de diagnostiquer objectivement un autisme, mais leur présence devrait conduire à une évaluation de ce qui a pu susciter un tel comportement d'évitement des liens naturels. Cela peut relever d'un état dépressif du bébé, de la mère et/ou du père, ou encore être lié à une sidération émotionnelle en réaction à des événements apparemment ordinaires mais vécus comme traumatisants. Les signes peuvent également être en rapport avec un trouble neurogénétique, un état déficitaire, les séquelles d'une prématuration, mais aussi les conséquences d'un contexte sociofamilial perturbé (immigration, adoption[1], carence de soins parentaux, maltraitance, etc.).

Repérer les signes précoces de l'autisme pour modifier le chemin de vie de l'enfant

En fait, le facteur déclenchant importe peu. L'essentiel est de repérer le plus précocement possible les signes prémonitoires, afin de mettre en œuvre des interventions thérapeutiques visant à établir ou rétablir des interactions avec la mère, avec le père et l'entourage, interventions qui doivent être adaptées à la spécificité de la relation. Dans la plupart des cas, les parents sont conscients du problème. Ce sont souvent eux qui perçoivent assez vite, dès le dixième mois, que « quelque chose ne va pas » dans le comportement de l'enfant. Ils détectent eux-mêmes les signes « précoces », mais ne sont que très rarement écoutés, et ils s'en plaignent amèrement quand le diagnostic est enfin posé, deux ou trois ans plus tard. En effet, peu de médecins généralistes, peu de pédiatres sont formés à la pédopsychiatrie et à un regard systémique ou phénoménologique sur les troubles psychopathologiques de la petite enfance.

C'est notamment pour remédier à cela qu'a été créée, en 1998, l'association PRÉAUT (Prévention Autisme), un

1. En particulier, des orphelins élevés dans un contexte institutionnel traumatisant et adoptés en France peuvent présenter des troubles autistiques, liés à une carence affective ou alimentaire dans la première année.

groupe de cliniciens (pédopsychiatres, psychanalystes, psychologues) spécialisés dans la relation mère-bébé. Partant d'une hypothèse sur le ratage du processus de développement de l'appareil psychique de l'enfant, Marie-Christine Laznik et ses collaborateurs (en particulier Graciela Cullere-Crespin et Jean-Louis Sarradet) ont analysé plusieurs dizaines de films vidéo portant sur la première année de vie d'enfants devenus autistes par la suite.

Le tableau des signes décrits précédemment se retrouve dans la majorité des histoires de vie avant dix-huit mois. Afin de vérifier s'ils peuvent être des marqueurs précoces de risque de décompensation autistique, l'association a engagé une enquête épidémiologique sur plus de 30 000 enfants accueillis dans les centres de PMI d'une vingtaine de départements français à l'occasion des visites médicales obligatoires (aux quatrième, neuvième et dix-huitième mois)[1]. Cette enquête vise à repérer « le » signe majeur d'un risque d'émergence d'un trouble grave de la communication[2]. En fait, le bébé est incapable de répondre aux sollicitations de sa mère : ce signe représente l'impossibilité d'installation de liens sensoriels interactifs entre la mère et l'enfant, ces liens

1. La coordination scientifique de cette enquête a été assurée par Claude Bursztejn, professeur de pédopsychiatrie à l'université de Strasbourg.

2. Le ratage du troisième temps de la pulsion, décrit par Freud : « Ce troisième temps du circuit pulsionnel, ce moment où le bébé va se faire l'objet d'un nouveau sujet, le futur autiste ne le connaît pas. Chez lui, le circuit ne se boucle pas » [Marie-Christine Laznik, in *Psychanalyse et enfance* (Éditions du Monde interne), n° 28, janvier 2001, p. 101-117]. C'est la phase où l'enfant — « bon à croquer » — et la mère s'activent mutuellement dans le plaisir de jouer, de rigoler, de se toucher...

qui manifestent une relation de plaisir, de joie et de jouissance inductrice d'un rapport à l'Autre – dont la mère tient lieu – et qui permettent une première conscience du corps propre de l'enfant au *stade du miroir*[1]. Si cette hypothèse se confirme, il sera possible d'introduire une méthode d'observation du bébé qui, transmise aux médecins généralistes, aux pédiatres et en particulier aux médecins de PMI, sera susceptible de prévenir précocement des troubles graves de la communication.

La démarche adoptée par l'association PRÉAUT mérite d'être évoquée ici, car, pour mettre en place une stratégie de prévention, il est essentiel de s'interroger sur le « sens » et l'« origine » de la maladie.

Le bébé qui a un comportement autistique n'est peut-être pas encore « malade » ; simplement, il ne se met pas « en action » dans les liens qui lui permettraient d'entrer dans le monde des humains. La plupart du temps, la question qu'il pose n'est ni vue ni entendue, soit parce que son comportement n'est pas repéré ou est banalisé, soit parce que cette question déclenche des réactions compréhensibles d'angoisse, de rejet, de tristesse et de découragement, dans une boucle rétroactive entre les parents et le nourrisson ou, comme l'explique Philippe Mazet,

> une spirale transactionnelle [...] où le bébé est non seulement soumis aux influences des parents, mais également à l'origine de modifications tout à fait considérables chez ces derniers. [...] Par l'ensemble des signaux et des communications qu'il leur adresse, il contribue à déterminer leur

1. Le stade du miroir, découvert par Henri Wallon, est le moment crucial où le bébé perçoit que son corps est différencié de celui de sa mère. Jacques Lacan reprendra ce thème, postulant que ce stade est la première ébauche du Moi, dans ses *Écrits* (Seuil, 1966).

vécu, leurs satisfactions, leurs angoisses, leur culpabilité et leur estime d'eux-mêmes en tant que parents[1].

La « pulsion de vie » au cours des premiers mois

C'est au cours des premiers mois de son existence que le « petit de l'Homme », immature et en dépendance totale vis-à-vis de son environnement, va exprimer son rapport à la « pulsion de vie », gérée, comme nous l'avons vu, par le cerveau reptilien. Le contexte relationnel dans lequel s'inscrit la satisfaction des besoins exprimés par la faim et la soif aura une incidence décisive sur sa maturation neuropsychique et son développement psychomoteur, ce que Pierre Delion appelle l'« enchaînement tonico-psychique[2] ».

L'importance de l'observation de ces comportements est telle qu'elle a fait l'objet d'une méthode mise au point par Esther Bick, de la Tavistock Clinic de Londres, et utilisée par de nombreux services de pédopsychiatrie en France aujourd'hui.

En effet, le retard de la mise en route de toutes les relations qui permettent à un être vivant d'agir sur son environnement, retard qui se manifeste chez le bébé à risque autistique par une passivité, une aboulie et l'impression que la vie n'est pas en mouvement en lui, peut être détecté de plus en plus tôt, quelles qu'en soient les raisons. Il est ainsi possible de mettre rapidement en place des stratégies d'activation des liens, de

---

1. Philippe Mazet et Serge Lebovici (dir.), *Autisme et psychoses de l'enfant. Les points de vue actuels*, PUF, 1990.

2. Pierre Delion, *L'Enfant autiste, le bébé et la sémiotique*, PUF, 2005.

stimulation sensorielle, d'éveil à la communication, avec l'implication de la mère, du père, de la nourrice ou d'un soignant. Différentes pratiques cliniques témoignent de l'efficacité de ces interventions précoces qui aident le bébé à établir d'autres rapports au monde. Certaines équipes ont permis de sortir l'enfant de sa bulle : c'est ce qui s'est passé par exemple avec la petite Marine, qu'a suivie Marie-Christine Laznik[1], ou avec Oscar, suivi par Graciela Cullere-Crespin[2]. D'autres travaillent sur l'accueil de l'entourage : c'est ce que décrit Pierre Delion dans son livre remarquable à travers les cas de Maxime et de Micheline[3]. D'autres encore interviennent dans les crèches, où le personnel est de mieux en mieux formé à l'observation fine des enfants, avec l'aide de psychologues qui peuvent agir avant que ne s'installent des comportements « fermés ».

Il convient de signaler ici le travail remarquable réalisé dans certains départements français par les équipes de PMI[4], qui ont réussi à organiser un travail en réseau de prévention sur lequel a pu s'appuyer le groupe de recherche PRÉAUT non seulement pour faire une enquête épidémiologique, mais aussi pour former les équipes médicales et paramédicales à la détection des signes précoces.

Car il s'agit de tout mettre en œuvre pour éviter que ne s'installe un « état autistique permanent », dont le diagnostic positif ne peut guère être fait avant trois ans,

---

1. Marie-Christine Laznik, « Prise en charge psychanalytique parents-bébés », *Cahiers de PRÉAUT*, n° 2, juin 2005, p. 129-142.

2. Françoise Verroust, Graciela Cullere-Crespin, *ibid.*, p. 147-154.

3. Pierre Delion, *op. cit.*

4. La Protection maternelle et infantile est un service de prévention et de consultation rattaché à l'Aide sociale à l'enfance et géré par le conseil général de chaque département.

selon les critères bien établis par la Haute Autorité de santé[1]. En outre, les données issues des recherches en neurobiologie, en psychologie cognitive et comportementale et en psychanalyse concordent pour recommander une prise en charge la plus précoce possible, idéalement avant dix-huit mois, âge qui constitue la première étape d'intégration de certaines facultés cognitives. De nombreuses situations à risque repérées avant douze mois ont ainsi pu être « traitées », permettant à l'enfant de reprendre le chemin d'une évolution normale.

Quand l'autisme s'installe entre deux et quatre ans

Un enfant peut être enfermé dans un état d'isolement tel qu'il ne prête aucun intérêt à ceux qui l'entourent, adultes ou enfants. Il peut rester immobile, déambuler sans but apparent ou faire des gestes stéréotypés. Le petit Romuald fait rouler toute la journée un petit camion ou toutes sortes de petites voitures ; Damien met sa main sur son visage en écartant les doigts et pose sa main sur le visage de tous ses proches de manière compulsive et insistante, ce qui n'est pas sans provoquer des réactions de rejet de la part de ses frères et de son père, peu patient.

La plupart de ces enfants refusent que soit interrompu cet état de fixité. Ils peuvent réagir très violem-

1. Voir le rapport du docteur Amaria Baghdadli, coordinatrice du Centre de ressources autisme de la faculté de médecine de Montpellier, *Interventions éducatives, pédagogiques et thérapeutiques proposées dans l'autisme*, rapport DGAS, juin 2007.

ment à toute intrusion, en particulier au moment de l'habillage, des repas, du coucher. Le langage est soit absent, soit très tardif, et il ne répond pas à une véritable fonction communicative. L'*écholalie*[1] est fréquente, mais elle constitue une « valeur d'affirmation et d'identification à l'interlocuteur », selon l'expression de Roger Misès[2]. Quant à la sensorialité, elle est complètement paradoxale : une hypersensibilité à certains bruits peut s'accompagner de comportements évoquant la surdité, à tel point que c'est souvent un des premiers signes qui inquiètent les parents. Les sensations tactiles sont elles aussi étranges : le refus du contact physique n'est pas incompatible avec une insensibilité à la chaleur, une hypersensibilité olfactive, qui déclenche le rejet de certaines personnes à cause de leur odeur, ou encore des attitudes très tranchées face aux saveurs (de l'aversion à l'attraction compulsive).

Quoi qu'il en soit, le plus souvent, l'irruption d'une personne, quelle qu'elle soit, dans le cercle vital de l'enfant, le moindre changement, même futile, de l'ambiance dans laquelle il baigne sont susceptibles de déclencher de violentes réactions, telles que des cris et une agitation motrice incontrôlable. L'enfant peut se jeter du haut d'un escalier, se taper la tête contre un mur, se contorsionner par terre. Son entourage y voit parfois des actes dénués de sens, du caprice, du mystère, même de la folie. Cela provoque fréquemment chez les parents des réactions bien compréhensibles de colère, de peur ou de découragement, d'autant que l'enfant

1. L'écholalie est une compulsion à répéter comme en écho les paroles prononcées par les proches.

2. Roger Misès, « Les psychoses de l'enfant. Clinique », *Encyclopédie médico-chirurgicale*, 37299, M20.

semble « n'avoir rien à faire » des autres. Ils n'existent pas pour lui, pas même sa mère : c'est ce qui est le plus douloureux pour celle-ci, et c'est ainsi qu'elle peut manifester à son tour des attitudes de rejet.

L'enfant donne donc l'impression de vouloir sauvegarder et défendre bec et ongles l'intégrité et la vacuité de « sa » bulle, dans laquelle il organise, seul, un espace de survie.

Derrière le non-sens, y aurait-il un sens ?

C'est la question que je me pose d'emblée quand je rencontre pour la première fois un enfant autiste conduit par ses parents à mon cabinet. Comment résoudre l'énigme cachée derrière cet enfant qui déambule devant moi en explorant l'espace selon une logique tout intérieure mais non communicable ? Il prend un objet puis le délaisse pour d'autres, en garde certains, les renifle puis les rejette. Tout à coup, il s'énerve pour attraper un jouet rangé en hauteur et, si on ne lui donne pas immédiatement satisfaction, il peut faire une belle crise qui ne se calmera que lorsqu'il aura obtenu gain de cause. Tout pourrait laisser penser qu'il s'agit d'un simple caprice, et c'est souvent la première interprétation qui vient à l'esprit des parents. Ils se rendent à la consultation pour en finir avec cette « tyrannie », car ils n'en peuvent plus, n'arrivent pas à contrôler leur enfant, à l'éduquer. Il ne les écoute pas, mange n'importe comment ou toujours la même chose...

Devant le comportement débordant de leur enfant dans mon bureau, les parents sont souvent gênés. Ils s'excusent, essaient de diriger leur petit, qui se met à crier ou à pleurer. Je les invite à le laisser faire : « Il est ici chez moi ! » Et surtout j'explore avec eux l'histoire de cet enfant, qui commence bien avant sa naissance. Comment ses parents se sont-ils rencontrés ? Étaient-ils amoureux ? Comment a surgi le désir d'enfant ? Celui-ci est-il le premier, le deuxième ? Nous évaluons ensemble le contexte de sa conception et de sa gestation.

L'importance de la vie intra-utérine est maintenant bien démontrée : le vécu émotionnel du petit commence dans le ventre de la mère. J'explique cela aux parents, en prenant soin de préciser que l'on ne cherche pas la *cause* de la maladie supposée, mais que l'on récapitule l'histoire de ce nouvel être humain pour tenter de mieux le comprendre. J'ajoute que les émotions vécues par la mère pendant la grossesse inscrivent des traces, une sorte de mémoire cellulaire, et que ces traces ne sont pas indélébiles : elles peuvent être dissoutes ou cicatrisées grâce à une réévocation verbale des événements ou traumatismes qui ont peut-être été difficiles à vivre pendant cette période.

Quelque chose d'étonnant se produit souvent au cours de ces entretiens qui me permettent d'orienter l'investigation des origines. Au fur et à mesure que sa mère puis son père (quand il est là...) racontent leur histoire à travers l'histoire de l'enfant, ce petit, qui était en errance dans mon bureau, se rapproche progressivement d'eux ou de moi. Il arrive fréquemment qu'il termine la consultation sur mes genoux ou sur ceux d'un de ses parents. Bien qu'il semble toujours enfermé dans sa bulle, il a *entendu* quelque chose. Il n'est pas étranger au monde du signifiant, même s'il s'exclut de notre monde à nous.

Tous les praticiens confrontés quotidiennement à des enfants autistes, quels que soient les modes de prise en charge institutionnelle ou individuelle (psychothérapique ou psychanalytique), témoignent que, derrière cette carapace apparemment mécanique, presque sauvage, voire monstrueuse, ils peuvent déceler une lumière d'humanité complètement enfouie dans l'ombre. Cette lueur a-t-elle été interdite, inhibée, forclose ? Si l'on met de côté les cas où une lésion organique ou génétique a été identifiée (10 pour cent des cas, d'après le rapport de 1996 du Comité consultatif national d'éthique), il peut être utile de faire une enquête transgénérationnelle afin de rechercher des informations susceptibles de faire sens là où semble régner le non-sens.

Remonter le fil d'Ariane

Ce type d'investigation a, certes, fait l'objet d'une exploitation inconsidérée et très discutable par différents courants dits de psychogénéalogie. Mais, au-delà de tels excès, il a permis de montrer que la place de l'enfant peut être déjà occupée par des projections de traumatismes familiaux qui ne sont pas encore cicatrisés.

L'objectif de cette recherche, qui se fait en commun avec les parents, est de mettre au clair, « sur le tapis », pourrait-on dire, les structures des fratries des deux lignées parentales, mais aussi les événements sensibles qui ont pu survenir sur trois ou quatre générations, selon la méthode du « génogramme ».

En réalité, cette méthode est une application pratique et lointaine des recommandations que faisait déjà Françoise Dolto. Dans la préface qu'elle a écrite pour l'ouvrage remarquable de Didier Dumas, *L'Ange et le fantôme*[1], celle-ci saluait un travail qui permettait « d'expliciter dans le transfert la dimension généalogique de chaque névrose et psychose ». Et elle précisait :

> Je crois avoir été une des premières psychanalystes à dire qu'il fallait trois générations pour qu'éclose dans une famille un enfant, garçon ou fille, qui se développe sur un mode psychotique. [...] Or *il ne s'agit pas d'une fatalité*, pas non plus d'une hérédité physique ou de processus physiologiques *stricto sensu*. Il s'agit [...] chez ces bébés [...] de moments particuliers de leur histoire et d'événements qui [...] les ont marqués. [...] Par des paroles, on peut signifier à un enfant [...] qu'il est sujet de son histoire [...] et qu'il n'est pas seulement objet du désir d'autrui. [...] Sans la médiation des mots qui humanisent toutes les émotions, toutes les perceptions, bien des malentendus s'installent, vouant à la solitude la pire, celle que l'on vit au milieu des siens, avec lesquels plus aucun échange ne donne sens à la vie et d'espérance pour le cœur, ni sécurité concernant son identité pour l'esprit alors étreint d'angoisse. Mais comme c'est difficile pour ces parents de comprendre ce rôle médiateur qu'ils ont joué à leur insu en permettant à la folie de s'installer dans cet enfant-là et seulement celui-là !

Cette quête « archéopsychologique » a pour but de permettre aux parents de trouver les mots libérateurs, afin de rompre les mailles d'un filet qui enferme inconsciemment l'enfant dans un mutisme ou dans un refus d'arrivée au monde. Le blocage a pu se constituer autour du « désir d'enfant » chez l'un ou l'autre des parents. Dans ce cas, cela renverrait bien sûr à la propre arrivée au monde de celui qui est pris par un doute ou par une

1. Didier Dumas, *L'Ange et le fantôme*, Minuit, 1985.

angoisse liés à la transmission de la vie. Le filet a pu se tisser pendant la grossesse, sous l'effet par exemple d'un choc émotionnel, en particulier le décès d'un parent proche, qui occupe de ce fait tout l'espace psycho-émotionnel de la mère. Le futur enfant ne se sent pas investi et fera le mort en arrivant au monde, jusqu'à ce que l'histoire lui soit restituée par sa mère et que sa propre place lui soit progressivement signifiée.

On retrouve également ce scénario dans les situations plus classiques, mais tout aussi dramatiques, de rupture du couple parental avant ou autour de la naissance, laissant la mère dans un vécu d'abandon et/ou de rejet. Le bébé non investi se retire alors dans un autre espace où sa « petite flamme de vie » est extrêmement faible. Et si la situation s'installe, le comportement autistique de défense peut devenir pour lui une manière de « survivre » et de se protéger d'une souffrance indicible.

D'autres récits cliniques relatent des changements brutaux de comportement d'un bébé, notamment une coupure du contact avec ses parents, après un séjour dans un service d'urgence à l'hôpital ou à la suite d'une intervention chirurgicale effectuée sous anesthésie générale. Les parents se désolent : « Il n'a plus jamais été comme avant... » Là encore, l'intervention a-t-elle été révélatrice ou inductrice du décrochage ? L'important est de repartir de cet événement pour tirer le fil de la chaîne signifiante qui s'inscrit dans le corps du bébé. Dans cette chaîne, il peut y avoir une rupture de sécurité due au changement de lieu, à l'abandon, à l'isolement, à l'angoisse des parents, à la peur de la nuit, à l'anesthésie, qui est une métaphore de la mort, la réactualisation d'un vécu transgénérationnel, etc. La question doit donc toujours être posée : y a-t-il eu dans l'une ou l'autre des deux familles parentales des hospitalisations ou des événements difficiles dans la première année de la vie des enfants ?

Il existe des situations encore plus dramatiques, celles d'enfants adoptés après avoir été élevés dans des orphelinats surchargés où, par manque de moyens humains, ils ont pu être gavés, attachés, souvent maltraités... Si un enfant subit ce « traitement » pendant ses dix-huit premiers mois, il sera très difficile de le sortir de son autisme. Peut-on alors parler de « maladie », ou faut-il parler plutôt d'un état « fabriqué » par une institution théoriquement humaine mais qui représente en fait un laboratoire de psychologie comportementale ? Cela confirme en tout cas, s'il en était besoin, l'importance décisive sur le destin de l'être humain des liens de la première enfance.

Au final, le but de toute opération psychique est de dégager l'espace propre de l'enfant, en le distinguant de projections qui ne lui appartiennent pas, mais qui se réactualisent à l'occasion d'un événement inscrit dans une répétition du roman familial.

On voit combien il est fondamental de faire alliance avec les parents afin de les aider à se dégager de toute culpabilité. Françoise Dolto proclamait dès les années 1960 : « Les parents ne sont ni coupables ni responsables, mais ils détiennent le trésor des mots libérateurs qu'ils n'ont pu dire, inconscients eux-mêmes du rôle de leur enfant dans l'histoire familiale souvent inconnue d'eux-mêmes [...][1]. »

Cette alliance permet souvent, lorsque surgit un enfant « à part », de réévaluer la place de tous les protagonistes de la scène familiale et de retracer le proces-

1. Françoise Dolto, *Séminaire de psychanalyse d'enfants*, vol. I, Seuil, 1982.

sus qui a pu induire un silence, une impasse, des angoisses archaïques refoulées. La tentative de dévoilement et de libération des zones d'ombre et de parole peut avoir des effets inattendus sur l'enfant, soulagé de ne plus être le centre exclusif des soucis ou des projections des angoisses de la famille.

Suivre la voie indiquée par l'enfant en respectant sa bulle de sécurité

Comment faire pour permettre à cet enfant, qui ne sera effectivement jamais comme les autres, de *vivre sa vie* ? Comment accueillir cette différence, cette singularité ? Comment aider les parents à résister à la pression sociale, familiale, médicale quelquefois, mais aussi à des doutes intérieurs qui les obligent souvent à remettre en question les systèmes de valeurs qu'ils tiennent de leur éducation et de la culture dominante ? D'ailleurs, parce qu'ils ont vécu le calvaire des premiers moments douloureux de crise chez l'enfant, parce qu'ils sont confrontés aux jugements du voisinage qui critique leurs méthodes éducatives, parce qu'ils traversent des périodes de honte, de déception, d'isolement, voire de dépression, les parents ne sont-ils pas les mieux placés pour détecter les pistes qui permettent d'établir des contacts avec l'enfant, de deviner le chemin à suivre pour ouvrir un espace de joie, de vie, de respiration ? Ils le seront d'autant plus si l'enfant a pu bénéficier de soins en institution ou en hôpital de jour. Les institutions qui ont intégré les méthodes de la psychothérapie institutionnelle[1] mettent

1. Cette stratégie thérapeutique globale, intégrant les parents dans la prise en charge, a été mise en place en France par diverses

en place des activités qui, à partir d'une enveloppe de sécurité adaptée à chacun, créent des échanges : jeux dans des espaces limités (constructions, tunnel), exercices de psychomotricité, ateliers de musique ou de pâtisserie, modelage, marionnettes, packing[1], pataugeoire, poney, etc. Il s'agit d'apprivoiser l'enfant en expérimentant ses réactivités sensorielles spécifiques, en repérant les *percepts* qui l'éveillent à une communication possible, afin de suivre la piste qu'il nous indique et, grâce à cette ouverture, de le conduire ailleurs, dans l'exploration d'un espace différent de sa bulle qui pourrait l'amener à la rencontre d'« autres » non menaçants.

Ce que le soignant peut faire avant toute autre chose, c'est *suivre* l'enfant. Il ne doit pas chercher à le précéder ni à lui imposer ses choix. Les réactions de l'enfant restent le plus sûr indicateur du chemin à prendre. L'opposition, les colères, les cris, l'agitation motrice expriment la mise en action du cerveau pulsionnel, qui se mobilise chaque fois qu'un être vivant se sent menacé au plus profond de sa vie[2]. Cette réaction, tout à fait naturelle pour qui se sent en danger, traduit une angoisse archaïque dont la violence inouïe met mal à l'aise parents et soignants. Les crises des enfants autistes donnent en effet l'impression d'une « volonté de toute-puissance », pour reprendre une expression utilisée par

---

autres méthodes. À Montpellier, Marie-Françoise Livoir-Petersen, assistante du professeur Charles Aussilloux, développe la « prise en charge intégrée » à partir de l'approche sensori-motrice d'André Bullinger. À Tours, l'équipe du professeur Gilbert Lelord a mis au point la « thérapie d'échange et de développement » (TED).

1. Le packing est une technique d'enveloppements humides qui permet aux soignants de travailler sur la notion d'enveloppe psychique à partir de l'expérience sensorielle de l'enveloppe physique.

2. Voir le chapitre 2 de la première partie, p. 37.

de nombreuses équipes soignantes. Or celle-ci est souvent interprétée comme une volonté de prise de pouvoir sur l'adulte et, de ce fait, elle devient malencontreusement un quasi-diagnostic, un jugement, comme si c'était un symptôme qu'il fallait à tout prix supprimer. Certains parents désemparés, épuisés après des nuits blanches causées par les pleurs de leur enfant (autiste ou non, d'ailleurs), ne disent-ils pas détecter dans le regard de leur nourrisson un signe de provocation : « Il me regarde comme s'il me narguait » ? Les adultes ont tendance à décrypter les cris du bébé, qui ont un sens énigmatique dans son vécu chaotique, à l'aune de leur vécu d'adulte, et à projeter sur lui une intentionnalité qui n'existe pas. Quoi qu'il en soit, indéniablement, le bébé peut à son tour envahir de manière insupportable l'espace vital de ses parents.

L'énergie vitale concentrée comme un « trou noir »

Mais s'agit-il réellement d'une prise de pouvoir ? En réalité, ce n'est pas un pouvoir mais une *force*. Cette force naît de l'explosion de l'énergie vitale coincée et menacée, comme de l'eau qui serait bloquée par un barrage et qui chercherait à passer coûte que coûte[1]. Ainsi, l'enfant exprime l'effective toute-puissance de l'énergie vitale dangereusement bloquée en lui, énergie qui déborde sous la forme de cris et de mouvements intempestifs lui permettant de se sentir « vivant ».

1. La plupart des enfants autistes ont d'ailleurs un rapport privilégié avec l'eau, soit qu'ils s'adonnent à des jeux stéréotypés avec des robinets ou des transvasements de verres, soit qu'ils manifestent une attraction compulsive pour les bains en baignoire ou en piscine.

Notre angoisse réactionnelle face à cette violence est celle qui émerge quand nous voyons des gens en péril, en train de se noyer ou de tenter désespérément de sortir d'une voiture accidentée. Elle nous confronte à notre propre rapport à tout ce qui peut menacer notre vie. La perception de cette toute-puissance de la vie est possible si nous avons été malheureusement témoin de la mort brutale d'un proche, par accident ou par crise cardiaque : l'arrêt du mouvement, l'« arrêt de mort[1] », selon Maurice Blanchot, l'immobilité froide du corps, tout cela donne la mesure de la « force » qui habitait cet être... Et l'on peut très bien comprendre alors ce *transfert* d'énergie entre un vide aussi brutal et l'angoisse réactionnelle archaïque.

Le fait de saisir ce qui est en jeu dans de telles situations ne donne pas pour autant des indices sur les raisons de ce vécu cataclysmique ; ils resteront à découvrir. Mais cela peut permettre d'élaborer des stratégies de sécurité afin de limiter les débordements de cette toute-puissance de la vie qui ne parvient pas à se canaliser. Il faut d'abord rassurer.

Rassurer, oui mais comment ? On est obligé d'expérimenter des moyens de « contention » efficaces, de partir à la recherche d'une *enveloppe* sensorielle, qu'elle soit tactile (packs, jeux d'eau...), sonore, olfactive ou gustative, qui modifie les fréquences vibratoires perçues par les cinq organes des sens, ces cinq fenêtres par lesquelles peut entrer l'Univers, si menaçant pour l'enfant autiste ! Grâce à une observation fine pratiquée en institution spécialisée, on pourra détecter les signaux susceptibles de déclencher des réactions violentes ou au contraire de les calmer. Cela demandera du temps et de

1. Maurice Blanchot, *L'Arrêt de mort* (1938), Gallimard, 1987.

la patience. Il faudra quelquefois envisager des ajustements douloureux dans les relations : dans un cas, c'est le grand frère qui parviendra à calmer le petit alors que la maman n'y arrivera pas ; dans un autre, l'infirmière qui a vingt ans de service sera rejetée alors qu'une infirmière stagiaire réussira à entrer dans le jeu de piste. Seule la recherche, par tâtonnements successifs, de voies d'apaisement établira un *socle de sécurité* qui permettra à l'enfant de cohabiter avec un environnement qui ne sera plus perçu comme menaçant.

L'agression que lisent les parents dans ces gestes de violence les conduit à renforcer leur sécurité intérieure pour tenir bon, à afficher auprès de leur enfant une force tranquille susceptible d'instaurer paix et confiance – une main de fer dans un gant de velours. La pratique des arts martiaux est d'ailleurs recommandée, car elle permet aux parents de recevoir d'une autre manière cette énergie déstructurante et de la faire circuler au lieu de l'affronter.

Ainsi, une fois passé le premier choc face à la réalité de la maladie, après avoir vécu les phases inévitables d'accablement, de révolte contre ce qu'ils vivent comme une injustice tombée du ciel (ou de la Nature... ou des gènes !), après avoir pu trouver aide et soins, les parents reconnaissent volontiers combien ce petit « zombie », ce « monstre » dont on ne sait s'il est ange ou démon, leur a permis de changer leur regard sur eux-mêmes, sur les autres et sur le monde.

Et si c'était là un des sens de la maladie ? Elle oblige les parents à revivre avec leur enfant autiste une phase archaïque de l'évolution des mammifères, donc de l'espèce humaine, dont nous ne sommes plus conscients tant elle est intégrée dans le processus de maturation dit normal.

La physiologie du cerveau reptilien nous a appris que tous les comportements instinctifs de survie, en particulier la défense du territoire, sont notamment contrôlés par les afférences du tronc cérébral (qui régule le système neurovégétatif) et de l'hypothalamus (qui assure les médiations entre le système nerveux central et le système endocrinien). La bulle que l'enfant autiste défend farouchement est la marque symbolique et spatiale d'un comportement programmé génétiquement, qui lui permet d'assurer compulsivement sa survie. Il ne peut faire autrement, même si le prix à payer est d'être considéré comme fou par son milieu d'accueil. Tant que son environnement ne lui fournira pas d'autres systèmes sur lesquels il puisse s'appuyer pour lâcher *sa* bulle, il tournera en rond dans son cercle de protection.

Quelles stratégies pour sortir de la bulle autistique ?

Lâcher sa bulle ou en sortir n'est pas une mince affaire, comme l'illustre le cas de Tiffany.

Depuis l'âge de cinq ans, Tiffany, qui présente un syndrome autistique de Kanner, est suivie dans un hôpital de jour. À douze ans, elle s'insurge tout à coup auprès de sa psychopédagogue : « Avant, j'étais dans ma bulle, j'étais bien. Maintenant, il y a des trous... Vous êtes des voleurs de bouchons ! »

Tiffany est effectivement sortie d'un mutisme complet qui s'accompagnait d'une grande vigilance vis-à-vis de tout son environnement relationnel. Elle l'a fait grâce à une intelligence fine, qui se manifestait par des mimiques expressives indiquant ce qu'elle acceptait ou refusait, et grâce à son don pour le dessin et la caricature, déroutant pour certains membres de l'équipe soignante, qu'elle ne ratait pas ! Même si elle a pu suivre un apprentissage scolaire correct, devenir plus autonome et prendre du plaisir à des activités variées, elle continue à demander régulièrement à ses infirmières : « Mettez-moi des rustines sur les trous de ma bulle. »

On voit ici la nécessité d'élaborer des stratégies pour établir des liens sur lesquels peut s'appuyer une structuration sécurisante d'une relation extra-muros.

De nombreux systèmes thérapeutiques ont été expérimentés, et tous ont rencontré des succès et des échecs, même si l'on a tendance à mettre en avant les succès afin de valider certaines grilles de lecture plutôt que d'autres. Qu'il s'agisse des techniques prônées par les courants cognitivo-comportementalistes, qui revendiquent une démarche guidée par la rationalité[1], ou de la pratique de thérapeutes formés à une approche psychanalytique, ces succès et ces échecs tiennent cependant moins à la rationalité ou à la philosophie sous-jacentes qu'à la capacité d'instaurer des relations avec l'enfant.

Car il ne faut jamais perdre de vue que ce qui fonde la spécificité humaine, c'est la *parole*. L'absence du langage chez un enfant autiste — ou sa présence chaotique — constitue une voie à explorer, à reconquérir. Mais cette parole est le support de vibrations, de sons, une prosodie qui peut ouvrir une communication avec l'autre afin de créer un lien vibratoire,

1. Les méthodes Teacch, ABA, Makaton, AIT, etc., ont chacune leurs succès, leurs échecs et leurs limites. Une évaluation critique de ces méthodes a été faite par Marc Belhassen et Olga Chaverneff dans *L'Enfant autiste. Un guide pour les parents* (Audibert, 2006).

transférentiel[1]. C'est là que la psychanalyse trouve une place légitime, même si elle ne doit pas être exclusive. En effet, ce qui est en jeu, c'est la possibilité pour l'enfant de sortir de cet espace où seule la survie est possible, de pénétrer dans l'espace des émotions[2] qui lui permettront d'enclencher le processus d'évolution de l'appareil psychique, donc d'entrer en rapport avec l'Autre (la mère ou son substitut), avec les autres, et d'accéder au stade du miroir.

Pour atteindre ce but, toutes les pistes doivent être ouvertes, aucune porte ne doit rester fermée[3]. L'expérience clinique nous apporte en effet la preuve qu'il existe toujours une voie qui mettra en route le processus, même si la découvrir demande de la patience et si elle laissera malgré tout l'enfant en marge de la communauté humaine. On peut vivre en marge, à condition que la différence soit acceptée.

L'autisme est généralement présenté comme une maladie incurable. J'ai entendu un jour un universitaire déclarer, lors d'une réunion destinée à une vingtaine de parents d'enfants autistes dans une petite commune du sud de la France : « Il n'y a que 10 pour cent d'enfants qui guérissent d'un autisme, on n'a pas trouvé de médicament spécifique efficace. »

Mais que signifie « guérir » ? Cette logique dualiste

1. Marie-Christine Laznik, « Marine, sidération et lumière, la voix dans le traitement d'un enfant de quinze mois », *Les Cahiers de PRÉAUT*, n° 2.

2. C'est l'enclenchement des fonctions cognitives liées au cerveau émotionnel.

3. À la suite des travaux d'Alfred Tomatis, Gérard Binet, à Montréal, traite avec succès des enfants autistes par l'écoute de bandes-son adaptées à chaque enfant et déterminées par la singularité des perturbations de l'audiogramme.

qui détache la maladie du vécu du sujet est particulièrement inadaptée à cette « pathologie », dont on ne trouvera jamais la cause unique – il est important de le réaffirmer. Guérir définitivement est impossible, même si des praticiens peuvent témoigner du retour à la vie sociale de nombreux enfants diagnostiqués autistes – des réussites qui tiennent beaucoup à la précocité de la prise en charge.

À défaut de guérir, il faut accueillir cette étrangeté et traiter cette différence en s'appuyant sur tous les recours possibles : les institutions spécialisées, qui hélas ne sont pas assez nombreuses en France, les écoles et les collèges qui commencent à accueillir ces enfants et adolescents dans des classes spécialisées, les auxiliaires de vie (AVS) qui peuvent les accompagner dans une classe normale[1] (c'est ce dont a bénéficié Tiffany)...

Mais l'aide la plus importante doit être apportée aux parents. Ce sont eux qu'il faut écouter. Ils s'expriment à travers les associations qu'ils ont créées pour faire entendre leur souffrance, faire valoir leurs besoins et leurs droits. Ainsi, au cours de la présentation par le docteur Amaria Baghdadli, en octobre 2005, du rapport de la commission créée par la Haute Autorité de santé pour définir les critères de diagnostic de l'autisme, le président de Sésame autisme en France a demandé aux équipes prenant en charge les enfants autistes de *recourir*

---

1. Il faut saluer les mesures qui ont été prises par l'Éducation nationale en France visant à « intégrer » les enfants en difficulté, et tout particulièrement les enfants autistes ou psychotiques. Le dispositif juridique et administratif existe. Il n'est pas toujours actionné. Mais, petit à petit, des classes spécialisées s'organisent et des enfants en très grande difficulté sont intégrés dans des classes normales, avec l'aide d'une personne qui les accompagne pendant les cours.

à toutes les méthodes thérapeutiques, de quelque obédience que ce soit, afin de donner à l'une ou l'autre la chance d'un accrochage relationnel, étant donné qu'aucune ne peut prétendre à une efficacité spécifique[1].

Thomas et Renaud

L'histoire de Renaud et celle de Thomas, diagnostiqués « autistes » à cinq ans et « autiste Asperger » un peu plus tard, confirment la nécessité de mettre en œuvre toutes les voies possibles pour sortir de cette « forteresse » qui n'est pas si vide que cela[2]. Une alliance sans faille entre les parents, les soignants et les enseignants a en effet permis à ces enfants, qui ont risqué à maintes reprises d'être exclus du système social ordinaire, d'intégrer une classe de sixième normale. Leur cas témoigne qu'il n'est pas utopique d'ouvrir des espaces sociaux où le désir d'un être complètement décalé et prétendument déraisonnable peut être soutenu, au prix d'un véritable combat.

C'est bien de « combat » que parlent les parents, qui ont dû affronter non seulement les crises de violence et d'angoisse des cinq premières années de vie, mais aussi le rejet des institutions scolaires ou de loisirs, les remarques de certains proches, la disponibilité fluctuante des équipes soignantes, tantôt très efficaces, tantôt découragées et débordées par les symptômes.

---

1. Amaria Baghdadli (dir.), *Interventions éducatives, pédagogiques et thérapeutiques proposées dans l'autisme*, *op. cit.*

2. Cf. le titre de l'ouvrage de Bruno Bettelheim, *La Forteresse vide*, *op. cit.*

Il faut reconnaître que Thomas n'est pas facile à suivre. Dès l'âge de six ans, il a acquis des connaissances encyclopédiques, mais il vit intérieurement à l'époque des dinosaures et assimile toutes les personnes qu'il rencontre à l'une ou l'autre de leurs espèces... Il se sent facilement agressé, persécuté, et peut réagir violemment ou en criant. C'est un traitement de psychomotricité qui lui a permis d'accepter ou d'intégrer la verticalité de l'être humain. Il est ainsi parvenu progressivement à ne plus se sentir menacé par les humains et à abandonner son « identité reptilienne », qui le rassurait tout en provoquant la peur autour de lui, et surtout en rendant difficile son intégration dans une classe ordinaire. Grâce à un instituteur qui a accepté sa différence, ses comportements décalés, exagérés ou parfois inquiétants, et qui les a fait accepter par tous ses camarades, Thomas a pu suivre une scolarité primaire normale.

Il en a été de même avec Renaud, venu au monde dans un contexte familial difficile, marqué par de nombreux décès dans l'entourage immédiat de ses parents. Renaud vit dans la hantise de la mort. Il ne peut se rendre dans un cimetière ni entendre parler de quelqu'un qui est mort sans entrer dans des états réactifs violents, de véritables crises. Il ne supporte pas la moindre écorchure, qu'il perçoit comme une mort annoncée. Emprunter une porte de secours ou une porte sur laquelle figure un signal de sortie ou de danger le met dans des états de panique ou de sidération. Paradoxalement, ces réactions vives, voire violentes, ne s'accompagnent d'aucune manifestation d'émotion. C'est le signifiant « mort » qui crée une mobilisation « pulsionnelle » psychomotrice archaïque : Renaud réagit brutalement à ce qui est une menace contre la vie, sans aucune conscience de se mettre lui-même en danger. De la même façon, Thomas pouvait dire à un copain : « Je vais te tuer » s'il interprétait un geste innocent ou un mot ordinaire comme une agression contre sa vie.

Le parcours singulier de ces deux enfants illustre bien la nécessité de saisir la source même des réactions comportementales et de distinguer ce qui relève du cerveau pulsionnel de ce qui relève du cerveau émotionnel. Quand la vie est en jeu, que ce soit de façon réelle ou imaginaire, l'autre n'existe pas. C'est là le vécu quotidien et dramatique de l'autiste, qui ne peut prendre conscience de la réalité de l'autre que par un apprentissage néocortical. C'est grâce à l'éducation donnée par les parents et les enseignants que l'autre a le droit d'exister. L'autiste doit passer par une représentation intellectuelle pour entrer en relation avec l'autre : il accepte cet autre à condition qu'on lui apprenne comment il doit se comporter envers lui, car il est incapable de saisir son ressenti. En termes psychophysiologiques, le cerveau émotionnel n'est pas fonctionnel. Les émotions sont-elles gelées, anesthésiées, refoulées ? Cette question fait l'objet de longs et riches débats entre cognitivistes et psychanalystes.

Dans le cadre scolaire, pour faire en sorte que des enfants qu'on prend pour des fous ne soient pas discriminés (comme d'autres ont pu l'être à cause de la couleur de leur peau), il est indispensable que les enseignants soient informés de la logique interne – en fait, la rationalité – de leurs comportements afin qu'ils n'utilisent pas avec eux les outils éducatifs validés pour des enfants normaux. Par exemple, il faut savoir que la volonté ne peut en aucun cas agir sur une pulsion (pas plus d'ailleurs que sur les émotions). En revanche, elle est utile comme support de l'apprentissage et du travail intellectuel. Ce sont d'ailleurs souvent la performance et la curiosité intellectuelles qui sont le véritable moteur – et parfois le seul – des enfants identifiés comme Asperger. Inutile aussi, pour enrayer une crise, d'utiliser les sentiments ou la méthode de la carotte et du bâton, tout comme de faire valoir les conséquences émotionnelles de ces comportements sur les autres. Une fois admis le fait qu'une crise violente n'est jamais adressée à quelqu'un, mais à l'enfant lui-même, confronté à une menace vitale, le seul outil qui permette de dissoudre le débordement énergétique est l'instauration d'une stratégie de sécurisation. Pour cela, il s'agit avant tout de maîtriser la peur que suscite l'enfant autiste, mais en aucun cas de l'exclure ou de s'opposer frontalement à lui, ce qui aggraverait sa sensation de ne pas exister.

Voilà ce qu'il faut transmettre préalablement à l'enseignant d'une classe qui accueille ce type d'enfant, tout en lui proposant parallèlement d'être présent pour évaluer régulièrement le vécu de la classe. Mais il faut aussi préparer l'enfant à ajuster ses réactions à des conditions imprévisibles pour lui, puisqu'il n'est pas conscient de son étrangeté et ne « sent » pas les émotions des autres. C'est par l'apprentissage intellectuel (néocortical) de certains rituels ou modes opératoires réactionnels qu'il pourra prendre conscience des effets de ses paroles ou de ses actes sur les autres pour parvenir ensuite à les contrôler ou à les ajuster. Ce processus contraint les enfants autistes à une grande vigilance, et c'est pourquoi, malgré la volonté des familles et de la société de les intégrer, il leur arrive de « craquer » et de régresser.

On se prend alors à rêver de lieux ouverts et non normatifs où ces enfants pourraient être guidés sur leur voie créative et imaginative sans être soumis à aucune contrainte adaptative. De tels lieux existent mais ils sont encore rares. Une lueur d'espoir nous vient toutefois du Québec. Un groupe de spécialistes de l'autisme dirigé par le docteur Laurent Mottron, de l'hôpital Rivière-des-Prairies, près de Montréal, aborde la recherche sous un angle complètement nouveau[1]. En effet, il considère l'autisme non comme un handicap ou une maladie, mais comme une autre forme d'intelligence, une « réalité psychique différente [...]. Toutes ces différences peuvent aussi présenter des avantages. [...] Les scientifiques qui avaient insisté sur l'aspect déficitaire [...] vont de surprise en surprise devant les forces que les autistes manifestent dans le traitement de l'information ». L'équipe a associé à ses travaux des chercheurs autistes qui y participent activement et qui sont rémunérés comme les autres chercheurs. « Cette collaboration entre autistes et non-autistes apporte une plus-value considérable à la recherche », conclut le docteur Mottron dans un rapport pour le Fonds de la recherche en santé du Québec, qui cofinance l'équipe hospitalière.

Cette démarche illustre parfaitement notre propos et concrétise le vœu de Georges Canguilhem que la maladie soit regardée non comme un mal mais comme une voie de recherche d'un autre équilibre intracorporel. Comme si la Nature expérimentait à travers l'autisme une autre voie de représentation et de rapport au monde.

On peut enfin s'interroger sur les raisons de l'augmentation très importante du nombre de cas d'autisme dans les pays occidentaux : alors que la prévalence de ce trouble précoce de la communication était de 1 à 2 pour 10 000 enfants dans les années 1960, elle est

---

1. Voir Laurent Mottron, *L'Autisme : une autre intelligence*, Mardaga (Montréal), 2004.

maintenant de 7 à 12, selon les pays. La société moderne produit toutes sortes de dissociations, de morcellements et de ghettos qui obligent de plus en plus de sujets à se replier dans des bulles de sécurité et à se protéger des « autres », perçus comme menaçants. Le temps consacré par de nombreux jeunes à Internet et aux jeux vidéo induit un repli sur soi ou sur un univers fictif quasi autistique. Parallèlement, les médias organisent des mises en scène fondées sur une survalorisation narcissique de l'image, sur le mode « je suis la personne la plus importante au monde ».

N'est-ce pas finalement ce que disent les enfants autistes, mais autrement, puisqu'ils sont privés de mots ? Comme s'ils étaient les porte-parole d'une production sociale inconsciente, tout en envoyant un message clair : je ne veux pas entrer dans votre société ! À nous de trouver, à travers le décodage de leur désir en suspens ou figé, d'autres systèmes de vie, d'inventer d'autres rapports aux autres et au monde qui les incitent à venir nous rejoindre !

N'est-ce pas cela, le *sens* de cette « maladie », pour eux et pour nous ?

TROISIÈME PARTIE

Les voies de la guérison

Vivez, si m'en croyez, n'attendez à demain...

RONSARD

1

Sortir du champ de bataille

Guérir, n'est-ce pas l'objectif et l'espoir de tout malade ?

Mais comment guérir alors que la maladie est une « réaction » de notre corps à la recherche d'un nouvel équilibre, face aux dysfonctionnements multiples et successifs qui ont mis en péril les flux de l'énergie vitale ? Supprimer la maladie ou la considérer comme une ennemie à abattre ne compromettrait-il pas l'accès à une prise de conscience du *sens* de tous ces symptômes et aux mutations nécessaires pour que la « vie » poursuive son chemin en moi ?

Soulager la douleur, stopper la reproduction des cellules anarchiques, limiter l'invasion d'un virus ou de bactéries, rétablir un équilibre hormonal sont des opérations thérapeutiques indispensables pour les patients atteints de maladies auto-immunes, de cancers, d'infections graves, du sida ou encore de diabète. On assiste ainsi souvent à la diminution ou à la « suppression » des symptômes parasites, à l'arrêt de l'évolution du processus pathologique ou à la stabilisation d'un état[1].

Mais est-ce cela, guérir ?

Peut-être, si l'on s'en tient au sens étymologique de ce mot, construit sur une racine indo-européenne (*warujan*) qui signifie « garder, protéger, défendre ». La « guérison » désignerait une opération de protection proposée à un malade qui se place en position de victime. Nous avons vu que le fait d'assimiler des facteurs déclenchants à des « causes » extérieures plonge le malade dans une impuissance qui l'amène soit à se révolter contre l'agresseur supposé, souvent inaccessible (pollution, gènes, misère), soit, au contraire, à se résigner, à prendre son mal en patience, et en tout cas à rechercher un « sauveur ». Cela conduit le système médical à répondre spontanément à cette demande de malades-victimes qui attendent d'être sauvés par les moyens puissants de la technomédecine, dont les performances fascinantes permettent de supprimer les symptômes invalidants.

Dans certaines situations, bien rapportées par David Servan-Schreiber dans son livre *Anticancer*[2], les oncologues[3] ne font aucune recommandation nutritionnelle

1. Dans un remarquable article publié par la revue *Esprit* (janvier 2006), Guillaume Le Blanc fait observer que « les maladies chroniques (cancer, sida...) nécessitent des soins chroniques pour lesquels l'horizon n'est plus la guérison mais la *viabilité d'une vie* [...]. La maladie pour le malade s'inscrit dans une vie psychique plus vaste qu'elle modifie et réorganise ».

2. David Servan-Schreiber, *Anticancer*, Robert Laffont, 2007. Le succès médiatique de ce livre ne doit pas estomper l'intérêt de l'exposé, celui d'une méthode stratégique de prévention de la maladie cancéreuse dont l'efficacité commence à être prouvée.

3. Gilles Freyer, professeur de cancérologie au CHU de Lyon, dans son ouvrage *Faire face au cancer* (Odile Jacob, 2008), ouvre enfin une

ni psychothérapique, considérant que, face au ravage du processus cancéreux, ces recours sont dérisoires. Ce qui signifie que les capacités à mobiliser des fonctions internes d'« autoguérison » ne sont pas reconnues.

En général, on demande au patient de se soumettre passivement, sans discuter[1], de mettre tout son espoir dans le traitement et de faire preuve d'une adhésion aveugle au chemin proposé par le « spécialiste ». N'est-ce pas une sorte de pensée magique, qui place l'exclusivité de l'espoir de la guérison dans une « force » extérieure à soi, telle la chimio ?

En fait, l'intervention médicale instaure une coupure entre la maladie et le malade ; ce dernier est dépossédé de son « organisme », qu'il confie le plus souvent aveuglément à la médecine comme on confie sa voiture à un garagiste. Et la plupart des médecins s'intéressent davantage à la maladie qu'au malade. Tout se passe alors sans que la question du « sens » de la maladie soit posée, sans que le malade soit sollicité pour participer activement au processus, qui relève non d'un retour à un état de santé antérieur, mais d'une réparation, voire d'une transformation intérieure.

---

voie nouvelle, qui prend en compte de manière prioritaire la souffrance du patient confronté au « séisme du cancer » et qui articule d'emblée une prise en charge globale de la maladie intégrant psychothérapie et nutrithérapie.

1. Combien de patients souhaitant ouvrir une discussion sur la place à accorder à d'autres thérapeutiques, complémentaires, sont-ils éconduits par certains spécialistes, qu'une simple question rend condescendants, méprisants, peut-être par crainte d'une perte de pouvoir !

La pulsion de mort remise en question

Cette mutation ne peut être réalisée que si l'on n'interprète pas la passivité silencieuse ou morbide du malade pris dans des processus de destruction comme l'œuvre de la *pulsion de mort*, dont l'existence est postulée par de nombreuses écoles de psychanalyse à la suite de la proposition suivante de Freud : « On peut dire que la pulsion de mort qui est à l'œuvre dans l'organisme – le sadisme archaïque – est identique au masochisme[1]. »

En effet, une telle hypothèse conforterait le malade dans la nécessité de combattre cette pulsion de mort par une mobilisation active du principe de plaisir (les pulsions érotiques) : nous sommes encore dans une démarche dualiste qui maintient un clivage guerrier entre deux forces, même s'il est plus subtil[2].

Pourtant, nous l'avons vu, la mort fait partie de la vie. Elle est même la condition de la vie. Elle ne peut donc s'opposer à la vie : il ne peut y avoir de combat de la mort contre la vie, comme l'exprimait l'image romantique du Chevalier de la Mort fauchant des humains sur son passage, symbole de l'affrontement du Mal et du

---

1. Sigmund Freud, « Le problème économique du masochisme », *Studienausgabe*, vol. III, 1924, p. 343.

2. C'est ce que corrobore la communication de Suzanne Gearhart lors d'un colloque sur la pulsion de mort organisé dans le cadre des Rencontres de Castries par l'université de Montpellier en 2004 : le problème économique du masochisme montre « la nature fondamentalement ambiguë de l'identification qui désormais *ne sert plus à unifier le sujet mais aussi à le diviser d'avec lui-même* » [*in* Michel Plon et Henri Rey-Flaud (dir.), *La Pulsion de mort. Entre psychanalyse et philosophie*, ERES, 2004].

Bien, comme si la mort était le symbole du Mal. La mort est une expérience permanente de la vie en mouvement dans notre corps : des milliards de cellules et de bactéries (intestinales, entre autres) meurent à chaque minute pour que d'autres puissent poursuivre leur vie. L'*apoptose*[1], ou mort cellulaire programmée, malencontreusement appelée aussi « suicide cellulaire », est le moyen dont la Nature s'est dotée pour que notre corps se reconstruise en permanence[2].

Quand nous sommes confrontés à une maladie potentiellement mortelle, nous expérimentons pour la première fois, le plus souvent sans en avoir conscience, *la mort en nous*. L'émergence de ce « percept » d'une destruction possible de notre organisme vivant, dont l'une des parties est « en souffrance », se manifeste par des douleurs, des angoisses, des symptômes variés qui ne sont pas des signes annonciateurs d'un risque mortel mais bien la manifestation du « travail » de la vie essayant de vaincre les obstacles rencontrés sur son chemin.

Il s'agit en fait d'une perception de la puissance de vie en moi, et non de la mort annoncée[3]. Cette puissance exprime une force créatrice à l'œuvre, au prix de la destruction de ce qui bloque le passage. Cela nous amène à remettre en question la notion de *pulsion de mort* issue de la psychanalyse[4] et depuis devenue une « croyance » populaire.

---

1. Voir note 1 p. 222.
2. Jean Claude Ameisen, *La Sculpture du vivant*, Seuil, 1999.
3. « Du point de vue de l'essence de la vie, la pulsion apparaît comme la vérité de la relation perceptive » (Renaud Barbaras, « Pulsion et perception », *ALTER*, n° 9, 2001, p. 14).
4. Voir l'article sur la pulsion de mort dans Roland Chemama et Bernard Vandermersch (dir.), *Dictionnaire de la psychanalyse*, Larousse, 1998.

Une des premières phrases que j'ai entendues en entrant, en mars 1972, dans le laboratoire d'eutonologie[1] d'Henri Laborit à l'hôpital Boucicaut, c'est : « La pulsion de mort n'existe pas. »

J'avais rencontré Laborit dans un congrès et l'avais invité à se rendre à la clinique de La Borde, où je travaillais, car Jean Oury et Félix Guattari étaient curieux de le rencontrer. Son livre *Les Régulations métaboliques*, publié chez Masson en 1965, les avait intrigués. Enfin un biologiste qui parlait du « vivant » et qui n'était pas « réductionniste » ! Après sa visite, je fis part à Henri Laborit de mon désir d'explorer, après six ans de psychanalyse, l'autre face de la genèse de la pathologie mentale et de m'initier à la recherche neurobiologique. C'est alors qu'il me proposa de venir travailler dans son laboratoire, où je le rejoignis au printemps 1972.

Le laboratoire était alors installé dans les combles d'un bâtiment de l'hôpital Boucicaut. Dans une ambiance d'atelier médiéval régnait le maître alchimiste, Laborit lui-même : un être solaire, au nez aquilin, à l'œil bleu perçant de pirate, au verbe passionné et cinglant, à l'esprit pétillant, en perpétuelle activité, à la recherche compulsive des interactions entre le cerveau et la niche environnementale de l'être humain afin de découvrir des grilles de lecture de la complexité des systèmes biologiques.

Dès ma deuxième semaine de présence au « labo », Laborit me demanda de faire un exposé sur les « liens pos-

---

1. « Eutonologie » est un mot créé par Georges Canguilhem, à la demande d'Henri Laborit, qui souhaitait créer un champ de recherche pluridisciplinaire en biologie des comportements. Étymologiquement, il signifie « maintien d'un équilibre biologique naturel ».

sibles entre l'inconscient freudo-lacanien et le cerveau ». Je commençai prudemment, indiquant que Freud, neurologue au départ, auteur d'une thèse sur la cocaïne et d'un traité de psychologie « scientifique », voulait faire entrer la psychanalyse dans le champ de la science.

Laborit m'arrêta : « Freud n'a donné aucune preuve scientifique de l'existence de "son" inconscient. Une hypothèse, pourquoi pas ? Il ne connaissait rien au fonctionnement du cerveau. La plus grande erreur de Freud est d'avoir opposé principe de plaisir et pulsion de mort. La pulsion de mort n'existe pas, et on peut le démontrer ! »

L'argument d'autorité est alors tombé : « Il est impossible de déterminer par stimulation intensive d'électrodes, à différents étages du cerveau, une "pulsion" qui conduirait au "suicide" ou à la mort de l'animal. En revanche, plusieurs zones cérébrales stimulées déclenchent des comportements compulsifs de "plaisir". Si l'on place une électrode dans le "faisceau de la récompense[1]", connectée à une source électrique qu'il peut fermer en appuyant sur une manette, l'animal pourra appuyer des milliers de fois sur la manette, car, chaque fois, il éprouvera un plaisir (en fait il déclenche une sécrétion de catécholamines, mais surtout d'endorphines). » Et Laborit d'ajouter : « L'animal peut mourir de plaisir, non pas parce qu'il veut mourir, mais parce que, si l'expérience dure plusieurs jours, il ne se nourrira plus,

1. Nom donné par Laborit à une voie neuronale appelée MFB (Medial Forebrain Bundle), découverte par deux chercheurs américains, James Olds et Peter Milner. Ce faisceau unit le cerveau des pulsions, celui de la mémoire et de l'affectivité et celui de l'associativité, dont le fonctionnement est régulé par les catécholamines (dopamine et noradrénaline).

pris dans un état d'"euphorie" quasi orgasmique qui annulera toute sensation de besoin organique. »

Le principe de plaisir et le principe de réalité validés par la neurophysiologie

En revanche, Laborit reconnaissait à Freud le mérite d'avoir, sur un autre plan, anticipé un fonctionnement « systémique[1] ». En effet, en opposant principe de réalité et principe de plaisir, Freud avait « perçu » intuitivement (ou prophétiquement) cette réalité organique découverte par Olds et Milner de deux circuits cérébraux en interaction permanente, appelés *faisceau de la récompense* et *faisceau de la punition* (des électrodes implantées dans ce dernier faisceau déclenchent des cris, un comportement de fuite ou, si la fuite est impossible, une réaction d'agressivité défensive dont le médiateur chimique est l'acétylcholine).

Démonstration a été faite que toute perception-sensation de douleur déclenche une réaction en feed-back du faisceau de la récompense, qui met en route la sécrétion de catécholamines et d'endorphines. Comme le « principe de plaisir » maintient l'équilibre biopsychologique d'un individu, l'apprentissage de la stratégie permettant l'évitement de la douleur est déterminé par la recherche du plaisir.

---

1. Ou « ago-antagonisme », selon l'expression d'Élie Bernard-Weil, professeur à la Pitié-Salpêtrière. Ses travaux modernes de physiologie et d'épistémologie à partir d'une grille appelée « systémique ago-antagoniste holistique » l'ont conduit à relier les « faits » biologiques et les données anthropologiques et psychanalytiques à des modèles mathématiques développés notamment par René Thom.

L'hypothèse de Freud selon laquelle le *plaisir* est un principe fondateur et régulateur du fonctionnement mental est donc en quelque sorte validée par la psycho-physiologie. Celle-ci va même établir une équivalence entre « plaisir » et maintien de la structure de l'organisme par de multiples et complexes mécanismes d'autorégulation. La notion de « douleur » devient l'expression d'une « nécessité » interne de maintenir l'équilibre ou, plus exactement, un signal de recherche de cet équilibre « vital ». En fait, la douleur n'est pas un « mal » qui s'oppose à un « bien », l'état de bonne santé. Elle signifie que l'organisme n'a pas encore trouvé le moyen de régler un problème et qu'il cherche à établir un fonctionnement harmonieux.

En travaillant expérimentalement sur la régulation des mécanismes d'adaptation et de réaction « organiques » à l'agression, Laborit a mis en évidence ce qui est peut-être sa plus grande découverte, le « système inhibiteur de l'action » (SIA).

Quand un événement survient dans le milieu poussant l'individu à agir pour éprouver la récompense de son action, mais que l'apprentissage lui a appris qu'il serait puni s'il répondait à cette pulsion, le SIA entre en antagonisme avec le faisceau de la récompense. La sensation résultant du conflit est l'*angoisse*, qui est un des mécanismes réactionnels de l'inhibition de l'action. En fait, c'est ce que Freud a décrit comme le refoulement, qui est un conflit entre le « ça » pulsionnel et le « surmoi » aboutissant à l'apprentissage et à une adaptation plus ou moins harmonieuse aux règles de la socioculture d'un lieu et d'une époque[1].

1. Henri Laborit, *La Vie antérieure*, Grasset, 1989.

Le principe de réalité présenté par Freud en « couplage » avec le principe de plaisir a fait l'objet de débats théoriques sans fin, car il est obéré par le concept de « pulsion », que Freud définit hors de toute référence à la neurophysiologie du cerveau — laquelle, à sa décharge, était balbutiante au début du XXe siècle. Cela rend le débat difficile aujourd'hui. En effet, les écoles psychanalytiques font référence à une conception de la pulsion qui, au départ, opposait « pulsions sexuelles » et « pulsions du moi », ou « d'autoconservation », puis qui, en 1920, dans *Au-delà du principe de plaisir*, a commencé à opposer « pulsions de vie » et « pulsions de mort », sans pour autant que Freud récuse le dualisme antérieur.

Freud oppose Nature et Culture

Une chose est sûre : Freud a élaboré sa conception de l'inconscient par ajustements successifs. C'est le grand mérite de son œuvre que d'être une tentative permanente pour déchiffrer les manifestations et le développement de l'appareil psychique. L'écueil majeur de cette démarche n'est pas dans le contenu des concepts. Il réside dans le mode de pensée « dualiste », qui atteint son paroxysme dans la lettre de Freud à Albert Einstein, publiée sous le titre « Pourquoi la guerre ? » :

> J'aimerais cependant m'attarder encore un instant sur notre pulsion de destruction. Au prix de quelque effort de spéculation, nous sommes en effet parvenus à concevoir que cette pulsion est à l'œuvre en tout être vivant, et tend donc à provoquer sa décomposition et à ramener la vie à l'état de la matière inerte. Elle méritait en toute rigueur le

> nom de pulsion de mort, tandis que les pulsions érotiques représentent les aspirations à la vie. La pulsion de mort devient pulsion de destruction en se tournant, vers l'extérieur, contre les objets. *L'être vivant préserve pour ainsi dire sa propre vie en détruisant celle d'autrui.*
> [...] Si la propension à la guerre découle de la pulsion de destruction, on est tenté d'invoquer contre elle la pulsion antagoniste, l'Éros. Tout ce qui établit des liens affectifs entre les hommes ne peut que s'opposer à la guerre.

Freud poursuit en interpellant Einstein :

> Pourquoi nous révoltons-nous tant contre la guerre, vous, moi et tant d'autres, pourquoi ne l'acceptons-nous pas comme telle autre des nombreuses nécessités pénibles de la vie ? Elle semble pourtant bien conforme à la nature, biologiquement bien fondée, pratiquement inévitable[1].

Freud reprend dans ce texte sa conception dualiste Nature/Culture. La Nature serait le lieu de l'archaïque, du pulsionnel, du « biologique[2] », du « sauvage » de la Horde primitive, dirigée par un Père tyrannique « exécuté par des fils rivaux ». La Culture serait la conquête de l'« Homme » contre les forces incontrôlables de la Nature, et l'horizon d'une Humanité. « L'état idéal serait naturellement une communauté d'hommes qui auraient soumis leur vie instinctive à la *dictature de la raison*. Mais, selon toute vraisemblance, c'est là une espérance utopique[3]. »

---

1. Sigmund Freud, « Pourquoi la guerre ? » (1932), in *Résultats, idées, problèmes*, t. II, PUF, 1985.
2. Freud affirme en 1928, dans *La Question de l'analyse profane* (Gallimard, 1985), que « la psychanalyse *farà da sè*, c'est-à-dire qu'elle ne peut pas dépendre du biologique et qu'elle ne relève que du psychique ».
3. Sigmund Freud, « Pourquoi la guerre ? », *op. cit.*

Du plaisir à la joie à retrouver

Dans une conférence récente intitulée « La pulsion de mort : hypothèse ou croyance[1] ? », le psychanalyste Jacques Sédat expose la genèse du concept de pulsion de mort chez Freud, depuis la correspondance avec Jung (1907-1909) jusqu'à la publication en 1920 d'*Au-delà du principe de plaisir.* Ce qui était antérieurement défendu par Freud, à savoir le dualisme pulsionnel autoconservation/pulsions sexuelles ou libido, devient, après la mort de sa fille Sophie, survenue le 25 janvier 1920, un dualisme entre « les pulsions du Moi qui poussent vers la mort et les pulsions sexuelles qui poussent vers la vie ». Jacques Sédat rappelle ce qu'écrit Freud dans *Au-delà du principe de plaisir* et qui a parfois été oublié :

> Nous avons échafaudé un ensemble de conclusions en nous fondant sur la présupposition que tout être vivant meurt nécessairement par des causes internes. Si *nous avons fait l'hypothèse de la pulsion de mort* sans nous poser plus de questions, c'est justement qu'elle ne nous apparaît pas comme une hypothèse. [...] Peut-être avons-nous adopté une telle « croyance » parce que nous y trouvons quelque réconfort. Si de toute façon nous devons mourir et auparavant perdre par la mort ceux qui nous sont les plus chers, nous nous soumettrons plus volontiers à la loi naturelle inexorable, à la grande Anankè, qu'à un hasard auquel nous aurions peut-être pu échapper. Mais il se peut que cette croyance en la nécessité interne de la mort ne soit qu'une des illusions que nous

1. Jacques Sédat, « La pulsion de mort : hypothèse ou croyance ? », *Cliniques méditerranéennes* (ERES), n° 77, 2008/1, p. 177-193.

nous sommes forgées pour « supporter le fardeau de l'existence »[1].

Pour Freud, il est bien clair ici que la pulsion de mort relève d'une « croyance », voire d'une illusion, et n'est pas une véritable « hypothèse » scientifique. Aucune provocation iconoclaste alors dans l'affirmation « La pulsion de mort n'existe pas », mais le simple rétablissement d'un « ordre naturel » là où des hypothèses spéculatives et fécondes n'ont pu être confrontées au réel.

Dans ce cas, pourquoi cette notion, qui semble correspondre à une passagère régression vers la croyance et le religieux, a-t-elle été retenue comme un concept de base par certains psychanalystes, conduisant à de nombreuses impasses théoriques et surtout à des échecs thérapeutiques, en particulier dans la cure de l'anorexie et de l'hystérie ?

Voilà qui nous ramène à Henri Laborit. Partant de la biologie des comportements appliquée aux espèces animales, il constate que, seule parmi les mammifères, l'espèce humaine génère des comportements de destruction de ses membres à travers les guerres, les règlements de comptes, les violences intrafamiliales ou intracommunautaires. Ni les lions, ni les loups, ni les crocodiles ne se tuent entre eux : leur « violence » se manifeste pour assurer leur survie ; ils attaquent leurs proies pour se nourrir ou pour protéger leur territoire.

Si l'on adopte cette grille de lecture, dans laquelle la Nature est notre contenant, notre « maison », notre « mère », et non, comme Freud l'affirmait, un lieu de sauvagerie archaïque, les pulsions humaines qui s'expri-

1. Sigmund Freud, *Au-delà du principe de plaisir* (1920), in *Essais de psychanalyse*, Payot, 1981.

ment dans des actes de destruction de l'Autre ou des autres sont paradoxalement déterminées par la seule pulsion qui soit spécifique aux systèmes vivants et à l'œuvre en eux, la *pulsion de vie.*

Déjà, Spinoza proposait de « poursuivre le bien non par crainte du mal ou de la mort mais pour lui-même, ce bien étant la conservation de la vie et la joie de son épanouissement[1] ». Il affirmait que la vie est l'essence même de l'individu et s'exprime par le Désir et le dynamisme de la joie.

« Nous sentons et nous expérimentons que nous sommes éternels[2]. » L'éternité dont parle Spinoza peut être comprise à travers ce que la biologie nous apprend aujourd'hui. En effet, nous sommes dépositaires de la vie qui est là dans la Nature depuis quelques milliards d'années. La seule finalité de la vie, c'est la vie. Répétons-le : la mort n'est qu'une étape nécessaire de cette finalité, elle ne peut donc être opposée à la vie[3].

1. Robert Misrahi, *100 Mots sur l'«Éthique» de Spinoza*, Les Empêcheurs de penser en rond, 2005.

2. Spinoza, *Éthique*, V, 23, 50.

3. Ce que démontre Jean Claude Ameisen tout au long de son remarquable ouvrage *La Sculpture du vivant, op. cit.*

2

Retrouver en moi la pulsion de vie menacée par la maladie

Pour que la vie poursuive son chemin en moi, il est nécessaire que j'accueille tous ces symptômes, toutes ces souffrances et toutes ces peurs qui sont les traces lointaines de désordres, de blessures, de dysharmonies héréditaires, d'une fragilité de mon *terrain*, afin de transformer mes rapports à moi-même, aux autres et au monde.

Mais pour pouvoir entreprendre ce mouvement de mutation, encore faut-il ne pas être envahi par des vagues d'angoisse, de désespoir, de révolte. Autant de signes, nous l'avons vu, qui nous sont envoyés par le cerveau pulsionnel, le gardien de la vie en nous, pour nous alerter sur les dangers de la situation et nous pousser à réagir.

La brutalité de la rupture du flux de l'existence, des habitudes, des rythmes quotidiens qui est déclenchée par une hospitalisation ou par un arrêt obligatoire de travail plonge le malade dans un espace d'impuissance, de vertige, de solitude qui réactualise le contexte de son arrivée au monde...

En fait, en « tombant » malade, je revis sans en avoir conscience ma première expérience existentielle de solitude et d'impuissance : mon arrivée sur cette planète. « En naissant, j'ai été jeté dans le monde[1] », écrit Saint-Exupéry. Ce « traumatisme de la naissance » est la conséquence d'une chute brutale qui m'a conduit de la chaleur de la marmite utérine à une salle de « travail[2] » froide, bruyante et éblouissante, et m'a placé en *totale dépendance* vis-à-vis de celle qui m'a accueilli, ma mère.

Cette première sensation de solitude et d'impuissance a été compensée par l'attention de ma mère qui, tout en me donnant le sein ou le biberon, me serrait dans ses bras et m'apportait chaleur et tendresse par ces contacts sensoriels. Grâce à ce *lien* consubstantiel à ma mère, à un autre qui est aussi l'*Autre* (représentant l'univers symbolique élaboré par l'Homme et la Nature à l'œuvre sur cette planète où j'ai débarqué), le « petit de l'Homme » que j'étais a pu non seulement vivre, mais aussi intégrer la vie, c'est-à-dire sentir, expérimenter sensoriellement et émotionnellement le mouvement de la vie en lui.

1. Propos rapportés par Alain Vircondelet dans *La Véritable Histoire du Petit Prince* (Flammarion, 2008).

2. Le « travail » – du latin *tripalium*, qui désigne un instrument de torture – commence très tôt !

La solitude du coureur de fond

Or, quand la maladie survient comme événement, comme rupture brutale ou sournoise du flux du quotidien, comme chute, je me trouve subitement démuni, impuissant, dépendant, perdu dans un nouvel environnement qui change mon regard sur le monde.

Et j'entre dans un espace intérieur de solitude où les signes de douleur, d'inconfort, de désordre de mon corps jusqu'alors silencieux me conduisent naturellement à me poser des questions essentielles : où suis-je, où en suis-je, qu'ai-je fait de ma vie jusqu'à maintenant, que puis-je faire de ce qui reste de cette vie, de ce qui reste à l'œuvre en moi malgré la maladie ?

Par la maladie, je touche donc à cette solitude existentielle sur laquelle Françoise Dolto s'est longtemps penchée[1]. Cette solitude, je la ressens viscéralement quand je suis malade, seul dans ma chambre d'hôpital avec une perfusion de chimiothérapie dans le bras, ou seul dans la rue quand, après un électrocardiogramme d'effort pronostiquant un risque d'infarctus, ou sortant du cabinet d'un spécialiste qui m'annonce un diagnostic de cancer, je regarde tous ces gens, les autres, se promener en bonne santé et apparemment insouciants !

Cette solitude s'actualise régulièrement, et de manière plus ou moins dramatique en fonction des circonstances, à chaque étape de mon histoire sur terre : naissance, sevrage, entrée à l'école, adolescence, échec scolaire ou professionnel, rupture amoureuse, deuil. La *chute* dans une maladie grave, qui me signifie que la vie, coincée en moi par des obstacles organiques, essaie de

1. Françoise Dolto, *Parler de la solitude*, Gallimard, 1994.

trouver un autre chemin ou un autre équilibre, peut éveiller ou réveiller des angoisses archaïques qu'il ne faut surtout pas juger déraisonnables ou honteuses, ni réprimer à coups de volonté. Ces allers-retours entre ma solitude et mes relations aux autres, ce sont les liens constitutifs de mon « humanité », puisqu'ils permettent à deux solitudes de se rencontrer et de partager deux singularités, deux étrangetés, deux destins.

Dans l'affolement face à la gravité de la situation et au spectre de la mort, la tentation est grande de se réfugier dans une fusion avec l'autre, n'importe quel autre, d'adopter n'importe quelle croyance, fût-ce celle de l'attente d'un miracle, pour annuler les effets délétères de cet événement, au lieu de lui permettre de créer les conditions d'une nouvelle vie.

En « priant le Bon Dieu » sur la route de l'hôpital pour que la chimio fasse effet, on adopte au fond la même démarche que nos grands-mères qui consultaient une magnétiseuse ou que le paralytique qui se rend à Lourdes. L'efficacité de cet état de croyance est toutefois loin d'être nulle : elle est confirmée par la réalité des miracles constatés et objectivés après des pèlerinages, des groupes de prière, l'intervention de guérisseurs[1]. Mais elle ne peut être ni suffisante ni

1. Les miracles de Lourdes ont été étudiés par plusieurs équipes médicales. Retenons de ces travaux que le processus de guérison authentifié sur plusieurs centaines de cas reproduit, avec une accélération quelquefois vertigineuse, toutes les étapes biophysiologiques d'élaboration d'un nouvel équilibre. Les miraculés témoignent le plus souvent qu'après leur guérison leur existence a changé radicalement, mais aussi leur corps, devenu plus résistant et serein. Le même constat ressort des enquêtes cliniques menées par des urgentistes auprès de sujets qui ont « frôlé » la mort, à la suite d'accidents ou de comas.

satisfaisante, car elle laisse en jachère le potentiel réactif de toutes les fonctions vitales et psychiques de notre corps, qui ne saurait se réduire à des organes malades.

Trouver une « niche » de sécurité

La quête de sécurité est le premier temps indispensable pour engager le processus d'*autoguérison*, lequel implique une canalisation de cette énergie chaotique qu'est l'angoisse, expression exaspérée de la pulsion de vie qui appelle au secours.

Parallèlement aux examens techniques et aux diagnostics incontournables, il est donc important de rechercher un lieu d'accueil où je puisse déposer sans crainte ma fragilité, ma vulnérabilité, mes sensations les plus régressives, infantiles, extravagantes, voire inavouables. Trouver un interlocuteur qui sache écouter, avec qui je puisse verbaliser mes angoisses et mes doutes. C'est le rôle du *médecin* au sens strictement hippocratique, médecin généraliste ou médecin de famille. La qualité du *lien* que l'on peut tisser avec lui est aussi essentielle que le premier lien établi par l'enfant avec sa mère. C'est lui qui construira le socle de sécurité nécessaire à l'expérience inévitable de la solitude et à l'affrontement des épreuves de la maladie.

C'est ce que Marie Didier, romancière et médecin, exprime en termes très forts : « La superficialité de notre regard, sa pure technicité, ne pourrait nous faire rater l'occasion de cette découverte, nous laisser ignorer cette *lumière* qu'il faut traquer sans relâche chez nos patients et qui peut surgir n'importe où, n'importe quand, avec n'importe qui. Sans sa venue, l'*énergie à vivre* restera sous les cendres. »

Inconsciemment se déclenche ainsi la mise en mouvement de l'énergie vitale, qui active tous les potentiels d'autorégulation[1] et qui permettra de mobiliser des voies nouvelles de transformation, d'imaginer une autre vie, tout en suivant scrupuleusement les traitements normatifs, prescrits par la « faculté ».

Pour que cette alchimie réussisse, je dois essayer de comprendre la souffrance de cet organe malade afin de participer activement au processus de guérison. Il est non seulement normal mais vital que je pose des questions à mon médecin sur ce qui m'arrive, que je tente d'élucider comment et pourquoi cette machine si merveilleusement réglée jusque-là s'est déglinguée. Si mon médecin n'a pas toutes les réponses, ce sera à lui de s'informer afin de m'éclairer et de m'aider à intégrer les explications données par les spécialistes, qui ne sont pas toujours très claires.

Pouvoir se représenter les mécanismes intimes des lésions cellulaires ou tissulaires n'est toutefois qu'un des aspects de la prise de conscience des réalités corporelles. Dans son livre *La Solution intérieure*[2], Thierry Janssen apporte les preuves scientifiques du fait que toutes les techniques ou méthodes diminuant le stress, l'angoisse ou les états dépressifs (thérapies psychocorporelles, méditation, relaxation, rire, yoga...) agissent neurobiologiquement sur des circuits cérébraux et endocriniens qui sont le véritable support organique et objectivé de ce qu'Hippocrate avait identifié et nommé « forces d'autoguérison ».

Pour approfondir cette connaissance de vous-même,

---

1. Voir le chapitre 2 de la première partie, p. 37.

2. Thierry Janssen, *La Solution intérieure. Vers une nouvelle médecine du corps et de l'esprit*, Fayard, 2006.

nous avons dit combien il importe d'aller à la rencontre de praticiens qui sont formés aux médecines dites « globales », « holistiques », « alternatives », comme l'acupuncture, la phytonaturopathie, l'ostéopathie ou encore l'homéopathie[1]. Ces praticiens vous aideront à connaître votre constitution, votre terrain, votre tempérament, en fonction desquels pourra être préconisé tel ou tel type de régime alimentaire, d'activité sportive ou artistique ou de psychothérapie.

Aller à la découverte de ces « thérapeutes » ne consiste pas à chercher une guérison miraculeuse – celui qui dirait « Je vais vous guérir » serait à fuir. Mais cela apporte des informations complémentaires à celles que vous a fournies « votre » médecin classique et permet, si possible en accord avec ce dernier, d'expérimenter avec l'un d'entre eux une autre approche de la maladie, d'adopter un autre regard sur vous-même, pour mieux connaître votre corps dans toutes ses dimensions historiques et symboliques.

Par ailleurs, le recours à des plantes ou à des complexes de plantes, à des oligoéléments, à des aiguilles d'acupuncture ou à des doses homéopathiques peut diminuer, voire supprimer, certains effets secondaires des chimiothérapies en activant cette *énergie vitale*, énigmatique mais bien réelle. Des études statistiques menées aux États-Unis ont démontré que ces thérapeutiques alternatives agissaient le plus souvent sur le système psycho-neuro-endocrino-immunitaire et amé-

1. En particulier celle de la tradition française initiée par le docteur Léon Vannier et modernisée par le docteur Roland Zissu, qui a intégré les recherches contemporaines d'anthropologie biotypologique de l'école du professeur Marty, président de la Société d'anthropologie de Paris jusqu'en 1948.

lioraient de manière significative les troubles consécutifs aux chimiothérapies, contribuant dans un certain nombre de cas au processus de rémission[1].

Là encore, gardez votre libre arbitre, suivez votre instinct, écoutez les amis qui ont été soignés par l'un ou l'autre. N'hésitez pas à tester les médecins « alternatifs » ou les thérapeutes, afin de trouver celui ou celle qui apportera des réponses à vos questions. Défiez-vous de toute tentative de prise de pouvoir sur vous : si vous vous placez en « victime » de votre maladie, vous risquez de tomber sous le charme ou sous la coupe d'un « sauveur ». Essayez de rester le « maître à bord », en écoutant vos intuitions.

Ne vous laissez pas non plus impressionner par les discours ironiques de beaucoup de médecins hospitaliers, qui considèrent les médecines alternatives comme charlatanesques, relevant de la magie et de la manipulation — l'histoire clinique de mon ami Conrad, que je vais évoquer maintenant, en apporte une illustration. Heureusement, certains chefs de service — hélas encore rares — vont dans le sens inverse et encouragent les patients cancéreux ou sidéens à avoir recours à ces médecines *complémentaires*.

---

1. Une enquête menée auprès de mille patients atteints de cancer et publiée par la revue *Annals of Oncology* (3 février 2005) révèle que 40 % des sujets atteints ont recours à des médecines complémentaires (phytothérapie, homéopathie, vitamines, oligoéléments ou soutien psychothérapique).

Le cancer du poumon de Conrad

L'un de mes amis, Conrad, apprend à soixante-quatre ans qu'il a un cancer du poumon. Il est en état de choc, mais pas vraiment surpris au fond, car il a beaucoup fumé et a dû subir un pontage cardiaque il y a cinq ans. Conrad m'appelle souvent au cours de la chimiothérapie qu'il suit et qui semble donner des résultats encourageants. Je lui conseille de se tourner vers des thérapeutiques complémentaires (phytothérapie, antioxydants, certaines vitamines et certains acides gras, homéopathie), de modifier son alimentation. Je l'envoie également consulter un collègue belge qui fait des recherches, avec une équipe de l'université de Louvain, sur les molécules immunomodulatrices : celles-ci, prises en dilution homéopathique, peuvent diminuer les effets secondaires de la chimiothérapie et surtout améliorer l'équilibre global du système immunitaire. Car la chimiothérapie, pour détruire les cellules cancéreuses, agit évidemment sur la totalité des cellules de l'organisme, lequel devient épuisé, anorexique et immunodéprimé. Ces dilutions homéopathiques d'interférons, d'interleukines, de TNF, etc., sont utilisées depuis des décennies, et avec succès, par quelques milliers de médecins en Europe. Leur efficacité est reconnue par des équipes hospitalières, qui constatent qu'avec ces traitements les patients gardent un bon état général et ne perdent ni l'appétit ni le moral.

De retour chez son pneumologue pour la mise au point du protocole de chimiothérapie, Conrad joue la transparence. Il lui annonce qu'il souhaite compléter son traitement par des produits « naturels » et de l'homéopathie. Son interlocuteur, bon prince, est amusé et dit, avec une expression à la fois tolérante et méprisante : « Pourquoi pas ? » Mais lorsque Conrad précise que certaines préparations contiennent des dilutions d'interférons et d'interleukines, le professeur de médecine se réveille, son ton devient grave et censeur : « On ne joue pas avec ces substances, cela peut perturber la chimiothérapie. Je vous déconseille de les prendre. »

L'homéopathie, considérée comme « amusante » dans un premier temps parce que placebo (truisme !), devient subitement dangereuse, car elle utilise des substances biologiques, donc sérieuses...

Conrad a malgré tout suivi les deux voies thérapeutiques.

Après les premières séances de chimiothérapie, les troubles secondaires ont été minimes, mais surtout le bon état général de Conrad a surpris l'équipe hospitalière. Les séances ont été espacées du fait de la stabilisation de l'évolution de la maladie.

Il faut signaler que, parallèlement, quelques semaines après le diagnostic, Conrad avait pris une décision : prendre une « année sabbatique », louer une maison au bord de la mer avec sa compagne, pas trop loin de la ville où résidait sa fille, faire du bateau – sa passion – de temps en temps, tout en continuant sa chimiothérapie à Paris.

Conrad a ainsi pu vivre les derniers mois de sa vie dans un bon confort moral et physique, grâce à un entourage affectueux, joyeux et sécurisant. Il n'a vraiment été diminué que dans les quelques semaines qui ont précédé son décès.

C'est le choix qu'il avait fait. Il n'avait pas voulu mobiliser son énergie pour vivre autrement et imaginer une autre vie, comme je l'y avais amicalement mais discrètement invité, le connaissant bien. Il avait beaucoup et bien vécu : son existence avait été intense, riche, créative, avec des passages très douloureux et tourmentés au cours desquels il avait été brutalement confronté à la mort. Quand celle-ci s'est annoncée, il l'a accueillie avec son humour caustique habituel, mais au fond avec sérénité. C'est aussi une manière de saluer la *vie* et de lui être reconnaissant !

Éloge de la fuite ?

L'histoire de Conrad illustre l'« acceptation » de la maladie par la fuite active et consciente, celle qu'évoque Henri Laborit dans son *Éloge de la fuite* : « En pleine tempête, se mettre face au vent, en épaulant la lame sur l'arrière avec un minimum de toile, c'est éviter qu'il y ait une prise sur le bateau. *La fuite reste souvent la seule façon de sauver le bateau et son équipage*[1]. »

La Fin de l'alphabet[2], roman de Charles Scott Richardson, un graphiste canadien habitant Toronto, éclaire cette voie inespérée ouverte par la maladie, qui devient l'occasion d'une « échappée belle », donc d'une fuite face à l'horreur annoncée et à la misère morale. Le héros du livre apprend qu'il va mourir d'une mystérieuse affection qui ne lui laisse que quelques mois de sursis. Il sort d'un placard une grosse malle pleine d'objets souvenirs, fait le tri et part avec la femme qu'il aime pour un voyage autour du monde. Par amour des alphabets, qu'il cultive depuis l'enfance, il prévoit un parcours respectant l'ordre alphabétique – d'Amsterdam à Zanzibar.

---

1. Henri Laborit, *Éloge de la fuite*, *op. cit.*

2. Charles Scott Richardson, *La Fin de l'alphabet*, Alto (Québec), 2007.

Mais le périple ne se passe pas comme prévu et il est obligé de l'interrompre au milieu de l'alphabet pour revenir se soigner chez lui. Néanmoins, il a saisi cette chance unique de partir à la découverte d'un « autre monde » avant de se blottir dans un lieu de sécurité et d'attendre la fin d'un autre alphabet, celui de la vie : « La mort ? Oui, oui. La mort nous guette tous. Mais c'est triste que cela nous fasse de la peine... »

La fuite n'est donc pas toujours une démission. Elle peut être un moyen de rester en vie mais autrement, en cherchant une voie encore inexplorée parce que le train-train quotidien occultait jusque-là l'échéance naturelle de la mort. Quand celle-ci point à l'horizon, on peut se réveiller pour profiter encore et de manière plus intense de la vie, sans se poser trop de questions.

Les deux Carlo séropositifs : deux formes de « fuite »

J'ai connu deux Italiens qui portaient le même prénom (appelons-les Carlo) et qui ont appris presque en même temps qu'ils étaient séropositifs. Tous deux étaient suivis par le même professeur spécialiste du sida, un homme remarquable par ses connaissances et son humanité.

L'un des deux a très vite tout abandonné : sa thèse, son travail de professeur et ses amis. Il s'est replié dans un « romantisme » – c'était son expression – où il acceptait de mourir à trente-trois ans, comme le Christ. Il est mort deux ans après.

L'autre Carlo, plus anxieux mais aussi plus impétueux et combatif, s'est fait accompagner par un psychothérapeute et a décidé de réaliser un vieux projet sans cesse remis : monter une association de cours d'italien à Paris. Il travaille depuis maintenant plus de vingt ans dans cette association qui s'est développée de manière phénoménale. Suivant un traitement sans cesse réajusté, il mène une existence plus que trépidante, même si c'est la peur au ventre qu'il subit tous les deux ou trois mois des contrôles biologiques, car le risque que sa belle vie s'arrête est toujours là, évidemment.

Poser ses valises et trouver un lieu de parole

Qu'il soit médecin, infirmier ou acupuncteur, celui que vous avez choisi au départ pour vous guider dans vos démarches médicales et qui vous offre ce lieu de sécurité et d'humanité dont vous avez un besoin crucial peut ne pas vouloir ou ne pas pouvoir répondre à toutes vos questions, notamment quand elles concernent votre histoire personnelle, votre intimité, et aussi votre « inconscient », qui existe bel et bien, même s'il est difficile d'admettre qu'une partie de vous-même vous échappe complètement. Votre médecin peut vous aider à prendre soin de votre corps, vous accompagner dans la jungle de l'institution hospitalière et vous permettre de garder votre boussole. Il peut répondre à la question du « comment » de cette maladie, ce qui n'est déjà pas si mal. Mais il ne peut pas toujours répondre à la question du « pourquoi », pourquoi cette souffrance, pourquoi moi.

Il arrive que, dans ce contexte un peu dramatique, des lieux d'échange et de parole s'improvisent avec un ami, un voisin, un étranger rencontré dans un café : vous entrez en sympathie avec un autre et il se crée une situation transférentielle.

Ce terme de *transfert* exprime une réalité fondamentale et essentielle, présente dans toute relation humaine. Il désigne ce qui se passe inconsciemment dès le début d'une nouvelle rencontre, quand il y a attraction ou répulsion (transfert positif ou négatif). Le mouvement d'échange qui se met en route à ce moment précis actualise de multiples traces mémorisées, que cristallise le vécu émotionnel de la rencontre. Ce que Josef Breuer et Sigmund Freud ont considéré comme une projection affective inconsciente de situations vécues réellement ou imaginairement pendant l'enfance, les sciences cognitives l'ont mis en évidence : depuis notre naissance, des neurones miroirs[1] détectent l'affinité ou l'aversion dès qu'il y a rencontre avec une nouvelle personne. Les informations qu'ils contiennent résultent de toutes les expériences de lien à l'autre vécues à compter de notre arrivée au monde, tout particulièrement avec notre mère et nos proches. À tel point que notre cerveau anticipe et sait subconsciem-

1. « Ces neurones miroirs sont situés à côté des neurones moteurs qui, lorsqu'ils déchargent, provoquent des mouvements [...]. Si par exemple vous me regardez tendre la main vers un verre sur la table, vos neurones miroirs vont décharger selon le même schéma que si vous aviez vous-même tendu la main. Cela signifie que vous vivez l'impression que cela donne d'être moi. Vous vous serez glissé dans ma peau et aurez participé à mon expérience directe [...]. Ces neurones miroirs fonctionnent [...] aussi pour les expressions faciales et les sons vocaux : une tension, une irritation, une plainte, un cri, un raclement de gorge... Nous pouvons participer, sans y penser, à l'expérience d'un autre (sans que cela implique un contenu verbal ou même le moindre geste) [...]. Ce système de neurones miroirs est *le fondement de ce qui deviendra la sympathie, l'empathie, l'identification, l'intériorisation [...]. Les neurones miroirs ne fonctionnent que pour l'observation des activités humaines et non pour les objets* » (Daniel N. Stern, *Journal d'un bébé*, Odile Jacob, 2004).

ment ce qui est en résonance avec le nouveau venu. Le transfert ne mobilise donc pas seulement les traces d'un vécu relationnel avec papa, maman et les frères et sœurs, il révèle un stock complexe de mémoires – vibratoire, sensorielle, émotionnelle – bien inscrites dans le système limbique et que la rencontre avec un autre actualise.

Freud a mis au jour le rôle très particulier du *transfert* dans le travail analytique quand il a pris conscience du fait que le psychanalyste représente une « tierce personne » qui permet au patient de laisser remonter à travers lui des visages ou des scènes du passé, de remettre au passé ce qui est au passé, de le dater, et de pouvoir enfin se vivre comme sujet, au présent. Le rôle de l'analyste, dans sa gestion du transfert, est donc très pointu et acrobatique parce qu'il doit laisser venir sans interpréter ni imposer son savoir : c'est un point capital pour Freud, que Jacques Sédat rappelle dans un article où il évoque la manière de procéder de Françoise Dolto : « C'est bien parce qu'elle se laissait manipuler par l'autre (le patient ou l'analysant), sans théorie initiale, sans angoisse d'être à la hauteur, n'étant pas dans une position de suffisance théorique, que les gens qui sont venus la voir s'en sont sortis[1]. »

Au-delà des échanges et des rencontres grâce auxquels vous pourrez évacuer et vous sentir soulagé, entreprendre une psychanalyse ou une psychothérapie peut effectivement vous permettre de trouver un vrai lieu de parole et d'écoute, un lieu d'élucidation et d'accompagnement, indispensable pour parvenir à mobi-

1. Jacques Sédat, « Sur l'origine du transfert », *in* Claude Schauder (dir.), *Françoise Dolto et le transfert dans le travail des enfants*, ERES, 2005.

liser toute l'énergie nécessaire afin de ne subir ni la maladie, ni ce que vous avez été, ni ce que vous êtes aujourd'hui.

« Et le Verbe s'est fait chair » ?

Mettre des mots sur des souffrances, sur des réactions pulsionnelles, sur des « états d'âme » peut sembler désuet ou inutile, surtout quand on est déprimé. Pourtant, les professionnels de la pédopsychiatrie constatent chaque jour que la verbalisation avec et par les enfants des sensations physiques ou émotionnelles insupportables permet à ceux-ci de *comprendre*[1], de libérer leurs tensions, sources de violence et de comportement caractériel, et de cicatriser les traumatismes anciens.

La quête d'un « psy » n'est pas facile, mais elle fait partie des démarches qui signifient que vous mobilisez vos forces personnelles, que vous ne cédez pas au désespoir et que vous essayez de comprendre ce qui vous arrive. C'est la mise en route, après les réactions pulsionnelles de survie, de ce qui caractérise notre humanité : la *parole*. Le Verbe est, dans la Nature, l'apanage de l'être humain, et de tout temps il a été considéré comme un vecteur de guérison[2].

La parole, qui sort de ma bouche, se manifeste par des sons et par des mots qui représentent une double réalité : énergétique (les fréquences vibratoires de

---

1. Toujours dans le sens de *cum-prehendere*, « prendre avec ».

2. Les psaumes de David sont utilisés dans certaines traditions (kabbale, religion copte, abbé Julio) comme des « prières de guérison ».

chaque lettre constituant le signifiant[1]) et symbolique (le sens des phrases, le signifié). C'est par la parole que notre cerveau (ou plutôt nos trois cerveaux) nous permet d'agir sur le monde et d'établir des relations avec les autres, dès la naissance. Les paroles adressées au bébé n'agissent que par leurs propriétés énergétiques en créant une ambiance vibratoire spécifique à l'espèce humaine, ce qu'on appelle le « bain primordial des signifiants ». La conséquence en est que, dès que nous sommes en difficulté ou en rupture d'équilibre, c'est par la Parole, par des paroles, que nous exprimons ou cherchons à exprimer ce qui ne va pas. Combien de sensations physiques ou émotionnelles, sources de malaise, cessent dès lors qu'on peut en parler ?

Le groupe de parole de Fred

Dans les années 1980, l'un de mes patients atteints du sida, Fred, a vécu une expérience intéressante. Il s'est retrouvé tellement démuni et dans un état général si affaibli qu'il est allé voir l'un des premiers médecins sensibilisés au problème du sida, encore mal reconnu en France. Celui-ci, qui n'avait pas à sa disposition de traitements aussi élaborés que les trithérapies actuelles, essayait de bricoler des soins au coup par coup, selon les cas. Il a eu l'idée de créer un groupe de parole pour ceux de ses patients qui le désiraient, afin de rompre leur solitude et la sienne. Or il s'est rendu compte par la

1. Carlo Suarès, dans *Les Spectrogrammes de l'alphabet hébraïque* (Éditions du Mont-Blanc, Genève, 1973), met en évidence la structure vibratoire spécifique de chacune des 22 lettres de l'alphabet hébraïque.

suite que les patients qui avaient participé à ce groupe étaient encore en vie, alors que beaucoup d'autres étaient morts très vite. Depuis cette époque, les associations qui organisent des groupes de parole et des activités ludiques ou créatives, imaginées à partir d'échanges, se sont multipliées pour tous les types de maladies (états dépressifs, sclérose en plaques, psychose maniaco-dépressive, polyarthrites, myasthénie, etc.). Ils permettent de sortir de l'isolement et de participer à une mobilisation de l'énergie créative de chacun médiatisée par un groupe, celui-ci se réunissant en fait non pour « supporter » la maladie, mais pour profiter d'elle dans la recherche d'une autre existence faisant intervenir des potentiels non encore explorés.

Psychanalyse ou psychothérapie

Cette période de fragilité peut donc être l'occasion de faire le point sur votre trajectoire existentielle et sur ce que vous ressentez, ici et maintenant, dans un lieu où vous serez accueilli par cet Autre qui *écoute* vos souffrances, vos doutes, vos silences, sans jugement ni interprétation, afin de vous guider à la découverte de vous-même. Il peut vous permettre une exploration intérieure afin de débusquer les sources de vos angoisses ou de votre mal-être, afin de transformer cet « arrêt sur image » en nouvelle ligne de vie.

Car, dans le vécu émotionnel réveillé par la maladie, combien de souvenirs de douleurs, de peines, de blessures, d'humiliation, de trahison, de colère reviennent à votre mémoire dont vous n'avez jamais parlé ? Ces tensions multiples ont pu être déplacées, parfois refoulées, mais elles se réveillent dès qu'une situation quotidienne les réactualise.

Dans son roman *Les Mots pour le dire*[1], Marie Cardinal fait le récit au jour le jour de son analyse. Celle-ci lui a permis, en mettant des mots sur ses maux et ses symptômes, de venir à bout de terribles hémorragies utérines qu'aucun traitement médical ne parvenait à juguler.

Des années plus tôt, Freud avait découvert l'importance de la parole avec une patiente, Elisabeth von R., qui était venue le voir parce qu'elle ne pouvait plus marcher à la suite de la mort de son père. Freud essaya toutes les thérapies usuelles à l'époque, sans succès, jusqu'au jour où il eut l'idée de lui demander : « D'où proviennent vos douleurs quand vous êtes debout et que vous marchez ? » À partir de cette question sur l'origine de ses souffrances, Elisabeth a commencé à raconter comment elle avait été l'infirmière de son père, qui posait sa jambe malade sur sa jambe à elle pour qu'elle refasse ses pansements. Elle s'était consacrée à ce père, qui lui répétait qu'elle remplaçait pour lui un fils et un ami. Son analyse avec Freud lui a permis de mettre au jour l'emprise de son père sur sa vie, son incapacité à marcher et à trouver sa propre place tant elle était assujettie à la place que lui avait assignée celui-ci[2].

Ces témoignages mettent en évidence ce que peut apporter un travail analytique, même s'il n'est pas toujours aussi spectaculaire. Car la démarche analytique ne vise ni la guérison ni l'identification de la cause « inconsciente » de symptômes insupportables — bien qu'elle ait des effets thérapeutiques collatéraux. La psychanalyse accueille le « désir en souffrance » mais pas le

1. Marie Cardinal, *Les Mots pour le dire*, Grasset, 1975.
2. Cf. Jacques Sédat, *Comprendre Freud*, *op. cit.*

« désir-qui-doit-être-soigné », selon la formule d'Ignacio Garate-Martinez[1]. Elle cherche à pister ce moteur de la vie qu'est le Désir en dégageant les obstacles passés et présents, cristallisés par la maladie, qui détournent l'être humain de sa réalisation singulière et de sa créativité.

Avant d'engager une démarche psychothérapique, il n'est pas inutile de cerner la différence entre psychothérapie et psychanalyse.

Le rituel de la *psychanalyse* offre, dans cette phase de tourment et d'incertitude, la sécurité d'un lieu, d'une rythmicité, d'une structuration du temps et de l'espace, par ces rendez-vous réguliers avec un Autre qui écoute depuis un ailleurs et me permet d'explorer des espaces inconnus de moi-même grâce à cette unique consigne : laisser libre cours à la parole qui surgit à chaque instant, par l'association libre. Toutefois, l'objectif de l'exercice est non pas la guérison mais seulement (!) l'affrontement du désir qui se trouve voilé, malmené, paralysé, anesthésié, voire révélé par la maladie. C'est pourquoi il ne faut surtout pas hésiter à voir plusieurs « psy » afin de pouvoir choisir la personne qui mobilise en vous une énergie d'espoir et une joie intérieure, signe du réveil du Désir.

La psychothérapie, pour sa part, vise un « traitement » des souffrances psychiques, des comportements discordants et des troubles émotionnels par une démarche d'élucidation des traumatismes (réels, imaginaires ou transgénérationnels), par la recherche des raisons, par le dévoilement des zones d'ombre, processus auxquels par-

1. Ignacio Garate-Martinez, dans son stimulant ouvrage *Guérir ou désirer* (Encre marine, 2007), éclaire le débat actuel sur la distinction essentielle entre psychanalyse et psychothérapies.

ticipe activement le thérapeute, qui devient un guide, un conseiller, un éveilleur de conscience. L'objectif est de soulager, de changer les *patterns* comportementaux, d'apaiser les douleurs morales et d'ajuster les réactions pulsionnelles ou émotionnelles. Les modalités du travail psychothérapique sont très variables en fonction de la formation du praticien : il n'y a pas une méthode supérieure à une autre, à condition que les critères professionnels soient respectés[1]. L'important est de trouver « chaussure à son pied ».

Nous suivrons volontiers Marc Thiberge, qui considère que l'engagement exigeant d'une psychanalyse ne peut être fécond que si un travail psychothérapique préalable a été effectué, permettant un « nettoyage des écuries d'Augias[2] » – en tout cas, un éclaircissement de l'impact des conditionnements psychofamiliaux ou sociohistoriques sur le comportement et les relations avec les autres, impact qui relève du subconscient et non de l'inconscient[3].

---

1. Pour choisir son psy, différents ouvrages peuvent être consultés : Mickaël Benyamin, *Choisir son psy* (Déclics, 2006) ; Sylvie et Pierre Angel, *Comment bien choisir son psy* (Robert Laffont, 1999) ; Serge Ginger, *Guide pratique du psychothérapeute humaniste* (Dunod, 2008). Plusieurs liens Internet sont donnés sur le site de la revue *Psychologies*.

2. Qui est un des 12 travaux d'Hercule !

3. « [La psychothérapie] devrait permettre au système moïque de retrouver la position et l'efficience imaginaire qu'il avait avant la régression déclenchée par les accidents de la vie. Rencontre où l'un en supposé savoir pacifiant propose son aide à l'autre pour qu'il se réconcilie avec lui-même dans un savoir partagé qui peut être l'infrastructure de toute relation d'aide ou de soins » (Marc Thiberge, communication à la journée du IVe groupe, à Toulouse, 5 avril 2008).

3

Retrouver mon « centre » et ma « raison »

Être malade, c'est être décalé, décentré, ne plus trop savoir où l'on va, ne plus avoir d'horizon, et surtout se demander : pourquoi moi ? Pourquoi toutes ces douleurs, pourquoi cet épuisement ?

Nous nous surprenons à nous poser les mêmes questions qu'un enfant de sept ans innocent, naïf et curieux qui harcèle ses parents : pourquoi le soleil brûle ? Pourquoi l'eau de la mer est salée ? Pourquoi le chat est mort ? Pourquoi j'ai cinq doigts ? Questions qui cachent les interrogations existentielles primordiales – d'où je viens ? où suis-je ? où vais-je ? – et qui sont le plus souvent évacuées par les adultes : « Tu comprendras quand tu seras grand, quand tu auras l'âge de raison... »

Or, accéder à la « raison » ne signifie pas devenir raisonnable en faisant appel à la volonté pour contrôler ses émotions et ses sensations. Il s'agit plutôt, pour reprendre le sens étymologique du terme « raison », de mettre en œuvre la capacité spécifiquement humaine à établir des *rapports* avec l'Univers[1].

La maladie peut donc être l'occasion de prendre conscience de ma place dans le monde, puisque j'ai perdu tous mes points de repère habituels. Égaré dans un espace incertain et un temps dilaté, comment me retrouver, retrouver « où j'habite », retrouver ma place ?

« Je suis le centre du cercle de mon horizon »

Voici un exercice très simple et étonnant : transposez-vous par la pensée au sommet d'une petite montagne au milieu d'une île déserte et visualisez la limite extrême de votre champ de perception. Vous découvrirez que cette limite est l'horizon. Si vous suivez avec votre doigt la ligne de l'horizon, vous dessinez un cercle : en fait, votre œil est le centre du cercle de l'horizon, qui devient *votre* cercle, avec lequel vous vous déplacez tout au long de votre vie.

C'est à partir de cette place que je vais découvrir l'Univers et établir des rapports avec le monde et les autres. Or le cercle a une propriété remarquable et rassurante : son centre est à égale distance de tous les points de la circonférence, c'est-à-dire que tous ses rayons sont des droites égales. Nous avons là un référentiel permanent, et il nous permet de ne jamais être perdu dans cet espace pourtant infini qui nous sépare de cet horizon qui s'éloigne quand on essaie de l'atteindre. C'est le sens initiatique caché donné par

1. Ce que la géométrie d'Euclide a objectivé en démontrant que le *rayon du cercle* est le seul référentiel absolu de toute objectivation des lois de la nature dans le cadre strict du système solaire.

Charles Perrault au conte du Petit Poucet, qui symbolise la façon dont on peut avancer dans la forêt de la vie sans se perdre !

Comment appliquer cette « réalité » à la découverte de ce qui ne va plus dans mon corps quand je suis malade ? Je ne connais pas le monde de mes cellules, de mes tissus, de mes organes. Mais je peux devenir un observateur qui essaie de découvrir les espaces de l'infiniment petit, de même que je suis capable de voir l'infiniment grand du système solaire.

Je peux, depuis le centre de mon cercle, tenter de « voir » la tumeur, l'infection, les cellules envahies par un virus, mais aussi le reste de mon corps, qui fonctionne harmonieusement et se mobilise pour trouver un autre équilibre. Cela pourrait m'éviter d'être obsédé par ma maladie, par ma douleur, par mon désespoir, et me permettre d'explorer les 360 degrés de mon espace intérieur afin de maintenir la barre de mon bateau et de ne pas sombrer dans la tempête.

C'est aussi cela, le *travail de la raison* grâce auquel je peux suivre, à travers les signaux d'alarme du cerveau reptilien (angoisses, colères, pulsions d'autodestruction...), le chemin pris par la pulsion de vie quand elle est menacée par des désordres archaïques. Cette « raison », capable de déchiffrer les « raisons de ce déraisonnable », de ce « non-sens », est à même de trouver les réponses justes, permettant aux symptômes « fous » de se dissoudre, non par le recours au contrôle de la volonté (qui n'a aucun effet sur les pulsions et les angoisses archaïques), mais par diverses stratégies de *sécurisation* et de contention sensorielle telles que des massages, des bains relaxants, du training autogène, de l'écoute musicale ou de l'écoute tout court, sans jugement à la clé.

Les qualités propres au néocortex (imagination, créativité, volonté) nous permettent également d'avoir un *autre regard* sur les symptômes, de les apprivoiser, d'en repérer la source, et donc de trouver des voies de canalisation pour ces énergies explosives ou implosives :

• par un processus d'évacuation : le cri, le chant, le rire, la musique forte comme le rock, différents types de sport ;

• grâce à des activités créatrices et de mise en forme artistique telles que la sculpture, la peinture, la danse ou le théâtre, qui transforment l'énergie de l'angoisse en productrice du Beau ;

• par des engagements altruistes qui permettent de mobiliser les investissements dans des actions humanitaires et généreuses où l'angoisse devient productrice du Bien. De nombreux médecins peuvent témoigner que des malades au pronostic vital réservé sont revenus en bonne santé de missions humanitaires dangereuses dans des zones de guerre ou de catastrophe naturelle. La confrontation en miroir du « tsunami » intérieur causé par des maladies à risque mortel aux « tsunamis » bien réels, vécus par des populations dévastées, peut se révéler thérapeutique et redonner du sens à une vie menacée.

L'« actualisation de soi »

Kurt Goldstein nous conduit sur cette voie :

> Nous pourrions dire qu'il n'y a à proprement parler qu'une seule pulsion : celle de l'*actualisation de soi* qui n'est au fond rien d'autre que la vie même de l'organisme individuel. [...] *La vie n'est pas conservation de soi mais actuali-*

> *sation de soi.* [...] La force impulsive de la vie est la tendance de l'organisme à l'activité, au développement des capacités, à une réalisation aussi haute que possible de son essence[1].

Les stratégies qui visent à initier les malades à des activités créatrices adaptées aux capacités de chacun, à les inciter à des engagements altruistes ou, comme le suggérait déjà Pythagore, à écouter telle musique adaptée à telle maladie, mais aussi à pratiquer le chant ou certains instruments, participent de cette « actualisation de soi » en mobilisant les potentialités du néocortex, qui joue ainsi son rôle de transformation de l'énergie pulsionnelle reptilienne en créativité. Ces stratégies sont actuellement reprises par des équipes de cancérologie, encore trop rares, qui travaillent avec des musicothérapeutes[2], des art-thérapeutes[3], et proposent des activités théâtrales ou de cirque, pour ne citer qu'elles. L'objectif n'est pas d'« occuper » les malades afin qu'ils déplacent ou oublient leurs soucis, mais de mobiliser ce que Spinoza appelle la « puissance d'agir » ou la « force d'exister », signature de l'hominisation. La maladie devient ainsi une occasion pour le malade d'accéder à l'Humain dans son aboutissement ultime : être « cocréateur » de l'Univers (Ibn Arabi).

1. Kurt Goldstein, *La Structure de l'organisme* (1952), Gallimard, 1983. Ce neuropsychiatre américano-allemand soutient la non-dissociation du psychique et du biologique et refuse l'opposition entre le normal et le pathologique.

2. Alice Berthomieu, *Musicothérapie en oncologie*, Éditions du Non-Verbal (Parempuyre), 1995.

3. Le terme d'art-thérapie est contestable : la création artistique éveillée est l'expression d'un potentiel non encore révélé et ne peut être réduite à un outil thérapeutique.

Selon Spinoza, « la puissance de l'homme en tant qu'elle s'explique par son essence actuelle est une partie de la puissance infinie de Dieu ou de la Nature[1] ». N'est-ce pas une autre manière de parler de l'« énergie vitale » ? De fait, quel que soit l'état dans lequel se trouve une partie de l'organisme en souffrance ou en « perdition », le reste de mon corps est toujours habité par les forces de vie que l'*exercice de la joie* peut activer.

Dans son livre *L'Art de la joie*[2], Nicolas Go consacre un chapitre au corps, en reprenant l'histoire des usages des techniques du corps dans les pratiques thérapeutiques, depuis Pythagore jusqu'à Merleau-Ponty : « L'usage du chant dans l'intonation juste restaure l'unité de l'être : le corps sonore agit sur la conscience et la contemplation esthétique modifie les troubles psychiques et agit sur le corps. »

Y a-t-il meilleure voie, dans la pratique de la joie qui accroît la force d'exister et rétablit les harmoniques d'un corps morcelé, que celle de l'exercice des arts ? Les artistes sont souvent dans l'urgence de vivre : « Pour avoir atteint le percept comme la source sacrée, pour avoir vu la Vie dans le vivant ou le Vivant dans le vécu, le romancier ou le peintre[3] reviennent les yeux rouges, le souffle court [...]. Les artistes comme les philosophes [...] ont vu dans la vie quelque chose de trop grand pour quiconque, de trop grand pour eux. [...] Ce quelque chose est aussi la source ou le souffle qui les font vivre à travers les maladies du vécu (ce que Nietzsche appelle

1. Spinoza, *Éthique*, IV, 4.

2. Nicolas Go, *L'Art de la joie. Essais sur la sagesse*, Buchet Chastel, 2004.

3. On pourrait ajouter le musicien ou le poète.

santé)[1]. » Et Le Clézio enchaîne à sa manière : « Un jour, on saura peut-être qu'il n'y avait pas d'art, mais seulement de la médecine[2]. »

La reconstruction d'un autre « état » de vie, cette mutation de l'organisme à l'œuvre à travers la maladie, laisse à la mort sa place « naturelle ». Soit la vie ne peut plus se poursuivre à travers le vécu du malade, qui alors meurt, soit elle arrive à se frayer un autre chemin, et la mort viendra à l'échéance du programme génétique, comme la fin nécessaire pour que la vie se poursuive sur cette planète, à l'instar de toutes ces cellules qui meurent en nous à chaque seconde afin que notre corps continue à se construire.

---

1. Gilles Deleuze et Félix Guattari, *Qu'est-ce que la philosophie ?*, Minuit, 1991.

2. Jean-Marie Gustave Le Clézio, *Haï*, Flammarion, 1991.

4

De l'attraction universelle à l'amour

Ce qui se mobilise en nous par la maladie n'est rien d'autre que cette *énergie vitale* qui est la référence de la médecine d'Hippocrate ou le *qi* de la médecine traditionnelle chinoise.

La maladie devrait nous conduire à apprivoiser cette partie de notre corps dissociée, perdue, car détachée du flux permanent du yin et du yang.

C'est alors que toute démarche soutenue par la quête d'un Autre capable d'accueillir cette fraction souffrante, voire désespérée, de moi-même est la métaphore d'une quête amoureuse : je demande à l'autre, à l'Autre, qu'il m'apporte l'énergie qui me manque pour que je puisse continuer à créer...

Le vieil adage « Il n'y a que l'amour qui guérit » aurait-il encore une consistance dans notre époque postmoderne ? Beaucoup plus qu'on ne pourrait s'y attendre.

En effet, notre modernité est la résultante de trois siècles d'histoire marqués par la philosophie des Lumières et la Révolution française. Cependant, celles-ci sont venues après une découverte qui a révolutionné non seulement la science, mais aussi la vie quotidienne de toute l'humanité : la *loi de l'attraction universelle*, formulée par Isaac Newton[1]. Cette loi exprime, dans le domaine de la physique, les relations d'interaction (action-réaction) entre chaque planète et le soleil, d'où résulte une horloge astrocosmique dont l'organisation et la précision sont à peine imaginables, et que les philosophes et les mathématiciens ont de tout temps appelée l'« Harmonia Mundi ».

La physique contemporaine a ensuite découvert les quatre forces en interaction dans chaque atome de la matière inerte ou vivante : les protons positifs et les électrons négatifs maintiennent, grâce à leur polarité opposée, un équilibre permanent des rapports énergie-matière, équilibre qui, métaphoriquement, pourrait être interprété comme la manifestation d'une *copulation amoureuse permanente*, mais dont la disjonction provoquée donnera... l'explosion atomique d'Hiroshima, date

1. Rappelons que Newton a passé vingt-cinq ans de sa vie dans un laboratoire de l'université de Cambridge, où la méthode alchimique était pratiquée, avant de publier *Philosophiae Naturalis Principia Mathematica*, qui expose sa découverte des lois de l'attraction universelle, lesquelles conduiront à la naissance de la science moderne, avec ses conséquences technologiques révolutionnaires dont nous bénéficions quotidiennement. Or l'alchimie n'est-elle pas la première science, ayant pour objectif de découvrir les mystères du « mariage » de la matière (le soufre) et de l'esprit (le mercure), qui doit se faire dans un vase au moyen du Feu, du Soleil et de la Lune, du Ciel et de la Terre ? C'est la réconciliation des parties contraires, la régénération par la purification. Autant de métaphores qui mettent l'Amour à l'œuvre permanente dans la Nature et pas seulement entre humains ! Cf. William Newman, « Newton et la transmutation des métaux », *La Recherche*, n° 416, février 2008, p. 35-39.

cruciale de l'histoire de l'humanité devenue dépositaire des moyens de son autodestruction.

En fait, l'amour est l'expression chez l'homme des lois de l'attraction universelle, qui se déclinent sous une forme spécifique dans tous les systèmes organisés de la Nature. Voici ce qu'écrivait le docteur Gérard Encausse au début du XXe siècle :

> L'Amour, depuis l'affinité mystérieuse qui pousse l'atome vers l'atome, depuis l'impulsion insensée qui porte l'homme vers la femme aimée à travers tous les obstacles, jusqu'à l'entraînement mystérieux qui jette l'intelligence affolée d'inconnus aux pieds de la Beauté ou de la Vérité, l'Amour est le grand mobile de tout être créé agissant en mode d'immortalité.

Dans la vie courante, c'est ce qui constitue le bain quotidien de nos amitiés, complicités, connivences, mais aussi le point de départ de nos amours, tout particulièrement les coups de foudre et les passions amoureuses. L'énergie qui se mobilise dans ces moments s'exprime le plus souvent par des mots, des images, des sensations qui évoquent le Feu, le Soleil, la Chaleur, la Lumière, en fait la Vie en exaltation et en explosion. Dans l'Amour, chacun d'entre nous expérimente la puissance de la vie en mouvement en soi. Le célèbre vers qui clôt *La Divine Comédie* de Dante en est l'expression poétique et prophétique : « C'est l'Amour qui fait mouvoir le soleil et les étoiles[1]. »

Or l'expérience que chacun peut avoir de cette énergie en puissance qu'est l'Amour en nous est signifiée par

1. « L'amor che muove il sole e l'altre stelle. » Dante, *Œuvres complètes*, Gallimard, « Bibliothèque de la Pléiade », 1988.

la joie que l'on éprouve face à un coucher de soleil, à une pluie d'étoiles filantes, à la copulation de deux escargots (dans le film *Microcosmos*), ou encore à l'écoute d'une cantate de Bach dans une cathédrale gothique, en voyant naître un bébé humain ou un bébé girafe, en assistant à l'explosion des bourgeons de camélia au printemps...

Pour illustrer son mythe de la création des êtres humains, Platon fait dire à Aristophane, dans *Le Banquet* : « Ainsi, c'est depuis un temps aussi lointain qu'est implanté dans l'homme l'amour qu'il a pour son semblable : l'amour rassembleur de notre primitive nature ; l'amour qui, de deux êtres, tente d'en faire un seul, autrement dit, *de guérir l'humaine nature*[1]. »

Ainsi, dans ce parcours initiatique qui s'engage dès que le diagnostic d'une maladie « mortelle » est posé, il est décisif d'aller à la rencontre de ce regard, de cette lumière qui s'allume dans les yeux de celui ou de celle qui vous « re-con-naît » comme personne « coupée » par la maladie, dont les signes indiquent un appel à la recherche de l'unité du corps perdue.

C'est ce que devrait être le rôle de la fonction médicale dans la tradition hippocratique : déclencher, dès la première rencontre, l'étincelle, l'énergie de vie qui relie deux humains dans une « alliance » visant à rechercher, avec deux « savoirs » différents, le sens de ce qui arrive, à mettre en œuvre tous les moyens disponibles pour apaiser douleurs et lésions, avec l'objectif d'apprivoiser cette partie souffrante qui échappe, de la rapatrier dans le Tout du corps et ainsi d'ouvrir le chemin d'une nouvelle vie.

---

1. Platon, *Le Banquet*, in *Œuvres complètes*, vol. II, Gallimard, « Bibliothèque de la Pléiade », 1977.

Quelle que soit la gravité de votre maladie, quels que soient les traitements suivis, quel que soit le professionnalisme des spécialistes rencontrés, l'essentiel est de chercher et de trouver un lieu-ressource habité par une personne qui a accepté de partir à l'aventure avec vous, avec qui vous vous sentez de plus en plus léger et de plus en plus fort, qui vous permet de dégager une ligne d'horizon que vous n'aviez pas vue jusqu'alors. Cet état signifie qu'une joie intérieure s'est réveillée en vous, cette joie remède des « passions tristes » que Spinoza considérait comme la manifestation du *désir*.

Spinoza a été le premier philosophe à faire du Désir l'essence même de l'Homme et à lui donner une place centrale dans la vie sur terre. C'est lui qui, bien avant la psychanalyse et différemment d'elle, a fait du Désir une structure fondamentale de la conscience, un médiateur entre la nature et l'individu[1].

Peut-on encore parler de guérison ? Il s'agirait plutôt d'une mutation alchimique et d'une initiation à une « autre vie », qui passe par un acte de reconnaissance de ce que je suis, de réconciliation des diverses parties de moi-même, de transformation de la distribution de l'énergie vitale, signe que les forces d'attraction universelle en moi ont retrouvé un autre équilibre... C'est cela, la magie de l'Amour.

1. Robert Misrahi, *100 mots sur l'« Éthique » de Spinoza, op. cit.*

Épilogue

Combien souffre ce monde, pour devenir celui de l'homme, d'être façonné entre les quatre murs d'un livre !

Qu'il soit ensuite remis aux mains de spéculateurs et d'extravagants qui le pressent d'avancer plus vite que son propre mouvement, comment ne pas voir là plus que de la malchance ?

Combattre vaille que vaille cette fatalité à l'aide de sa magie, ouvrir dans l'aile de la route, de ce qui en tient lieu, d'insatiables randonnées, c'est la tâche des Matinaux.

La mort n'est qu'un sommeil entier et pur avec le signe plus qui le pilote et l'aide à fendre le flot du devenir.

Qu'as-tu à t'alarmer de ton état alluvial ?

Cesse de prendre la branche pour le tronc et la racine pour le vide.

C'est un petit commencement.

René CHAR
Les Matinaux

BIBLIOGRAPHIE

AMEISEN Jean Claude, *La Sculpture du vivant*, Seuil, 1999.

ANCELIN-SCHÜTZENBERGER Anne, *Aïe, mes aïeux !*, Desclée de Brouwer, 1998.

ANZIEU Didier, *Le Moi-Peau*, Dunod, 2001.

BAGHDADLI Amaria (dir.), *Interventions éducatives, pédagogiques et thérapeutiques proposées dans l'autisme*, rapport DGAS, juin 2007.

BALINT Michael, *Le Médecin, son malade et la maladie* (1957), Payot, 1996.

BAYLE Benoît, *L'Enfant à naître*, ERES, 2005.

BEAULIEU Alain, *Gilles Deleuze et la phénoménologie*, Sils Maria, 2004.

BELPOMME Dominique, *Guérir du cancer ou s'en protéger*, Fayard, 2005.

BENASAYAG Miguel, *La Fragilité*, La Découverte, 2007.

BERGSON Henri, *L'Évolution créatrice* (1907), PUF, 2003.

BERNARD-WEIL Élie, *L'Arc et la corde*, Maloine, 1975.

—, *Précis de systémique ago-antagoniste*, L'Interdisciplinaire, 1988.

BLANCHOT Maurice, *L'Arrêt de mort* (1938), Gallimard, 1987.

BOSSY Jean, *Bases neurobiologiques des réflexothérapies*, Masson, 1975.

BOUANICHE Arnaud, *Gille Deleuze, une introduction*, Pocket, 2007.
BUSER Pierre, *Cerveau de soi, cerveau de l'autre*, Odile Jacob, 1998.
CANGUILHEM Georges, *La Connaissance de la vie*, Vrin, 1965.
—, *Écrits sur la médecine*, Seuil, 2002.
CHAMFRAULT *et al.*, *Traité de médecine chinoise*, Ed. Coquemard, Angoulême, 1964.
CHANGEUX Jean-Pierre, *L'Homme neuronal*, Fayard, 1983.
CONTE Roland R., BERLIOCCHI Henri, LASNE Yves, VERNOT Gabriel, *Théorie des hautes dilutions*, Polytechnica, 1996.
CROMBEZ Jean-Charles, *La Guérison en écho*, MNH (Montréal), 1994.
CULLERE-CRESPIN Graciela, *L'Épopée symbolique du nouveau-né*, ERES, 2007.
CYRULNIK Boris, *Sous le signe du lien*, Hachette Littératures, 1989.
DAMASIO Antonio R., *L'Erreur de Descartes*, Odile Jacob, 1995.
—, *Le Sentiment même de soi*, Odile Jacob, 1999.
DANTE, *Œuvres complètes*, Gallimard, « Bibliothèque de la Pléiade », 1988.
DELEUZE Gilles, *Logique du sens*, Minuit, 1969.
DELEUZE Gilles, GUATTARI Félix, *Qu'est-ce que la philosophie ?*, Minuit, 1991.
DELION Pierre, *L'Enfant autiste, le bébé et la sémiotique*, PUF, 2005.
DOLTO Françoise, *Séminaire de psychanalyse d'enfants*, vol. I, Seuil, 1982.
—, *Parler de la solitude*, Gallimard, 1994.
DUBOS René, *L'Homme et l'adaptation au milieu*, Payot, 1973.

DUMAS Didier, *L'Ange et le fantôme*, Minuit, 1985.
EDELMAN Gérald M., *Biologie de la conscience*, Odile Jacob, 1992.
EUCLIDE, *Les Éléments*.
FEDIDA Pierre, *Les Bienfaits de la dépression*, Odile Jacob, 2001.
FREITAG Michel, *Société*, n° 12-13, hiver 1994, p. 20-127.
FREUD Sigmund, *Au-delà du principe du plaisir* (1920), in *Essais de psychanalyse*, Payot, 1981.
–, « Le problème économique du masochisme », *Studienausgabe*, vol. III, 1924, p. 343.
–, *Inhibition, symptôme et angoisse* (1926), PUF, 1993.
–, « Pourquoi la guerre ? » (1932), in *Résultats, idées, problèmes*, t. II, PUF, 1985.
FREYER Gilles, *Faire face au cancer*, Odile Jacob, 2008.
GARATE-MARTINEZ Ignatio, *Guérir ou désirer*, Encre marine, 2007.
GO Nicolas, *L'Art de la joie. Essai sur la sagesse*, Buchet Chastel, 2004.
GOLDSTEIN Kurt, *La Structure de l'organisme* (1952), Gallimard, 1983.
GRODDECK Georg, *Ça et Moi* (1917), Gallimard, 1977.
HACHET Pascal, *Cryptes et fantômes en psychanalyse*, L'Harmattan, 2000.
HADOT Pierre, *N'oublie pas de vivre*, Albin Michel, 2008.
HELMS Joseph M., *Acupunture Energetics*, Medical Acupuncture Publishers, Berkeley, CA, 1996.
HIPPOCRATE, *Épidémies*, livre VI, section 5, in *Œuvres complètes*, vol. IV, 3e partie, Les Belles Lettres, 2003.
IRIGARAY Luce, *Je, tu, nous*, Grasset, 1990.
ISSARTEL Lionelle et Marielle, *L'Ostéopathie exactement*, Robert Laffont, 1983.
JACOB François, « Le modèle linguistique en biologie », *Critique*, XXX, 322, mars 1974, p. 197-205.

JANSSEN Thierry, *La Solution intérieure. Vers une nouvelle médecine du corps et de l'esprit*, Fayard, 2005.

JEANNEROD Marc, *Le Cerveau intime*, Odile Jacob, 2002.

JOSEPHSON Brian, introduction à l'ouvrage de Jacques BENVENISTE, *Ma vérité sur la mémoire de l'eau*, Albin Michel, 2005.

KELLER Pascal-Henri, *La Médecine psychosomatique en question*, Odile Jacob, 1997.

LABORIT Henri, *Du soleil à l'homme. L'organisation énergétique des structures vivantes*, Masson, 1963.

—, *Inhibition de l'action*, Masson, 1981.

—, *Éloge de la fuite*, Gallimard, « Folio », 1985.

—, *La Vie antérieure*, Grasset, 1989.

LACAN Jacques, « Les quatre concepts fondamentaux de la psychanalyse », in *Écrits*, Seuil, 1973.

LE CLÉZIO Jean-Marie Gustave, *Haï*, Flammarion, 1991.

MARTINY Marcel, BRIAN Luigi, GUERCI Antonio, *Biotypologie humaine*, Masson, 1982.

MATRAT André, « Mémoires, affects : une approche du champ généalogique », J. André éditeur, Lyon, 1980.

MAZET Philippe et LEBOVICI Serge (dir.), *Autisme et psychoses de l'enfant. Les points de vue actuels*, PUF, 1990.

MCDOUGALL Joyce, *Théâtres du corps*, Sodis, 1989.

MELMAN Charles, *L'Homme sans gravité. Jouir à tout prix*, Denoël, 2002.

MISÈS Roger, « Les psychoses de l'enfant. Clinique », in *Encyclopédie médico-chirurgicale*, 37299, M20.

MISRAHI Robert, *100 Mots sur l'« Éthique » de Spinoza*, Les Empêcheurs de penser en rond, 2005.

MONTAGNER Hubert, *L'Arbre enfant*, Odile Jacob, 2006.

MONTAGNIER Luc, *Les Combats de la vie*, J.-C. Lattès, 2008.

MORIN Edgar, *Le Paradigme perdu : la nature humaine*, Seuil, 1973.

MOTTRON Laurent, *L'Autisme, une autre intelligence*, Mardaga (Montréal), 2004.

MUSSAT Maurice, *Les Mouvements d'énergie en acupuncture*, Éd. Le François, 1975.

—, *Bioprogrammation génétique*, t. I, CISU (Rome), 1997.

NACCACHE Lionel, *Le Nouvel Inconscient*, Odile Jacob, 2006.

NEEDHAM Joseph, *La Science chinoise et l'Occident*, Seuil, « Points », 1977.

NEWTON Isaac, *Philosophia Naturalis principia mathematica*.

NOBLE Denis, *La Musique de la vie. La biologie au-delà du génome*, Seuil, 2007.

OURY Jean, *Il, donc* (1978), Matrice, 1998.

PAVLOV Ivan Petrovitch, *Types généraux d'activité nerveuse supérieure des animaux et de l'homme*, Moscou, 1954.

PLATON, *Le Banquet*, in *Œuvres complètes*, vol. II, Gallimard, « Bibliothèque de la Pléiade », 1977.

POITEVIN Bernard, *Le Devenir de l'homéopathie*, Boiron, 1987.

RABISCHONG Pierre, NIBOYET Jean, TERRAL Claudie, SENELAR R., CAZEZ R., « Bases expérimentales de l'analgésie acupuncturale », *Nouvelle Presse médicale*, 1975, n° 4, p. 2021-2026.

RICHARDSON Charles Scott, *La Fin de l'alphabet*, Alto (Québec), 2007.

ROSNAY Joël de, *Les Origines de la vie*, Seuil, 1966.

RUBERT Fabienne, *La vie est là, simplement*, Albin Michel, 2006.

SÉDAT Jacques, *Comprendre Freud*, Armand Colin, 2007.

—, « La pulsion de mort : hypothèse ou croyance ? », *Cliniques méditerranéennes* (ERES), n° 77, 2008/1, p. 177-193.

SLOTERDIJK Peter, *Bulles*, Pauvert, 2002.
SONTAG Susan, *La Maladie comme métaphore*, Christian Bourgois, 1993.
SPINOZA, *Éthique*, IV, 4.
SPITZ René, *De la naissance à la parole*, PUF, 1993.
STEINER Rudolf, *Les Exigences sociales fondamenales de notre temps*, Dervy, 1997.
SUARÈS Carlo, *Les Spectrogrammes de l'alphabet hébraïque*, Éditions du Mont-Blanc, Genève, 1973.
THIBERGE Marc, *Les Séminaires du mardi*, vol. I : *Psychanalyse et pratiques sociales : inventer !*, Champ social (Nîmes), 2005.
THOM René, *Stabilité structurelle et morphogenèse*, Inter-Éditions, 1977.
VALABREGA Jean-Paul, *La Relation thérapeutique. Malade et médecin*, Flammarion, 1962.
–, *Phantasme, mythe, corps et sens*, Payot, 1980.
VARELA Francisco, *Autonomie et connaissance*, Seuil, 1989.
–, *L'Inscription corporelle de l'esprit*, Seuil, 1993.
VINCENT Jean-Didier, *Biologie des passions*, Odile Jacob, 1984.
VIOLET Lydie, DESPLECHIN Marie, *La Vie sauve*, Seuil, 2005.
VIRCONDELET Alain, *La Véritable Histoire du Petit Prince*, Flammarion, 2008.
WHYTE Lancelot, *L'Inconscient avant Freud*, Payot, 1971.
WINNICOTT Donald W., *Processus de maturation chez l'enfant* (1965), Payot, 1970.
ZARIFIAN Édouard, *La Force de guérir*, Odile Jacob, 1999.

REMERCIEMENTS

C'est Henri Trubert, rencontré en 2004 autour des milliers de pages du legs testamentaire d'Armand Petitjean, ce prophète discret et savant de l'écologie en France, qui m'invita à m'embarquer dans l'aventure de ce livre, après qu'il m'eut interrogé sur mon parcours de médecin-nomade.

Merci à Henri de m'avoir accompagné avec sa confiance, la force de sa passion, son intelligence et son amitié.

Merci à Élise Roy qui, aux côtés d'Henri, a veillé sur le manuscrit avec finesse, détermination et précision.

Merci à ma sœur Françoise, qui a été là dès les premières pages gribouillées et jusqu'aux ultimes épreuves... des pages et des pages tapées et retapées, et qui s'est assurée que la « trame » de la tapisserie tienne en dépit des dérives, des débordements et des découragements. Son esprit vif, sa générosité et ses qualités de femme de lettres m'ont permis de m'appuyer, pendant ces longs moments de gestation, sur un socle de sécurité.

Merci à Emmanuelle qui, forte de son expérience de grande lectrice passionnée, a lu et relu mes textes pour les corriger, les préciser, les élaguer avec une affectueuse indulgence.

Merci à tous ceux et toutes celles que j'ai rencontrés sur mon chemin, dans mes cabinets successifs, dans différents lieux de soins, de séminaires, d'enseignement, de congrès, de laboratoires, à l'hôpital de Saint-Ylie, à La Borde, à Paris rue de Florence et à l'hôpital Boucicaut, dans les Cévennes à Montvaillant, à Montpellier au centre de recherche Sanofi, au Salk Institute à La Jolla en Californie, à Lyon rue Longue, à Montréal, à Québec, à Trois-Rivières, à Hull, en Gaspésie, en Guadeloupe au CMS et au CMPP de Basse-Terre, dans l'Aude à l'IPIJ de l'ASM et au CAMSP de Carcassonne.

Vous m'avez nourri, enrichi, bousculé et permis de partager avec vous la découverte des espaces toujours énigmatiques ouverts par la souffrance ou le non-sens afin de dégager un horizon où, au-delà du désir, la Joie est possible, la Joie source de l'Harmonia Mundi.

Ce livre est le fruit de tout ce que nous avons « bricolé » ensemble à la recherche de la vérité de chacun.

Merci à vous, mes enfants, Mathilde, Frank, Élénor, qui avez toujours été là comme témoins affectueux mais critiques d'un parcours qui nous a souvent éloignés, et pendant lequel je n'ai pas toujours pris soin de vous... Ce livre est aussi le fruit de tout ce que vous m'avez apporté, entre autres en me remettant en question !

Merci à mes parents, confrontés à mon arrivée au monde en mai 1940, au début de la guerre : ils m'ont permis par leur amour d'expérimenter très tôt ce que signifie pulsion de vie et de survie, puis d'accéder, grâce à leurs valeurs et à leur générosité, à une conscience aiguë de la nécessaire fraternité pour accéder à l'Humanité. Fraternité partagée avec mes sœurs et frère enfin retrouvés après mon long voyage et qui sont là dans ce livre, nourri aussi par ce qui s'est tramé dans la vie commune de notre enfance.

Enfin et surtout, merci à Guylaine, ma compagne et épouse, sans qui ce livre ne serait pas là. Ton amour, ta force intérieure, ton exigence, ta patience mise à rude épreuve pendant ces trois années d'écriture m'ont permis de faire le point et d'oser transmettre ce que j'ai expérimenté dans la découverte du monde d'Hermès et d'Hippocrate.

La santé dans Le Livre de Poche

Richard Béliveau et Denis Gingras

Les Aliments contre le cancer n° 31554

Si les scientifiques sont encore à la recherche de traitements qui soigneraient de manière certaine le cancer sous toutes ses formes, ils savent depuis plusieurs années déjà que la lutte la plus radicale contre cette terrible maladie passe par la prévention. De nombreuses études cliniques ont déjà montré qu'une consommation accrue de produits végétaux, dont les fruits et les légumes, représente un facteur clé dans la réduction du risque de cancer. Mieux encore, certains aliments ont la capacité de tuer dans l'œuf les microtumeurs que nous développerons tous au cours de notre vie et qui menacent de devenir des cancers. Après avoir expliqué clairement ce qu'est le cancer et comment il se développe, les Drs Richard Béliveau et Denis Gingras, spécialistes et chercheurs, exposent les apports concrets d'un régime alimentaire adapté, moyen simple et efficace pour lutter au quotidien contre la progression du cancer.

Dr Laurent Chevallier

Impostures et vérités sur les aliments n° 31237

Médecin consultant en nutrition, Laurent Chevallier nous révèle ici les aspects insoupçonnés de notre alimentation actuelle et ses conséquences sur notre santé. On apprend que les arômes si peu naturels présents dans certains aliments ont des effets néfastes en trompant notre cerveau ; que les produits allégés, loin de faire perdre du poids, font souvent grossir ; que la publicité commence à utiliser des techniques entraînant une plus grande manipulation des consommateurs... Le Dr Laurent Chevallier ne se contente pas de dénoncer ces dérives, il propose de vraies solutions personnelles, immédiates et pratiques. On apprend à consommer autrement pour préserver sa santé et le plaisir. Un livre informatif permettant à chacun de trouver les repères dont il a besoin sur le plan nutritionnel.

Les 100 Meilleurs Aliments pour votre santé et la planète n° 31292

Comment choisir ses aliments ? Comment bien interpréter les étiquettes ? Quels sont les mauvais ingrédients et les produits à boycotter ? Laurent Chevallier, un des meilleurs connaisseurs de la nutrition, nous présente ici une sélection des cent meilleurs aliments, testés et classés selon des critères de santé et de goût, mais aussi de prix et d'accessibilité. Il nous apprend à devenir un consommateur averti en dénonçant les dérives de certains industriels, une sécurité alimentaire pas toujours suffisante, une réactivité des pouvoirs publics souvent bien lente face à des études scientifiques probantes. Mais il nous montre également qu'il est possible de changer son comportement alimentaire, de résister au marketing industriel ; en bref, d'être davantage maître de ses choix nutritifs et de sa santé, tout en se préoccupant de préserver la planète.

JEAN-PAUL CURTAY

Le Régime Okinawa n° 10015

Les habitants d'Okinawa, archipel situé à l'extrême sud du Japon, détiennent le record mondial de longévité en bonne santé. Leurs secrets ? Une alimentation variée et très savoureuse, peu calorique et exceptionnellement riche en nutriments protecteurs, une propension à rester en mouvement, une perception très positive du monde et de la vie, de puissants outils de gestion du stress, et enfin beaucoup d'humour et de créativité. Le Dr Curtay a adapté les onze clés de la réussite des anciens d'Okinawa aux données occidentales et les a intégrées, avec les recherches les plus récentes de la nutrithérapie, dans un programme qu'il vous invite à vous approprier. Apprenez vous aussi à mieux vivre plus longtemps, dans la vitalité et la sérénité !

Le Guide familial des aliments soigneurs n° 31269

Voici le premier guide de référence d'utilisation pratique et familiale des aliments et des nutriments soigneurs. La nutrithérapie consiste à soigner et à prévenir les maladies non pas avec des médicaments, mais avec des aliments qui contiennent non seulement des nutriments, mais également des principes actifs. Cet ouvrage, conçu comme un dictionnaire par deux médecins nutrithérapeutes, vous indique précisément comment choisir une alimentation bénéfique, pallier les agressions de la vie moderne et prévenir efficacement un certain nombre de maladies et de symptômes courants (maux de tête, insomnies, problèmes cardio-vasculaires...).

Dr Alain Horvilleur

Cent un conseils pour vous soigner par l'homéopathie n° 7772

Sinusite, grippe, conjonctivite, insomnie, cystite, irritabilité... Contre les petits maux de la vie quotidienne, la médecine traditionnelle est souvent décevante. Pour vous soigner, l'homéopathie peut être d'un grand secours. Le Dr Alain Horvilleur vous propose d'utiliser au maximum toutes ses possibilités. Que faire : pour lutter contre l'insomnie, pour chasser la migraine, pour combattre l'anxiété, pour remplacer le vaccin contre la grippe, si la grippe est déjà là...

Guide familial de l'homéopathie n° 7833

Ce guide complet destiné au grand public présente par ordre alphabétique les principaux médicaments homéopathiques et les différentes maladies que l'on peut traiter par cette thérapeutique douce et atoxique. Il permet de : comprendre les principes théoriques de l'homéopathie ; décrypter les ordonnances du médecin ; pratiquer l'automédication pour les petites affections courantes avec le maximum de sécurité et d'efficacité : symptômes, traitements, usages. Grâce à ses 1 000 rubriques ou entrées, il met à votre portée un savoir indispensable pour vous-même et votre famille.

L'Homéopathie pour mes enfants n° 7791

L'homéopathie pour mes enfants est par excellence la médecine de l'enfance. Sans danger ni effets secondaires, elle est bien adaptée aux organismes délicats, dès le plus jeune âge. Sous forme de dictionnaire, ce livre répond à toutes les questions que posent habituellement les parents au pédiatre ou à l'homéopathe. Il traite, pour la période qui va de la naissance à l'adolescence : des problèmes de la vie courante : alimentation, hygiène, langage, sommeil, énurésie, dyslexie... et des maladies infectieuses et des accidents, susceptibles ou non d'être soignés par l'homéopathie.

MOUSSA NABATI

La Dépression, une épreuve pour grandir n° 31650

Contrairement aux idées reçues, la dépression, loin de constituer une maladie à éradiquer, représente une crise maturante, l'occasion privilégiée de guérir son enfant intérieur. À condition d'être accueillie et travaillée, elle aide la personne à faire le deuil de son passé, à devenir enfin elle-même, celle qu'elle a toujours été mais n'a jamais osé être, par peur de déranger, de déplaire. Moussa Nabati nous montre que toutes ces souffrances renvoient à une culpabilité imaginaire, ancienne et inconsciente, liée à l'enfance. À travers huit témoignages de femmes, il expose et développe les symptômes de la dépression, leur origine et leur signification, et nous permet de nous familiariser avec les grands concepts de la psychanalyse moderne.

DR PHILIPPE PRESLES ET CATHERINE SOLANO

Prévenir cancers, Alzheimer, infarctus, et vivre en forme plus longtemps n° 10020

Voulez-vous profiter plus longtemps d'une belle qualité de vie ? Améliorer votre santé physique et mentale ? Éviter des maladies comme les cancers, l'infarctus ou la maladie d'Alzheimer ? C'est plus facile que vous ne le croyez si vous disposez des bonnes réponses : Quelles vitamines font diminuer la mortalité de 37 % chez les hommes ? Quelle association d'épices prévient cancers et Alzheimer ? Quelle huile utiliser qui soit bénéfique pour votre cœur et votre cerveau ? Quelle quantité exacte d'alcool fait vivre plus longtemps ? Combien de temps faut-il marcher chaque semaine pour diminuer le risque d'infarctus, de cancer et de maladie d'Alzheimer ? Ce livre riche de toutes les dernières avancées scientifiques (oméga 3, statines, vitamines...) vous présente tout ce qui est bon pour vous.

Composition réalisée par NORD COMPO

Achevé d'imprimer en décembre 2010 en Espagne par
LITOGRAFIA ROSÉS S.A.
08850 Gavá
Dépôt légal 1re publication janvier 2011
LIBRAIRIE GÉNÉRALE FRANÇAISE – 31, rue de Fleurus – 75278 Paris Cedex 03

30/1865/2